神经科医生的手绘临床脑书

徐桂兴 著

U0248726

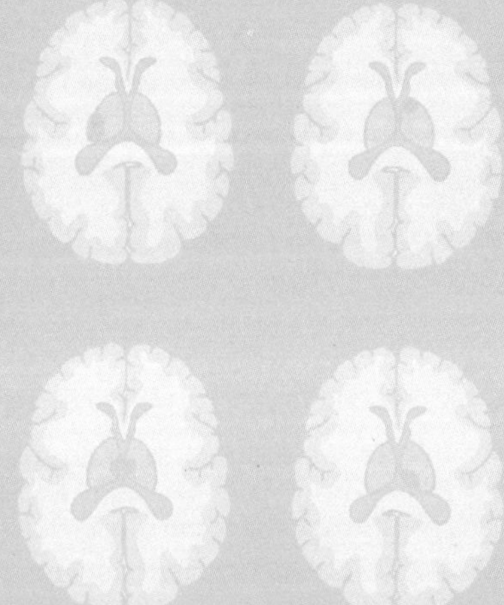

化学工业出版社
·北京·

图书在版编目（CIP）数据

神经科医生的手绘临床脑书 / 徐桂兴著 . 一北京：化学工业出版社，2023.7（2024.11 重印）
ISBN 978-7-122-43302-2

Ⅰ . ①神… Ⅱ . ①徐… Ⅲ . ①神经系统 - 人体解剖学 - 图集 Ⅳ . ① R322.8-64

中国国家版本馆 CIP 数据核字（2023）第 065010 号

责任编辑：赵玉欣　王新辉
责任校对：刘　一　　　　装帧设计：关　飞

出版发行：化学工业出版社（北京市东城区青年湖南街 13 号　邮政编码 100011）
印　　装：中煤（北京）印务有限公司
710mm×1000mm　1/16　印张 $19^3/_4$　字数 270 千字　　2024 年 11 月北京第 1 版第 4 次印刷

购书咨询：010-64518888　　　售后服务：010-64518899
网　　址：http://www.cip.com.cn
凡购买本书，如有缺损质量问题，本社销售中心负责调换。

定　　价：128.00 元　

前言

PREFACE

神经系统疾病的诊断包含两部分：定位和定性，“先定位，后定性”是基本的诊断思路，也就是先明确病在哪里、后明确是什么病。神经解剖结构精细，光记住已属不易；理解影像解剖与实际解剖之间的关系，看懂影像片就更难了。神经病理生理抽象、复杂，理解已不容易；建立临床症状与病变（或损伤）位置之间的关联，则更加不易。如何在临床上更快、更准确地完成解剖定位是神经内、外科医生绕不开的难点之一。

如果需要给脑动手术，就要求神经外科医生将关键解剖、功能分区、手术入路、病变（损伤）毗邻熟记于心，这是难点之二。

神经系统危急重症多发，“时间就是大脑”，很多时候神经专科医生需要在电光石火间做到“心有猛虎、细嗅蔷薇”，这是难点之三。

回应以上三个难点，正是写作这本《神经科医生的手绘临床脑书》的意图所在。

“相同的内容，不同的诠释。”医学手绘是表达医学知识的一种优雅方式，笔者将复杂、难记的神经解剖，用直观、生动的手绘图多角度呈现，将抽象的神经功能形象化表达，不仅便于理解，也容易记忆。这是本书的第一个特点。

“临床取向”是本书的第二个特点。从目录来看，这本书的结构不“传统”，在内容设置上基于临床实际工作需要。所呈现的手绘插画与神经解剖、神经影像阅片、临床疾病诊断、手术操作紧密结合，方便快速查找。

经验分享是本书的第三个特点。笔者将多年临床工作中总结的“经典一句话”“一招鲜”和“妙计”，在书中一一予以呈现。

书中所呈现的手绘插画都是笔者亲手绘制，虽经数次审慎修改校订，也不敢保万无一失，期待同行不吝指正。

期待一个“会开刀”和“会画画”的神经外科医生呈现的这本书，能助力大家的临床工作。

徐桂兴

2023年3月于广州

目录
CONTENTS

第 1 章
“优雅”图片和“经典”一句话

第 2 章 大脑核心区

第 3 章 脑的重要功能区

第 4 章
脑室系统和核心脑池

第 5 章
脑的动脉和静脉

第 6 章
颅底的孔裂与神经、血管的进出

第 7 章
大脑的内分泌结构

第 8 章
脑重要结构的体表投影与对应点

第 9 章
神经外科两大经典术式精解

第 1 章 “优雅”图片和“经典”一句话

一、神经专科医生手机里的优雅图片

神经专科医生，是诊断和治疗中枢神经系统疾病的医生，包括做手术的神经外科医生和不做手术的神经内科医生。神经内科以药物治疗为主，神经外科以手术治疗为主，二者相互补充。神经专业医生基于神经解剖、神经病理生理和神经影像开展临床工作；神经解剖、神经病理生理抽象，神经影像多变，这些都是神经专业学习者的学习难点。将这些内容用手绘插图形象化、简单化呈现，对专业学习大有帮助。此外，在神经专科临床实践中，有很多经典的言语和评分，如“Time is brain”“GCS”等；一个生动、形象的插画，不仅能让医护人员更好地表达要说的“东西”，患者对此也可以做到知情和理解。基于以上几点，笔者汇总了个人在临床实践中的一些“手绘插画”，予以分享，以期给大家的工作提供一些帮助（图 1-1 ~ 图 1-33）。

图1-1

时间就是大脑

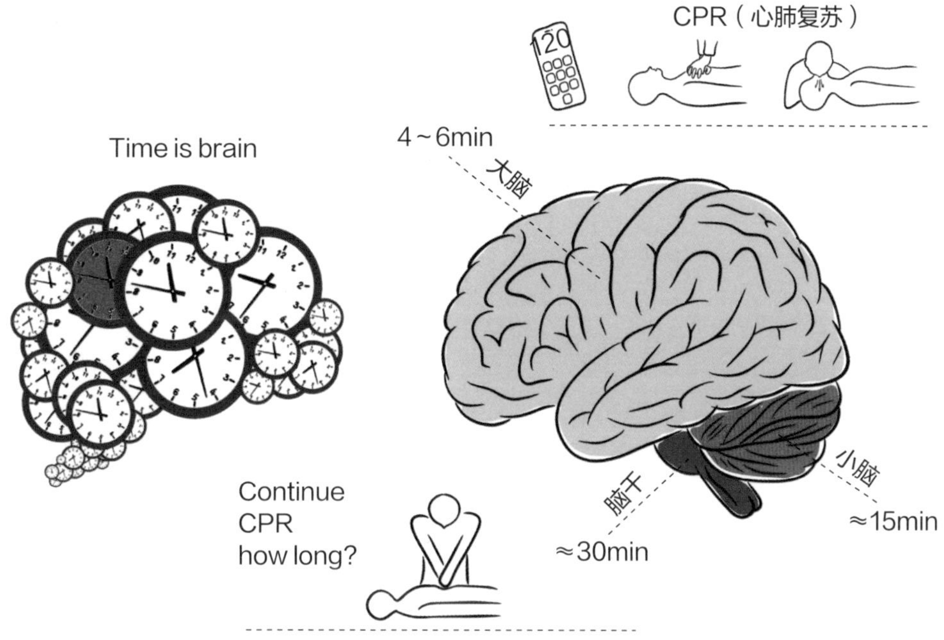

CPR（心肺复苏）
120
Time is brain
4～6min
大脑
Continue
CPR
how long?
脑干
≈30min
小脑
≈15min

图1-2

血管神经单元

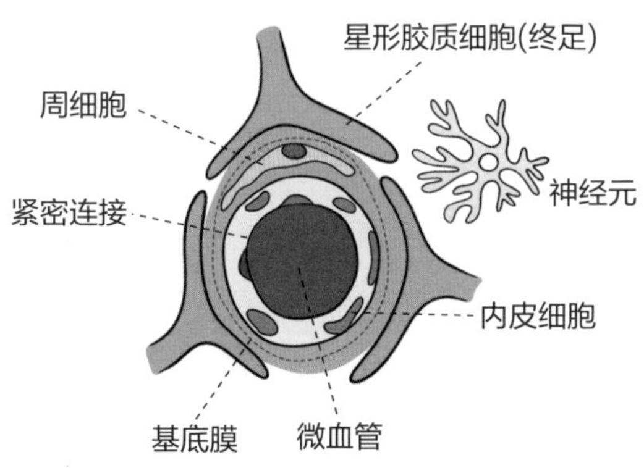

星形胶质细胞(终足)
周细胞
神经元
紧密连接
内皮细胞
基底膜
微血管

血管神经单元=神经元—胶质细胞—血管内皮细胞

“血管神经单元”为神经元—胶质细胞—血管内皮细胞间的联系提供了一个概念性框架，其参与了脑组织急性期病情演变和恢复期功能的重建。

图1-3 **神经重症患者的常见脑部病因**

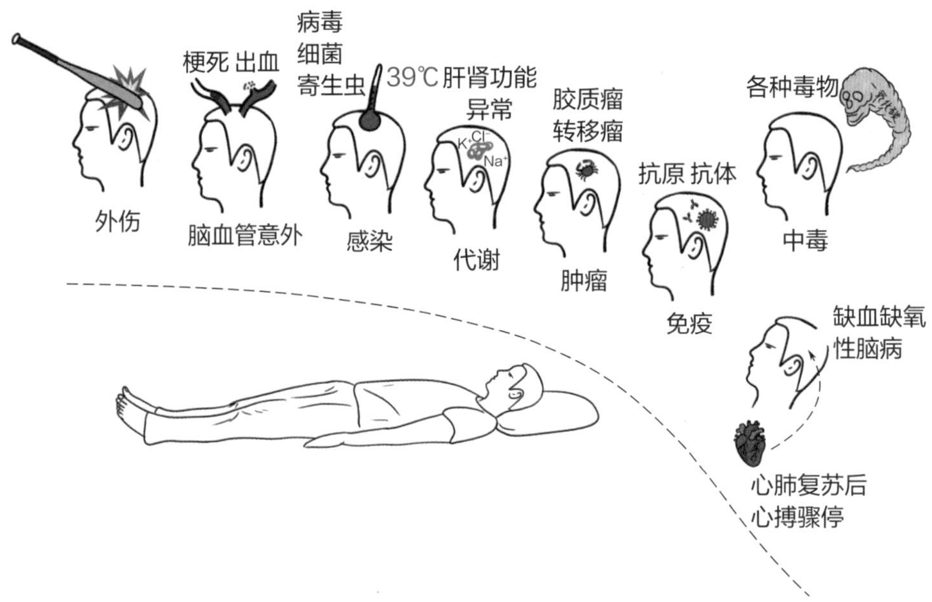

外伤
梗死 出血
脑血管意外
病毒
细菌
寄生虫
39℃
感染
肝肾功能
异常
代谢
胶质瘤
转移瘤
肿瘤
抗原 抗体
免疫
各种毒物
中毒
缺血缺氧
性脑病
心肺复苏后
心搏骤停

图1-4 **最小意识状态**

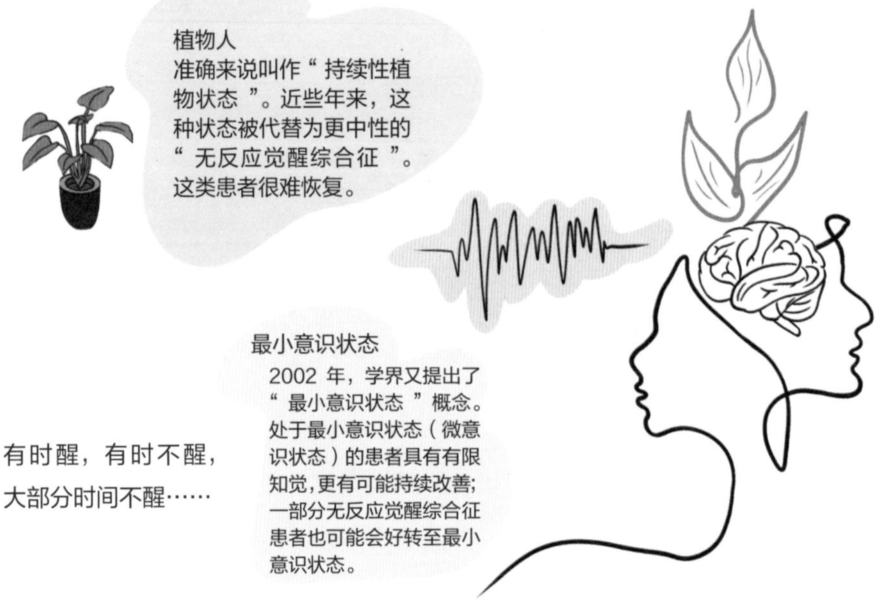

植物人
准确来说叫作“持续性植物状态”。近些年来，这种状态被代替为更中性的“无反应觉醒综合征”。这类患者很难恢复。
最小意识状态
2002 年，学界又提出了“最小意识状态”概念。处于最小意识状态（微意识状态）的患者具有有限知觉，更有可能持续改善；一部分无反应觉醒综合征患者也可能会好转至最小意识状态。
有时醒，有时不醒，
大部分时间不醒……

图1-5 植物人VS脑死亡

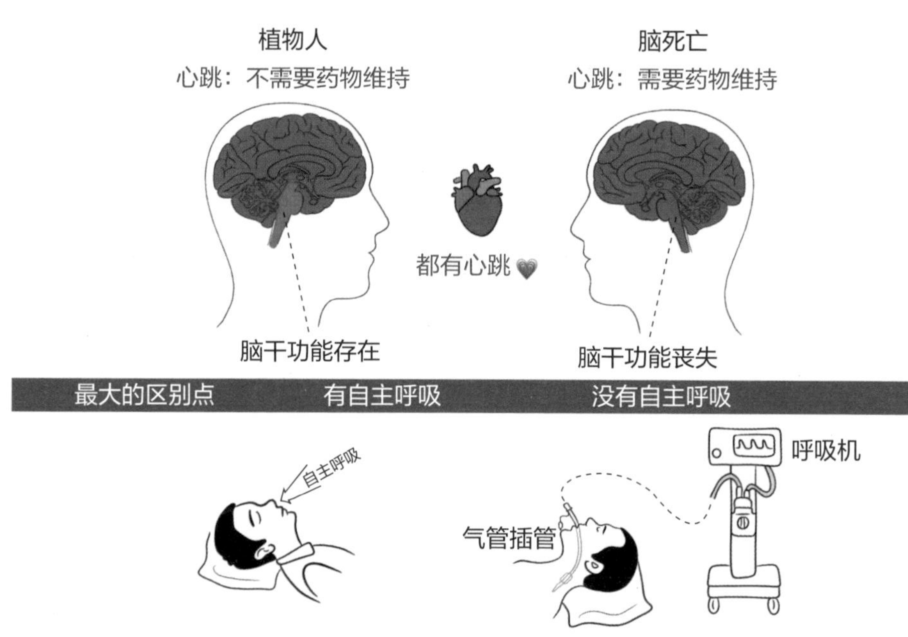
植物人
心跳：不需要药物维持
脑死亡
心跳：需要药物维持
都有心跳
脑干功能存在
脑干功能丧失
最大的区别点
有自主呼吸
没有自主呼吸
自主呼吸
气管插管
呼吸机

图1-6 去大脑强直VS去皮质强直

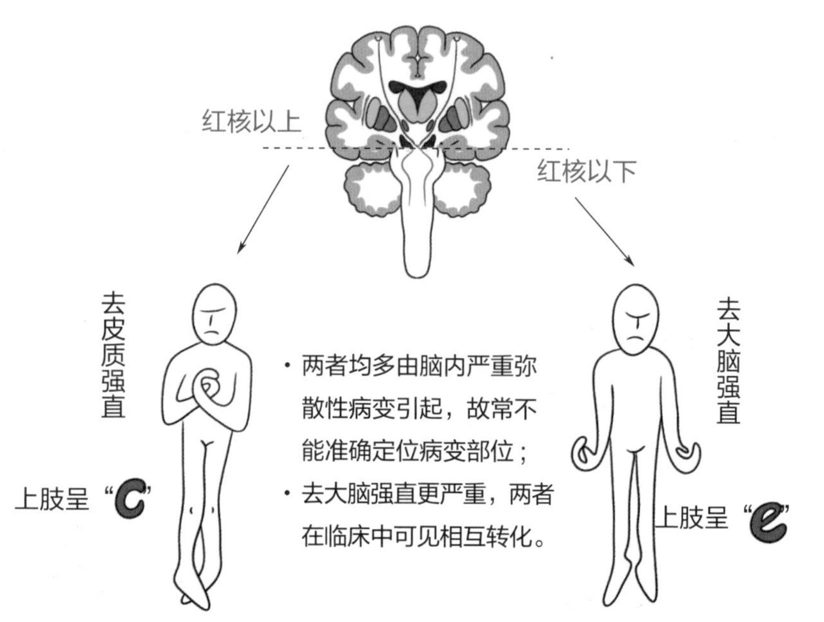
红核以上
红核以下
去皮质强直
上肢呈"C"
去大脑强直
上肢呈"e"
· 两者均多由脑内严重弥散性病变引起，故常不能准确定位病变部位；
· 去大脑强直更严重，两者在临床中可见相互转化。

图1-7 格拉斯哥昏迷评分

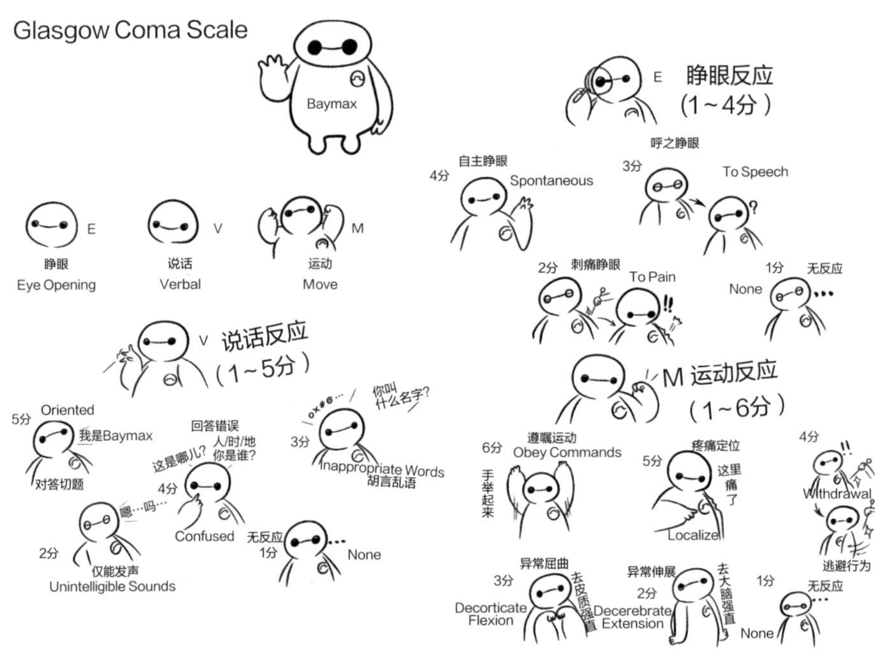

Glasgow Coma Scale
Baymax
E
V
M
睁眼
Eye Opening
说话
Verbal
运动
Move
V 说话反应
（1～5分）
5分 Oriented
我是Baymax
对答切题
4分
这是哪儿？
回答错误
人/时/地
你是谁？
Confused
3分
你叫什么名字？
Inappropriate Words
胡言乱语
2分
嗯…吗…
仅能发声
Unintelligible Sounds
无反应
1分
None
E 睁眼反应
（1～4分）
4分
自主睁眼
Spontaneous
3分
呼之睁眼
To Speech
2分
刺痛睁眼
To Pain
1分
无反应
None
M 运动反应
（1～6分）
6分
遵嘱运动
Obey Commands
手举起来
5分
疼痛定位
这里痛了
Localize
4分
Withdrawal
逃避行为
3分
异常屈曲
Decorticate Flexion
去皮质强直
2分
异常伸展
Decerebrate Extension
去大脑强直
1分
无反应
None

图1-8 影响脑血流的病理因素

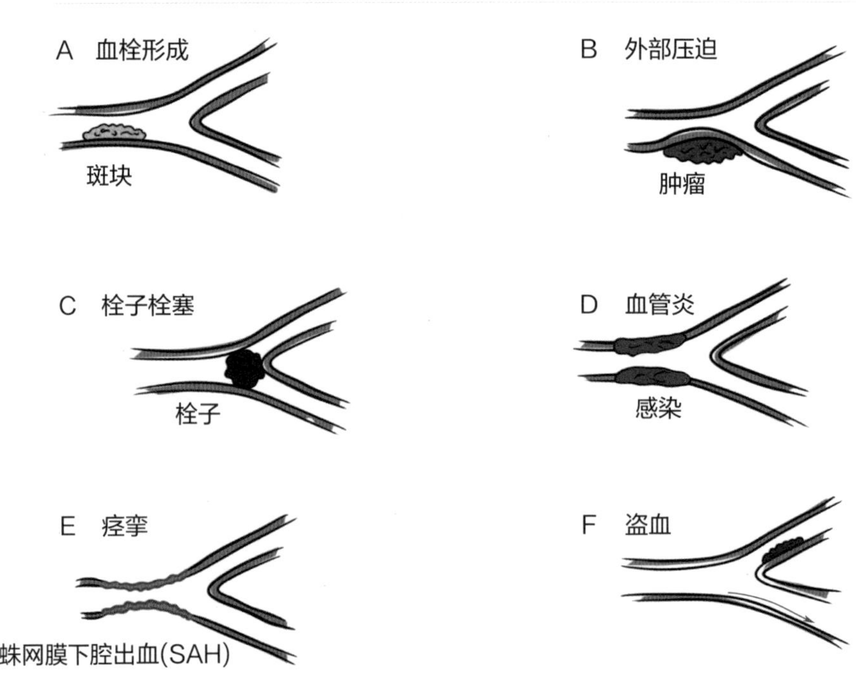

A 血栓形成
斑块
B 外部压迫
肿瘤
C 栓子栓塞
栓子
D 血管炎
感染
E 痉挛
蛛网膜下腔出血(SAH)
F 盗血

图1-9 基于大脑动脉环（Willis环）的脑梗死定位

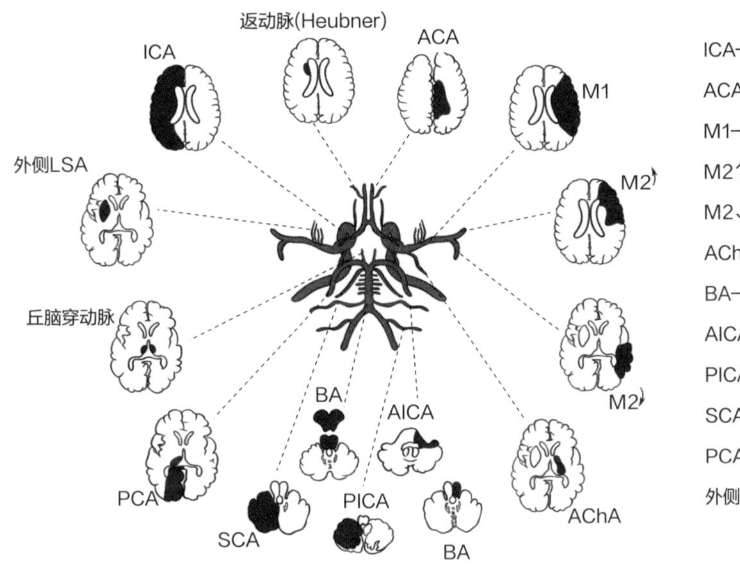

返动脉(Heubner)
ICA
ACA
M1
外侧LSA
M2
丘脑穿动脉
M2
BA
AICA
PCA
PICA
SCA
BA
AChA

ICA—颈内动脉

ACA—大脑前动脉

M1—大脑中动脉M1段

M2↑—大脑中动脉M2段上支

M2↓—大脑中动脉M2段下支

AChA—脉络丛前动脉

BA—基底动脉

AICA—小脑下前动脉

PICA—小脑下后动脉

SCA—小脑上动脉

PCA—大脑后动脉

外侧LSA—外侧豆纹动脉

图1-10 脑子里的“分水岭”

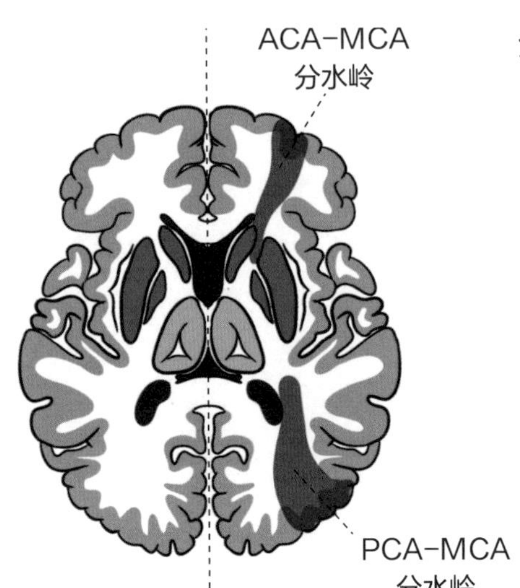

ACA-MCA
分水岭
PCA-MCA
分水岭

ACA—大脑前动脉

MCA—大脑中动脉

PCA—大脑后动脉

分水岭区脑梗死

- 常见发病部位

  脑的较大动脉供血交界区

- 常见病因

  颈动脉狭窄、低血压或心输出量减少等

- 常见症状

  意识障碍、言语障碍、运动性失语、经皮质运动性失语、命名性失语、偏盲、运动障碍等

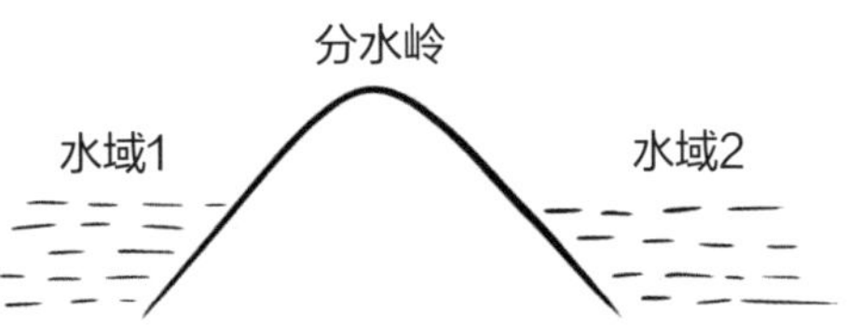

分水岭
水域1
水域2

图1-11 腔隙性脑梗死

clinical silence

一种“静悄悄”来袭的脑梗死

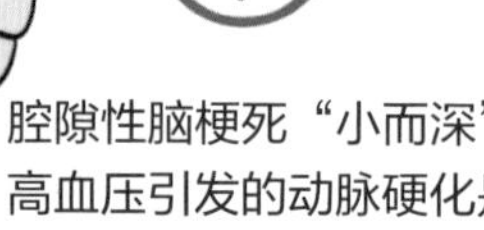

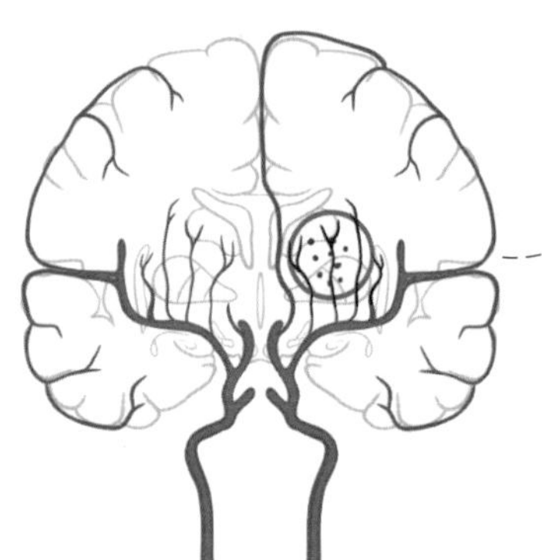

腔隙性脑梗死“小而深”
高血压引发的动脉硬化是诱因
反复发作，一次比一次加重
无明显症状

- 腔隙性脑梗死为直径 0.2~15mm 的病灶，呈多发性，小梗死灶仅稍大于血管管径；
- 常见部位：壳核、尾状核、内囊、丘脑及脑桥等

图1-12 脑子里的“烟雾”

Moyamoya

Smoke in brain

烟雾病（Moyamoya），是因颈内动脉末端分支狭窄或闭塞，新生血管在脑血管造影上形同烟雾而得名。
目前，颅内外血管重建术是烟雾病的主要治疗方法

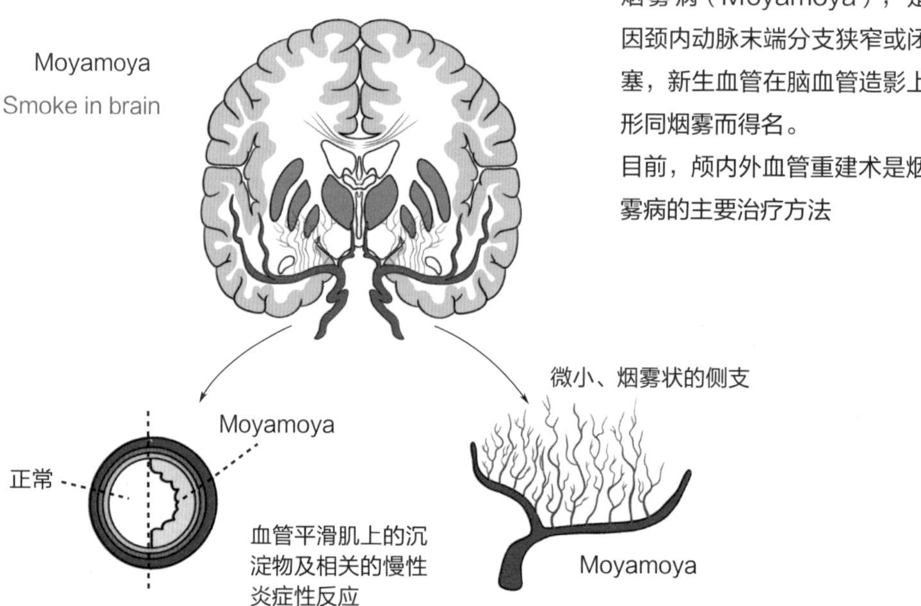
微小、烟雾状的侧支
Moyamoya
正常
血管平滑肌上的沉淀物及相关的慢性炎症性反应
Moyamoya

图1-13 **丘脑梗死的表现**

三联征：

- 意识水平下降
- 认识及行为异常
- 垂直注视障碍

丘脑下外侧动脉

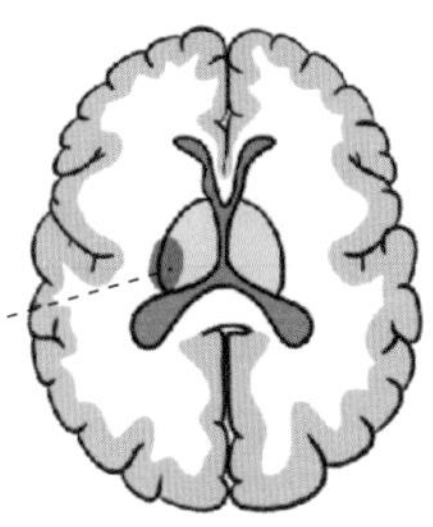

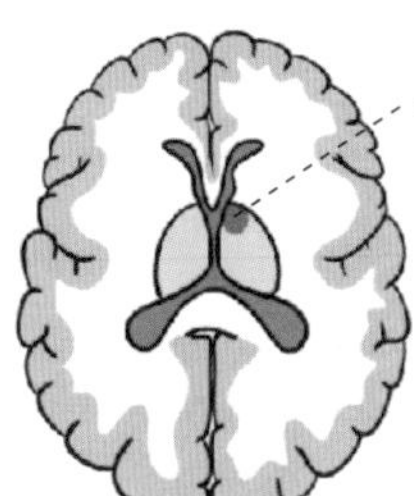

丘脑结节动脉

- 不同程度的意识改变
- 还可出现沉默寡言
- 后期可出现人格改变

丘脑旁正中动脉

丘脑综合征：

- 对侧偏身感觉障碍
- 对侧偏身自发疼痛
- 短暂轻偏瘫
- 偏身共济失调

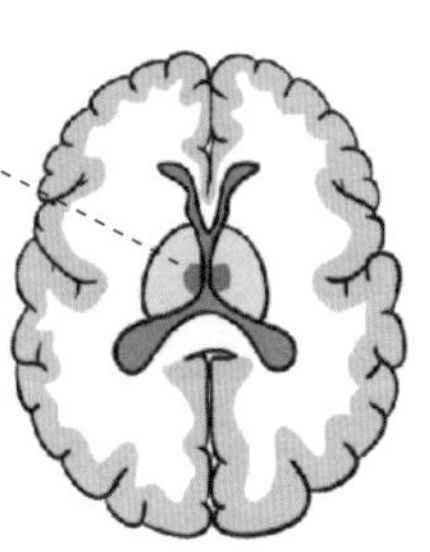

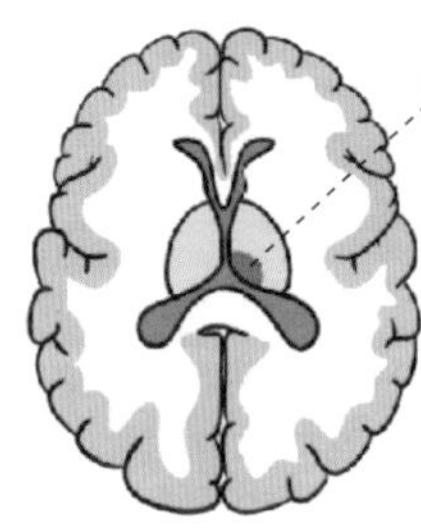

脉络丛后动脉

- 丘脑背侧梗死：对侧忽视
- 外侧膝状体受损：象限楔形或扇形视野缺损
- 丘脑枕受累：震颤、肌张力障碍、肌阵挛等

图1-14 **脑梗死（急性缺血性脑卒中）评估**

ASPECTS 评分：评估前循环早期缺血改变（头颅CT）

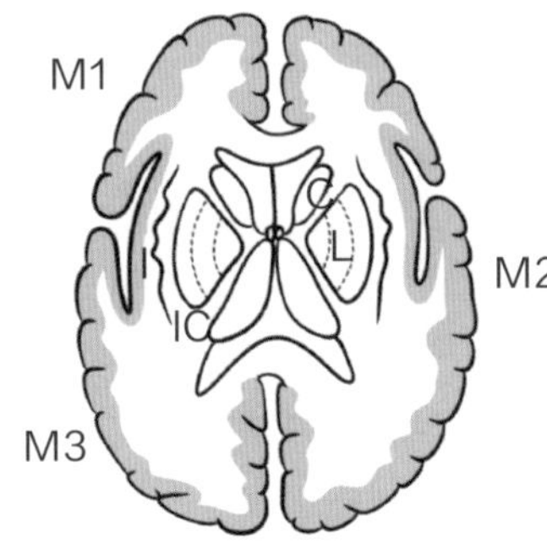
M1
C
L
I
M2
IC
M3

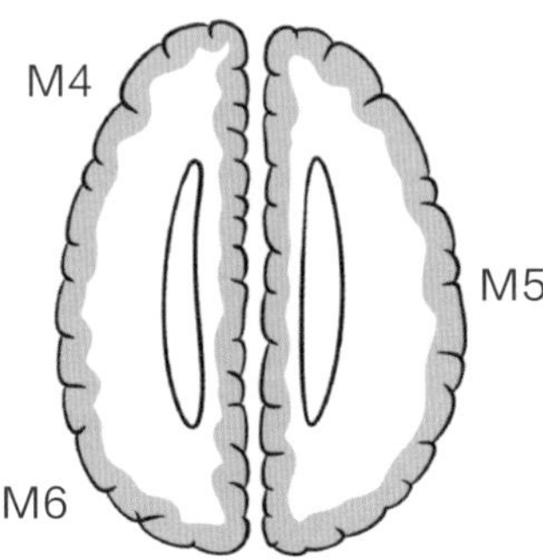
M4
M5
M6

评分<7的患者预后差（溶栓治疗后）

10/10

M1— 额叶前部
M2— 颞叶前部
M3— 颞叶后部
M4— M1上方
M5— M2上方
M6— M3上方

C—尾状核
L—豆状核
I—岛叶
IC—内囊

图1-15 颅内动脉瘤的经典解说

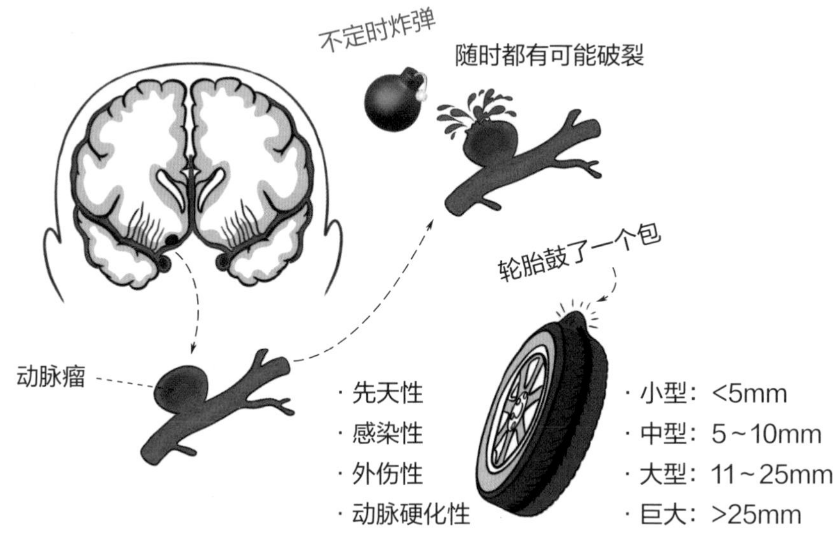
不定时炸弹
随时都有可能破裂
轮胎鼓了一个包
动脉瘤
· 先天性
· 感染性
· 外伤性
· 动脉硬化性
· 小型：<5mm
· 中型：5~10mm
· 大型：11~25mm
· 巨大：>25mm

虽有一个“瘤”字，但动脉瘤并不是肿瘤，
而是由于先天异常或后天损伤等因素，导致脑血管壁异常膨出的“鼓包”。

图1-16 脑出血后的脑心血管事件

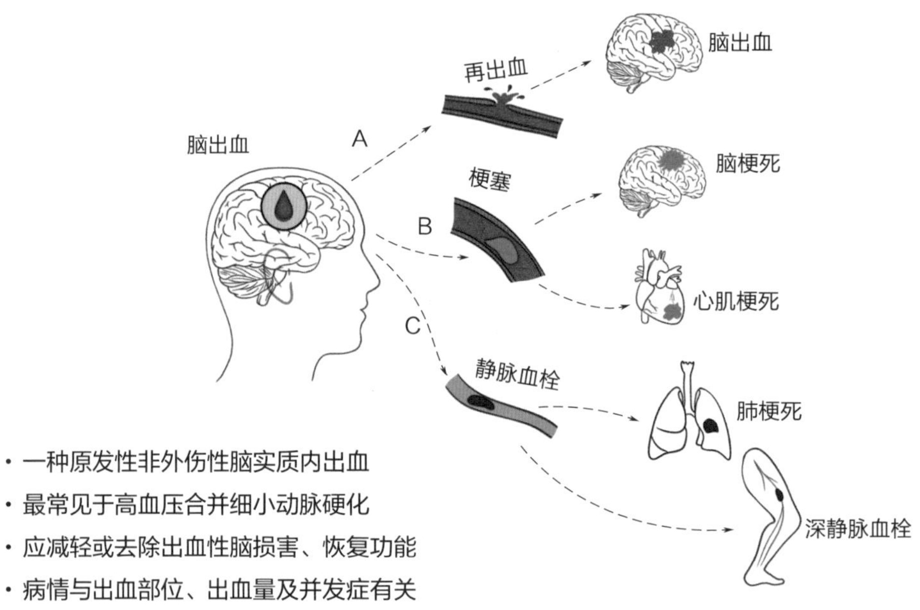
脑出血
A
再出血
脑出血
B
梗塞
脑梗死
心肌梗死
C
静脉血栓
肺梗死
深静脉血栓

- 一种原发性非外伤性脑实质内出血
- 最常见于高血压合并细小动脉硬化
- 应减轻或去除出血性脑损害、恢复功能
- 病情与出血部位、出血量及并发症有关

图1-17 **脑子“进水”**

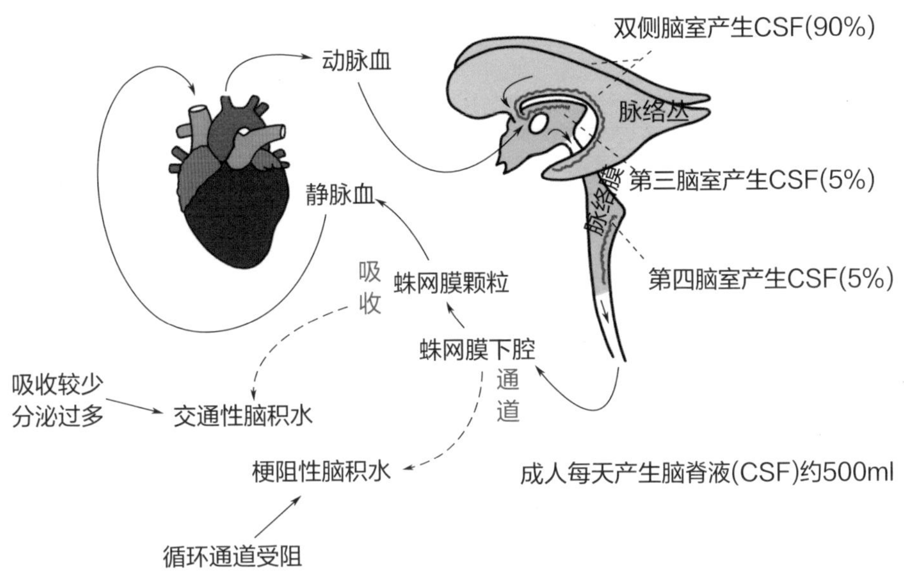

动脉血
双侧脑室产生CSF(90%)
脉络丛
第三脑室产生CSF(5%)
脉络膜
静脉血
第四脑室产生CSF(5%)
吸
收
蛛网膜颗粒
蛛网膜下腔
通
道
吸收较少
分泌过多
交通性脑积水
梗阻性脑积水
成人每天产生脑脊液(CSF)约500ml
循环通道受阻

图1-18 **不同时间点脑积水的治疗方式**

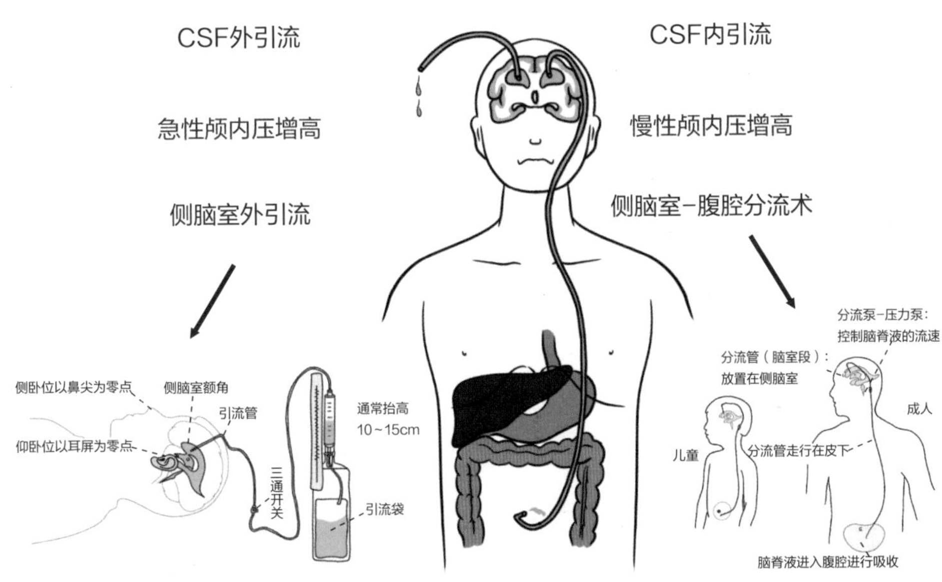

CSF外引流
急性颅内压增高
侧脑室外引流
CSF内引流
慢性颅内压增高
侧脑室-腹腔分流术
侧卧位以鼻尖为零点
侧脑室额角
引流管
仰卧位以耳屏为零点
三通开关
通常抬高
10~15cm
引流袋
分流泵-压力泵：
控制脑脊液的流速
分流管（脑室段）：
放置在侧脑室
成人
儿童
分流管走行在皮下
脑脊液进入腹腔进行吸收

图1-19 颅内"意外"蛛网膜囊肿的认知

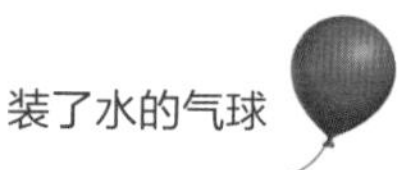
装了水的气球

蛛网膜形成的、内含脑脊液的、非肿瘤性、囊性病变。

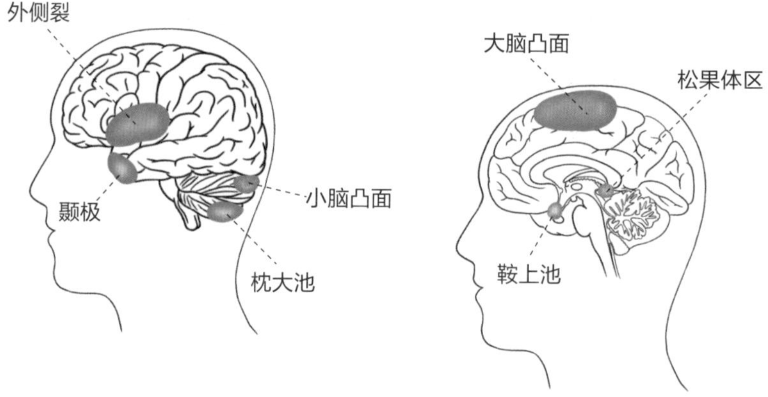
外侧裂
颞极
小脑凸面
枕大池
大脑凸面
松果体区
鞍上池

"意外"：因外伤、体检和其他原因行头部检查时发现……
绝大多数不需要治疗……

图1-20 脑胶质瘤的临床认知和治疗方法

- 起源于神经胶质细胞的颅内肿瘤
- 最常见的原发性颅内肿瘤
- 手术切除肿瘤为主，结合放疗、化疗
- 治疗效果欠佳，易复发，与个体因素有关

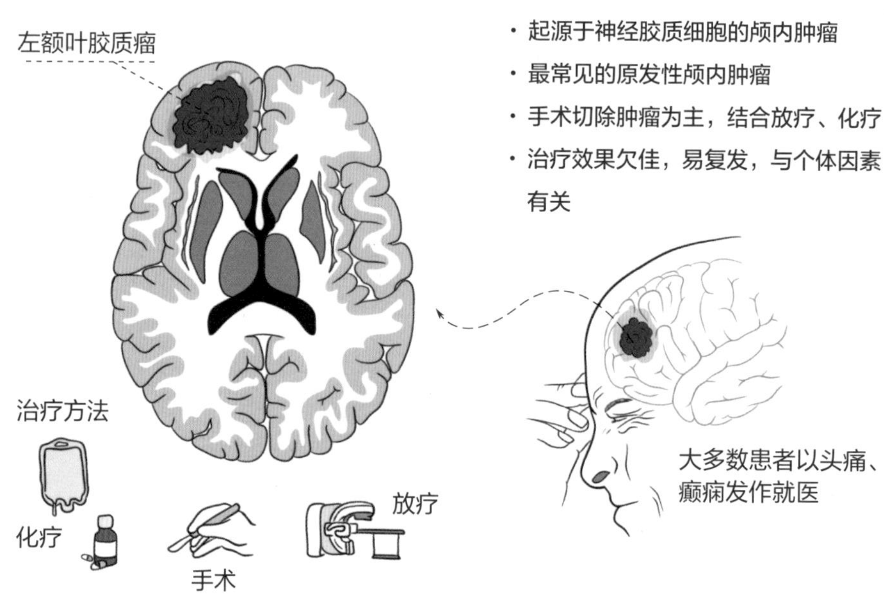
左额叶胶质瘤
治疗方法
化疗
手术
放疗
大多数患者以头痛、
癫痫发作就医

图1-21 颅内肿瘤MR增强扫描的强化形式

结节样强化

附壁结节

毛细胞型星形细胞瘤
血管母细胞瘤
神经节细胞瘤
多形性黄色瘤型星形细胞瘤

环形强化

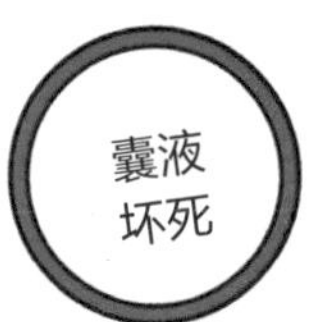
囊液
坏死

脑脓肿
转移瘤
肉芽肿

均匀强化

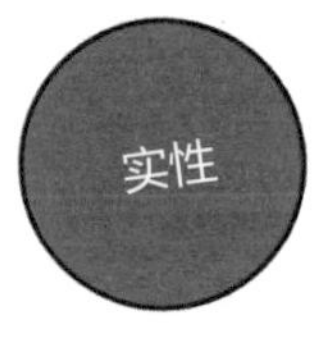
实性

血管性脑膜瘤
动脉瘤

不均匀强化
（囊实性）

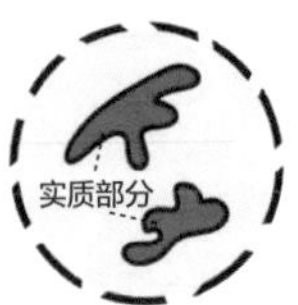
实质部分

高级别胶质瘤

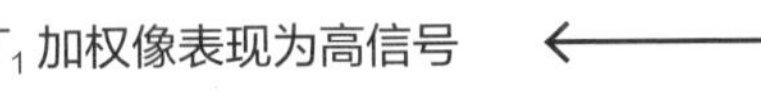
T_1 加权像表现为高信号

· 血供丰富的实质性病灶
· 血－脑屏障破坏区域

加权，就是“突出”的意思！

图1-22 脑转移瘤的常见来源

常见来源：肺癌、乳腺癌、肾癌、
结直肠癌和黑色素瘤等

· 30% ~ 60% 来自肺癌
· 15% ~ 25% 来自乳腺癌

脑转移瘤多位于
大脑中动脉供血范围

血源性

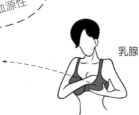

肺
最常见的是小细胞肺癌

乳腺
HER2(+)和三阴性乳腺癌
常发生硬脑膜
和软脑膜转移

肾
肾细胞癌
最常转移到脉络丛

消化道
常见的是结肠癌

图1-23 垂体是人体的内分泌中枢

垂体，位于鼻梁正后方、蝶骨体上面的垂体窝内，外包硬脑膜。不同年龄段和生理期，垂体的大小不一。成人垂体约为1cm×1.5cm×0.5cm(约一颗豌豆)大小，重0.5 ~ 0.6g，妊娠期妇女的垂体稍大。

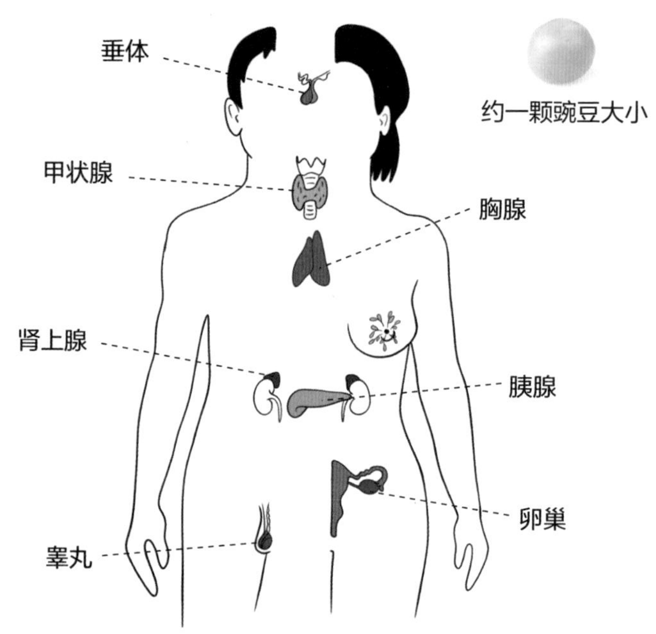

垂体
约一颗豌豆大小
甲状腺
胸腺
肾上腺
胰腺
卵巢
睾丸

图1-24 内分泌异常相关症状要想到垂体瘤

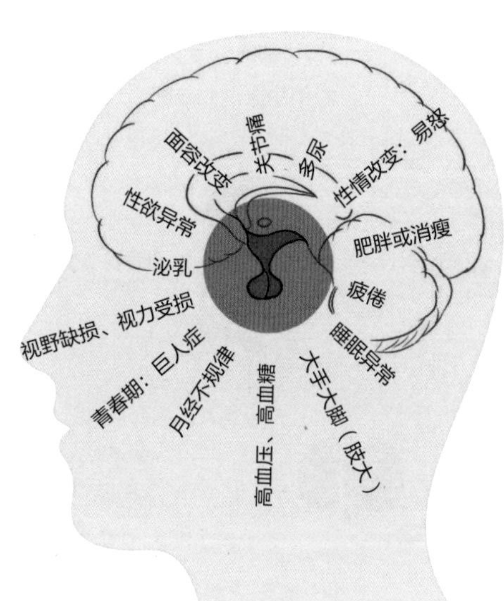

面容改变
关节痛
多尿
性情改变：易怒
性欲异常
肥胖或消瘦
泌乳
疲倦
视野缺损、视力受损
睡眠异常
青春期：巨人症
月经不规律
高血压、高血糖
大手大脚（肢大）

垂体瘤的两大类症状
内分泌异常
压迫症状
激素
过多
减少
特异
非特异

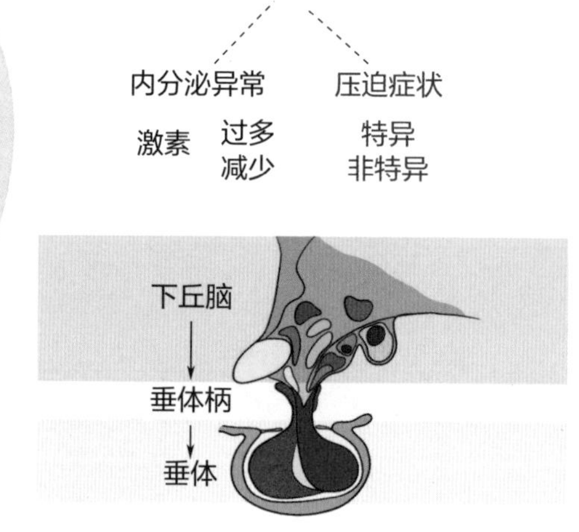

下丘脑
垂体柄
垂体

图1-25 眼睛老是看不好，就去看看神经外科

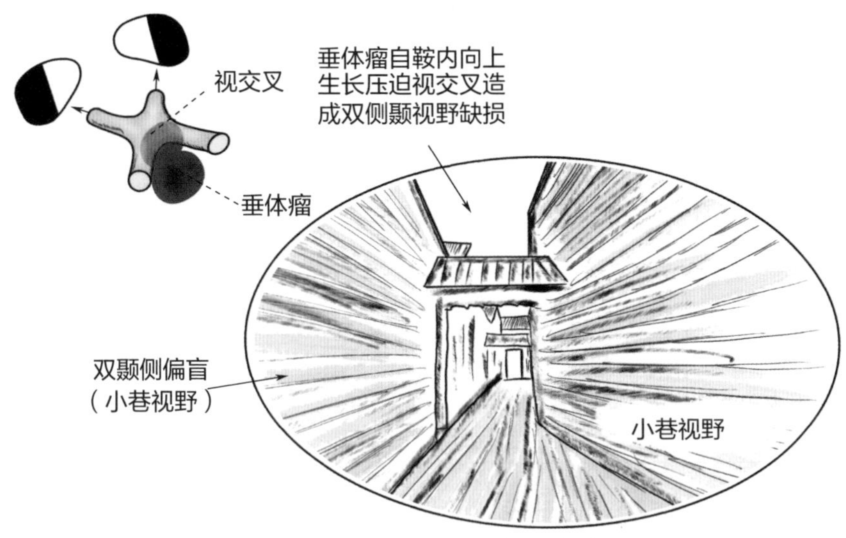

视交叉
垂体瘤自鞍内向上生长压迫视交叉造成双侧颞视野缺损
垂体瘤
双颞侧偏盲（小巷视野）
小巷视野

垂体瘤特征性的视野改变

图1-26 甲状腺激素在脑损伤治疗中的作用

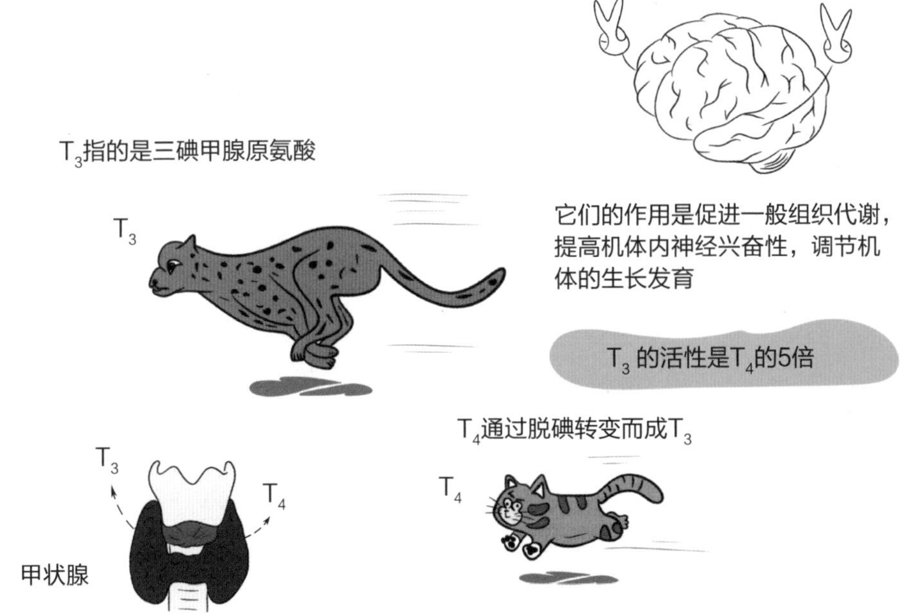

T_3指的是三碘甲腺原氨酸
T_3
它们的作用是促进一般组织代谢，提高机体内神经兴奋性，调节机体的生长发育
T_3 的活性是T_4的5倍
T_4通过脱碘转变而成T_3
T_3
T_4
甲状腺
T_4

图1-27 重视嗅觉的作用

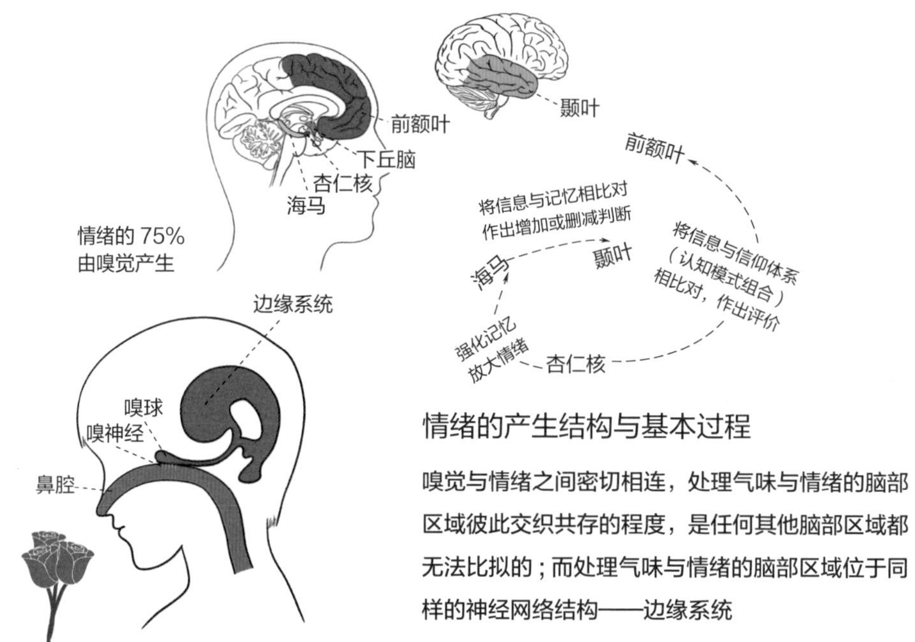

前额叶
颞叶
下丘脑
杏仁核
海马
情绪的 75%
由嗅觉产生
前额叶
将信息与记忆相比对
作出增加或删减判断
海马
颞叶
将信息与信仰体系
（认知模式组合）
相比对，作出评价
强化记忆
放大情绪
杏仁核
边缘系统
嗅球
嗅神经
鼻腔

情绪的产生结构与基本过程

嗅觉与情绪之间密切相连，处理气味与情绪的脑部区域彼此交织共存的程度，是任何其他脑部区域都无法比拟的；而处理气味与情绪的脑部区域位于同样的神经网络结构——边缘系统

图1-28 成人细菌性脑膜炎

由细菌引起的脑膜炎症，是常见的中枢神经系统感染性疾病。

临床表现

- 发热
- 头痛
- 呕吐
- 烦躁不安
- 惊厥
- 嗜睡
- 昏迷

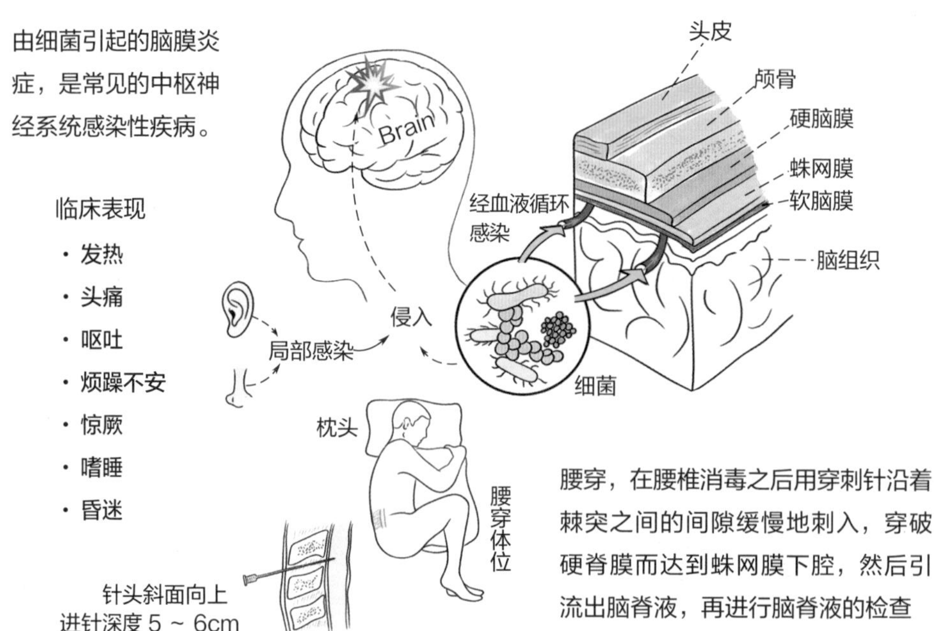

头皮
颅骨
硬脑膜
蛛网膜
软脑膜
脑组织
Brain
经血液循环
感染
侵入
局部感染
细菌
枕头
腰穿体位
针头斜面向上
进针深度 5 ~ 6cm

腰穿，在腰椎消毒之后用穿刺针沿着棘突之间的间隙缓慢地刺入，穿破硬脊膜而达到蛛网膜下腔，然后引流出脑脊液，再进行脑脊液的检查

图1-29 克罗-深濑（POEMS）综合征

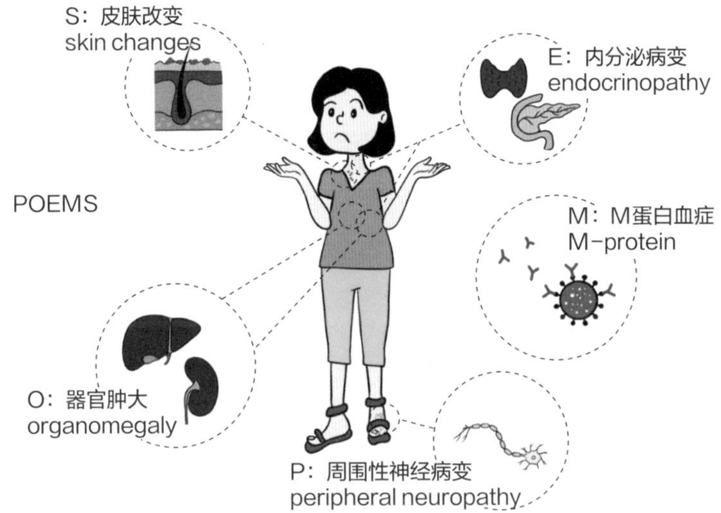
S：皮肤改变
skin changes
E：内分泌病变
endocrinopathy
POEMS
M：M蛋白血症
M-protein
O：器官肿大
organomegaly
P：周围性神经病变
peripheral neuropathy

POEMS 综合征是一组以周围性神经病变、器官肿大、内分泌病变、M 蛋白血症以及皮肤改变为主要临床表现的罕见浆细胞病

图1-30 去骨瓣减压解说

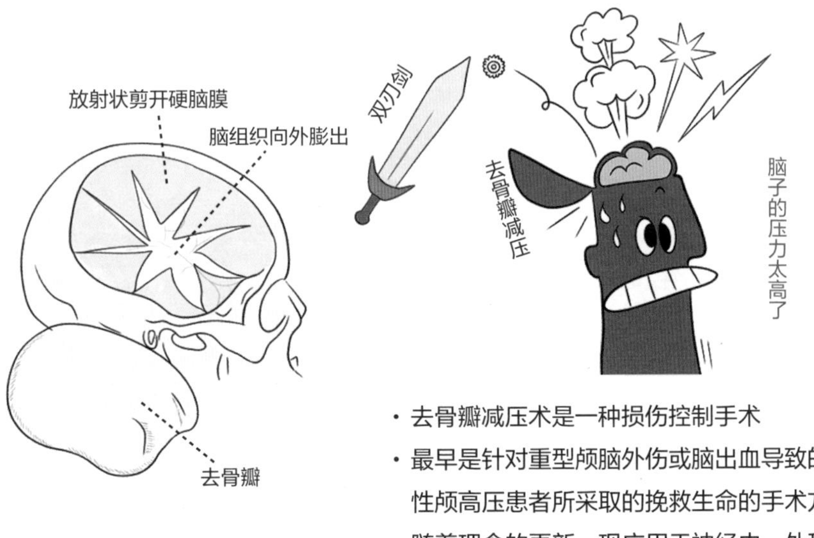
放射状剪开硬脑膜
脑组织向外膨出
去骨瓣
双刃剑
去骨瓣减压
脑子的压力太高了

去骨瓣减压示意图

- 去骨瓣减压术是一种损伤控制手术
- 最早是针对重型颅脑外伤或脑出血导致的难治性颅高压患者所采取的挽救生命的手术方法
- 随着理念的更新，现应用于神经内、外科所有难治性颅高压的患者，比如大面积脑梗死患者

图1-31 语言中枢在哪里

关于脑部构造，70% 的左利手脑部构造和右利手相同

97% ~ 99% 的右利手的语言中枢位于大脑左半球

而左利手则分三种类型：

①和右利手一样，语言中枢位于左半球（约占 70%）

②语言中枢位于右半球（约占 15%）

③左右两半球都有语言中枢（约占 15%）

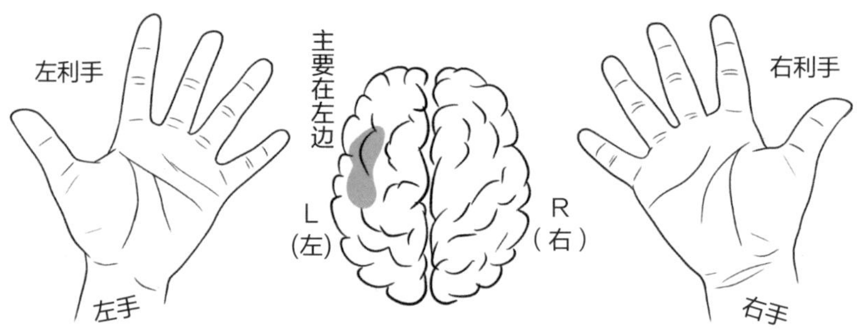
左利手
主要在左边
右利手
L
(左)
R
(右)
左手
右手

图1-32 意识与意识障碍

意识：对自身和周围环境的感知状态，可通过言语及行动来表达

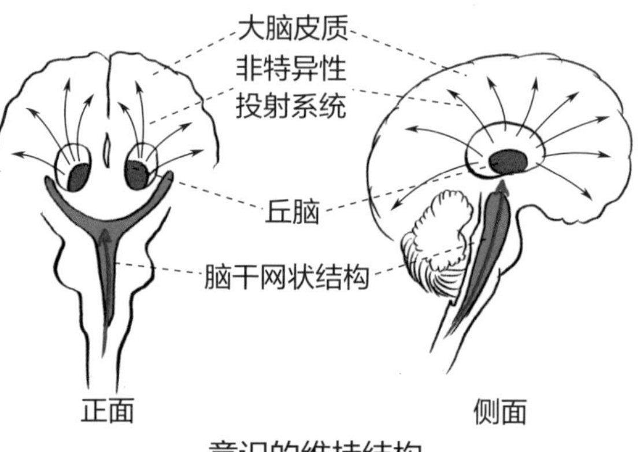
大脑皮质
非特异性
投射系统
丘脑
脑干网状结构
正面
侧面

意识的维持结构

昏迷 一种不能唤醒或交流的状态

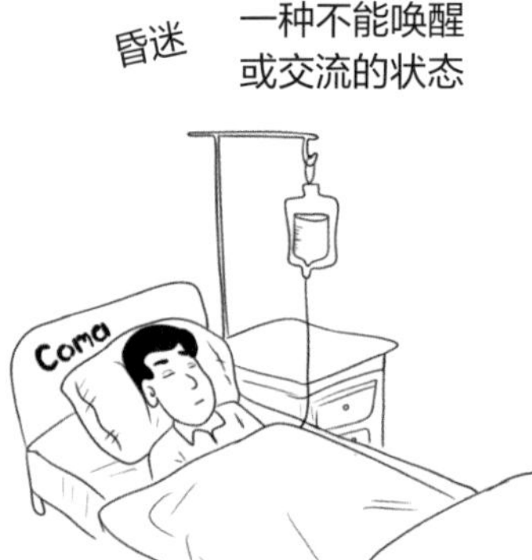
Coma

意识障碍：是对自身和环境的感知发生障碍，或赖以感知环境的精神活动发生障碍的一种状态

图1-33 **帕金森病的非运动症状**

认知功能障碍和痴呆

- 刚发生的事不记得了
- 刚放下的物品不记得在哪里了
- 失去社交和工作能力
- 失去主动性
- 言语和书写能力退步

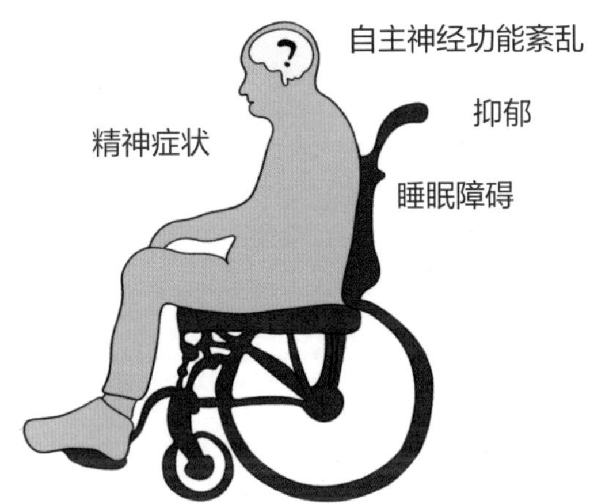
?
自主神经功能紊乱
抑郁
精神症状
睡眠障碍

二、神经外科经典一句话

“神经外科经典一句话”是神经外科前辈和同仁的经验总结，是临床实战的结晶。好东西，需要传承，需要精确展示；作为一个会画画的神经外科医生，结合自身的临床实践，以“手绘”形式，重新展示这些经典一句话。

神经外科医生四大技能：阅片、画瓣、解剖和止血

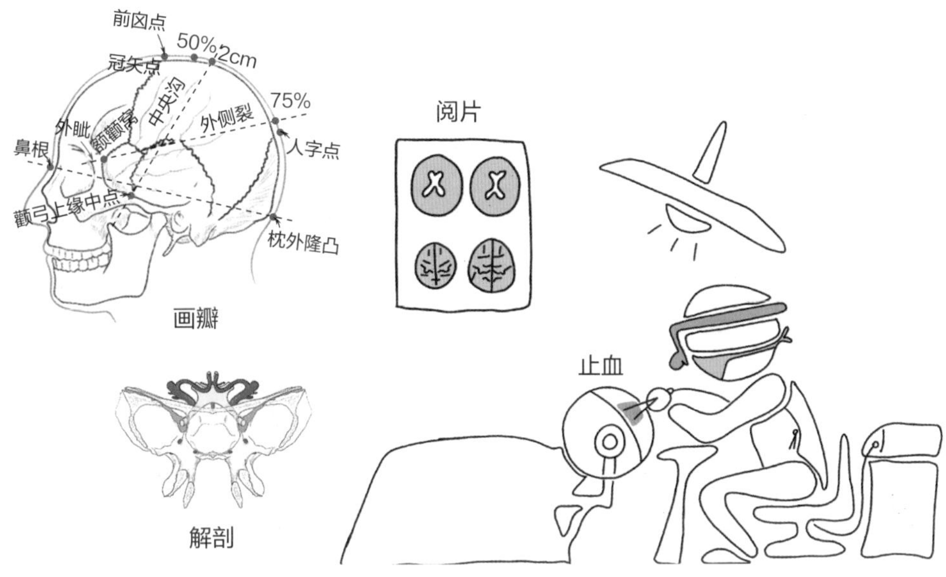
前囟点
50%
2cm
冠矢点
中央沟
75%
外眦
外侧裂
人字点
鼻根
颧弓上缘中点
枕外隆凸
画瓣
阅片
止血
解剖

面对动脉瘤：心有猛虎，细嗅蔷薇

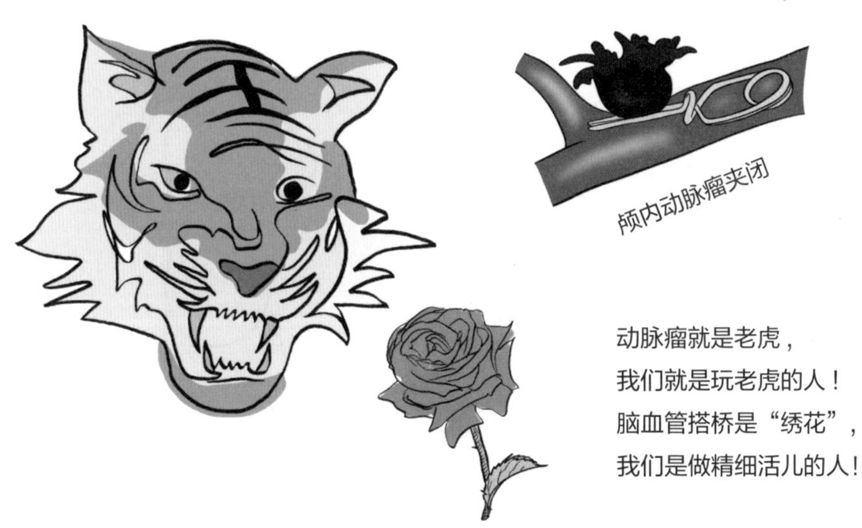
颅内动脉瘤夹闭
动脉瘤就是老虎，
我们就是玩老虎的人！
脑血管搭桥是“绣花”，
我们是做精细活儿的人！

任何手术入路，都不能解决所有问题，非手术治疗解决问题，才是牛的外科医生

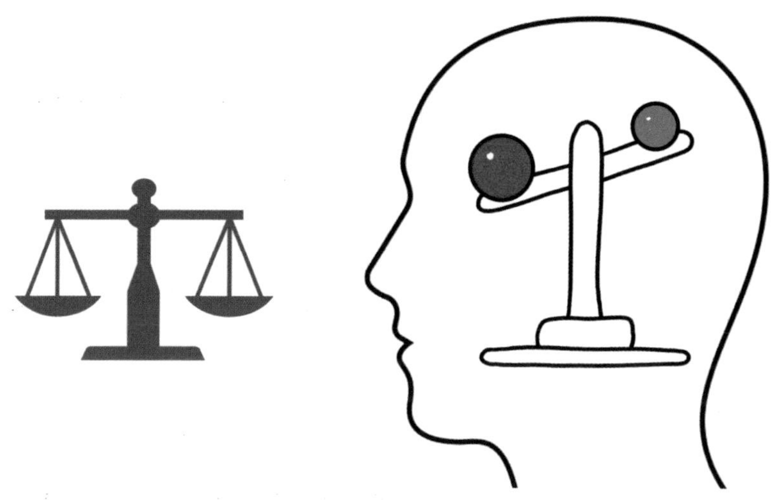

脑外伤患者，不怕闹的，就怕不闹的

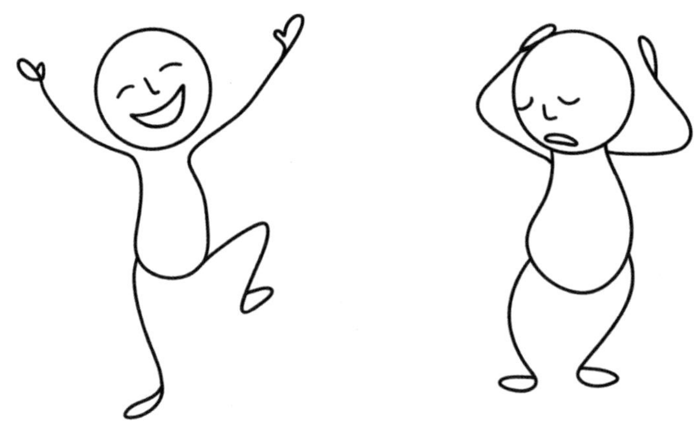

颅脑损伤不会引起休克，要排除胸腹脏器损伤

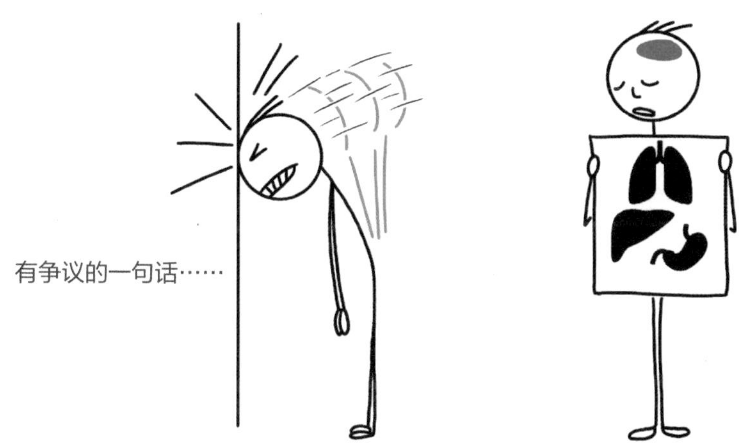
有争议的一句话……

脑挫裂伤就像西瓜掉在地上，皮好瓤坏

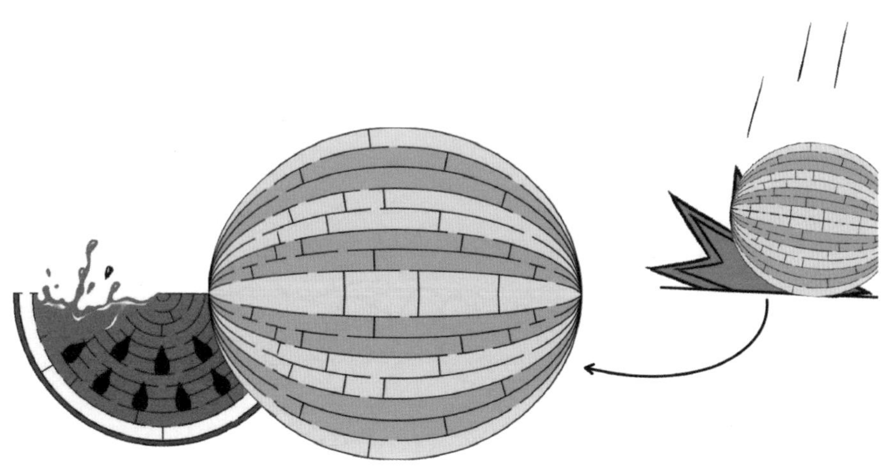

脑疝谈话：做手术危险，不做手术更危险

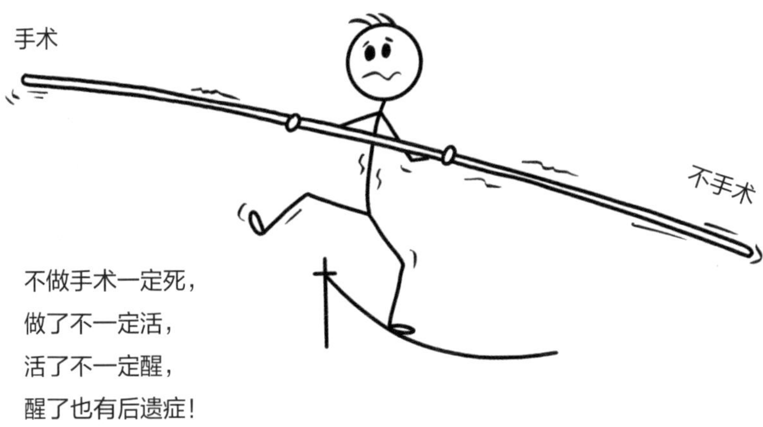
手术
不手术
不做手术一定死，
做了不一定活，
活了不一定醒，
醒了也有后遗症！

颅骨线状骨折不可怕，可怕的是颅内出血

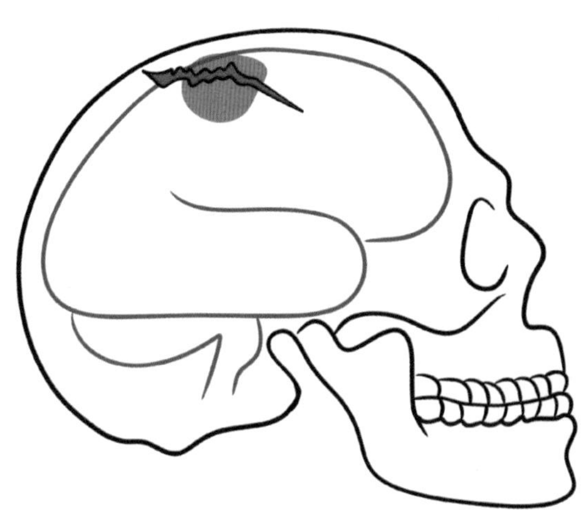

脑挫裂伤能做手术则做，尤其是在颞叶时！

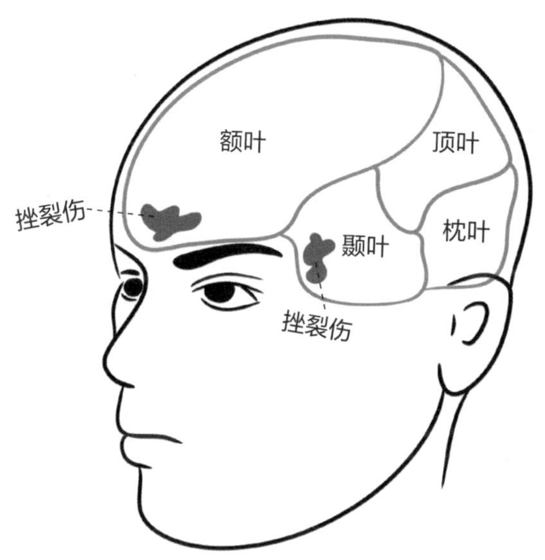
额叶
顶叶
挫裂伤
枕叶
颞叶
挫裂伤

颅脑损伤治疗——过五关斩六将

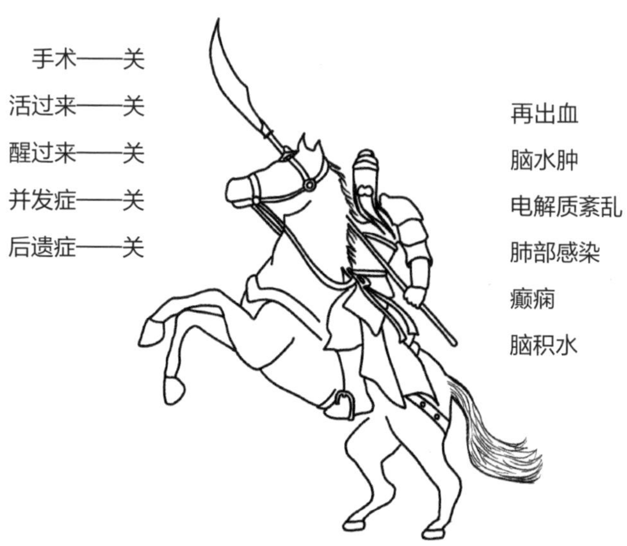
手术——关
活过来——关
醒过来——关
并发症——关
后遗症——关
再出血
脑水肿
电解质紊乱
肺部感染
癫痫
脑积水

神经外科急诊手术原则：积极

当你犹豫时：手术做还是不做，做！

骨瓣去还是不去，去！

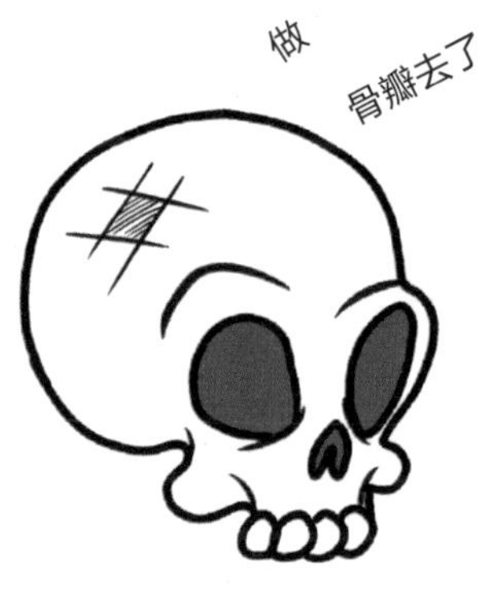
做
骨瓣去了

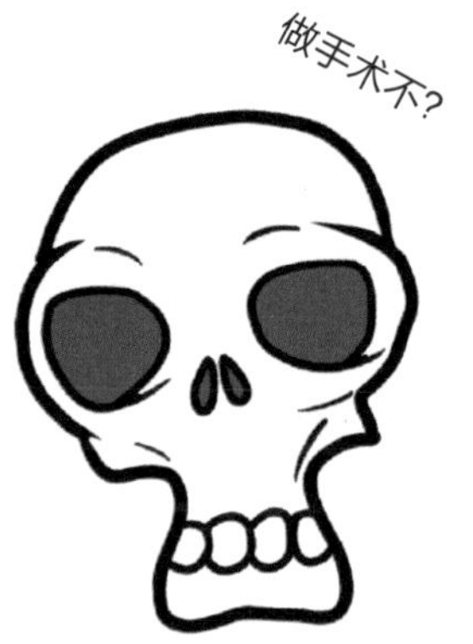
做手术不?

· 宁早勿晚（时机）

· 宁低勿高（切口）

· 宁大勿小（骨瓣）

对于患者和医生：脑外科手术只有一次机会

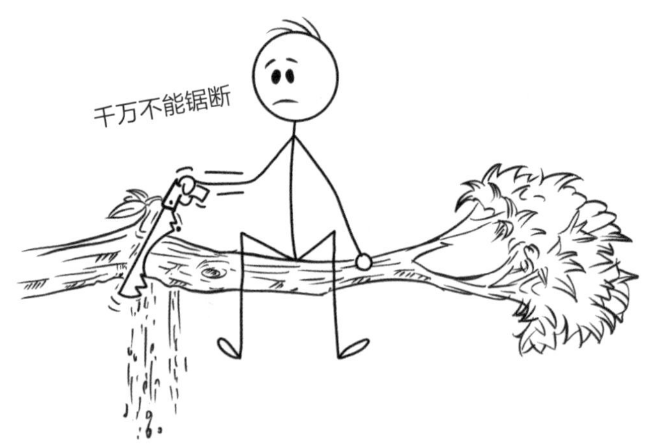
千万不能锯断

对于患者，无论是肿瘤还是外伤，很多情况下只有一次手术的机会。

对于医生，尤其是年轻医生，主任不可能给你多少次机会去练手，机会只有一次，把握住了你就成功了。

血肿不是肿瘤，不追求全清除

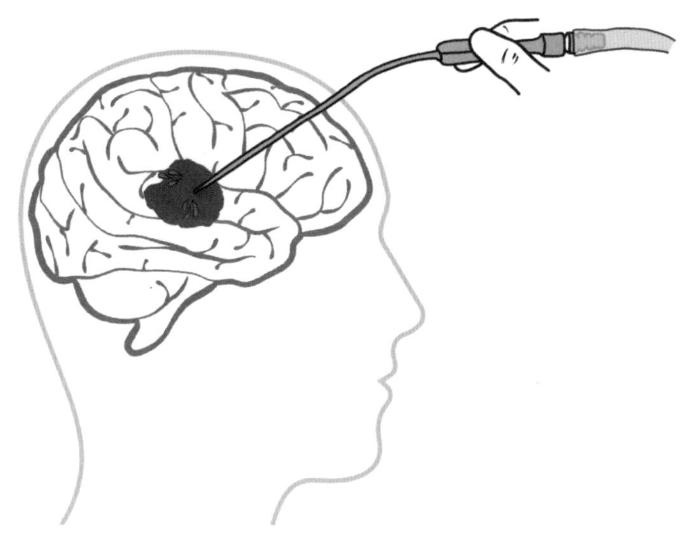

只有不放引流管后悔的，没有放了引流管后悔的

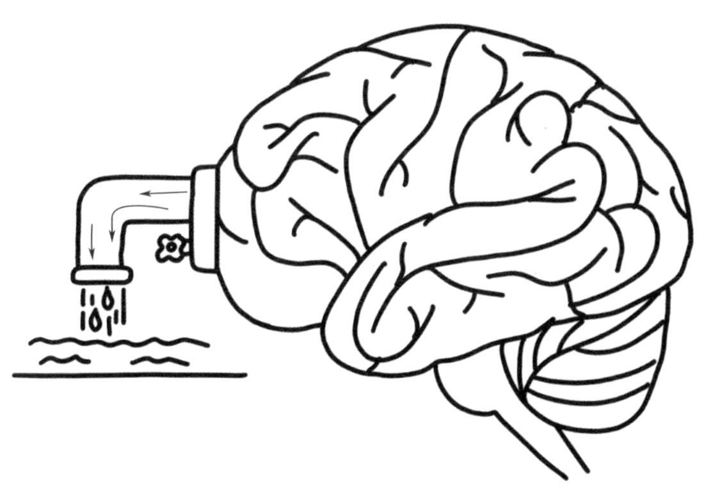

眼睛是神经外科手术成败的重要标志

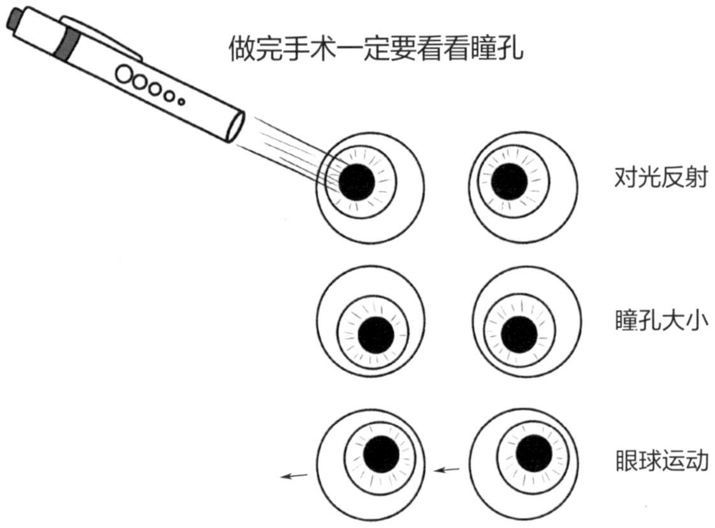
做完手术一定要看看瞳孔
对光反射
瞳孔大小
眼球运动

患者的意识直接反映颅内情况

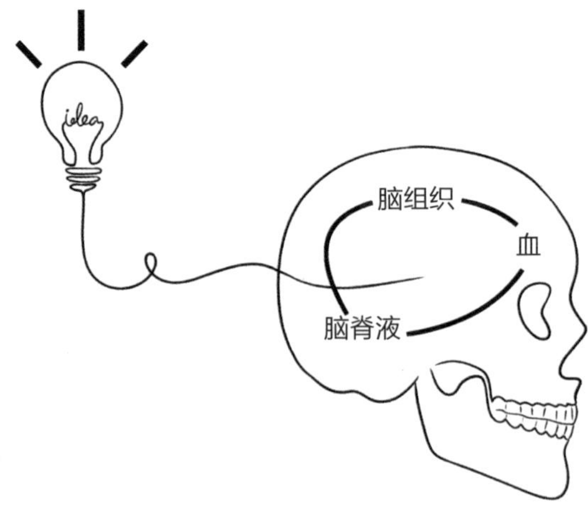
idea
脑组织
血
脑脊液

眼睛是心灵的窗户，瞳孔是大脑的门户

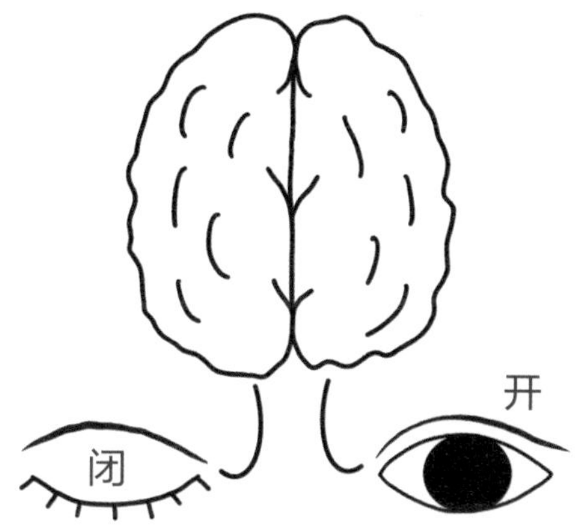
开
闭

如果窗户紧闭，门户大开，则性命不保

晕厥加一侧瞳孔散大，要想到动脉瘤

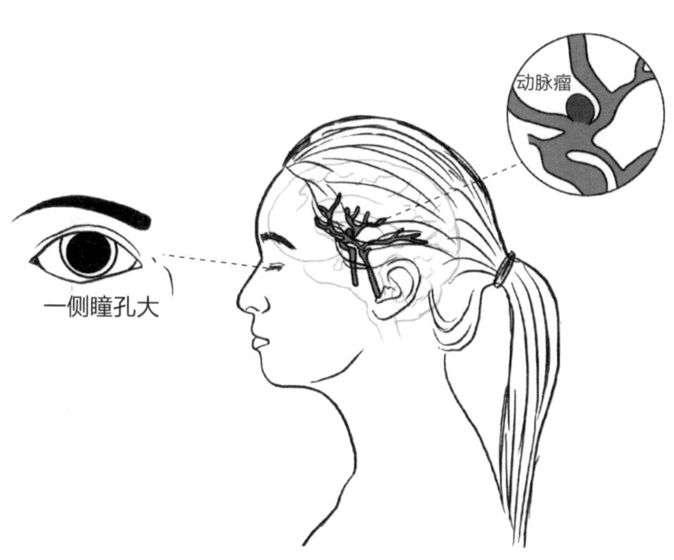
动脉瘤
一侧瞳孔大

原本安静的病人突发烦躁时，一看瞳孔，二看尿管

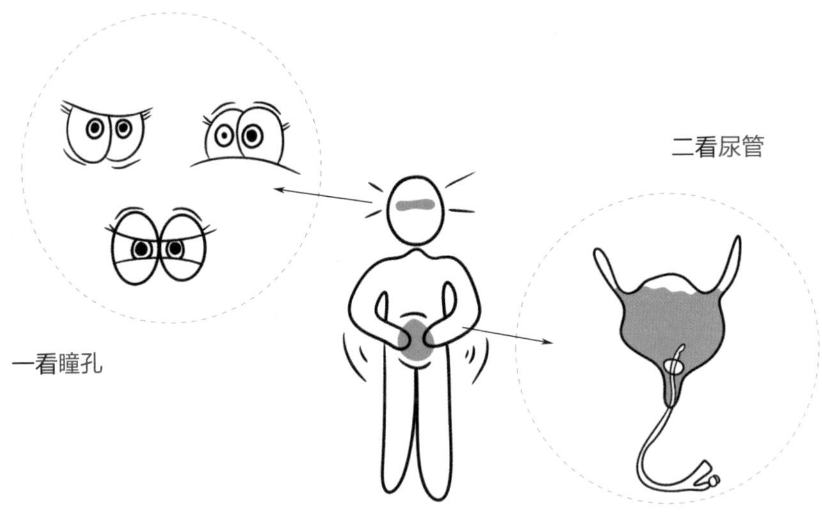
二看尿管
一看瞳孔

医生管好颅内压，护士管好呼吸道

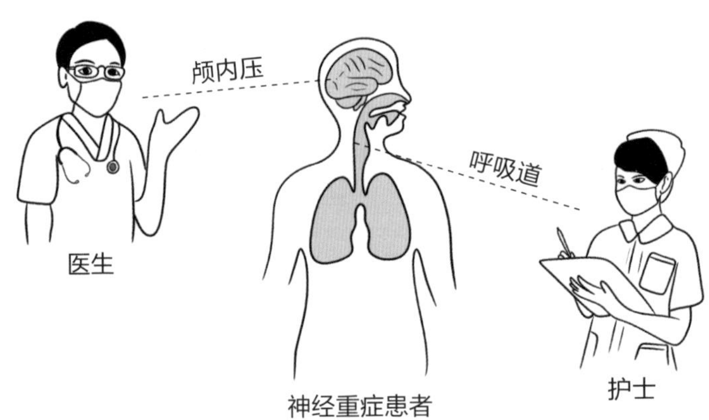
颅内压
呼吸道
医生
神经重症患者
护士

有情况，复查头颅CT

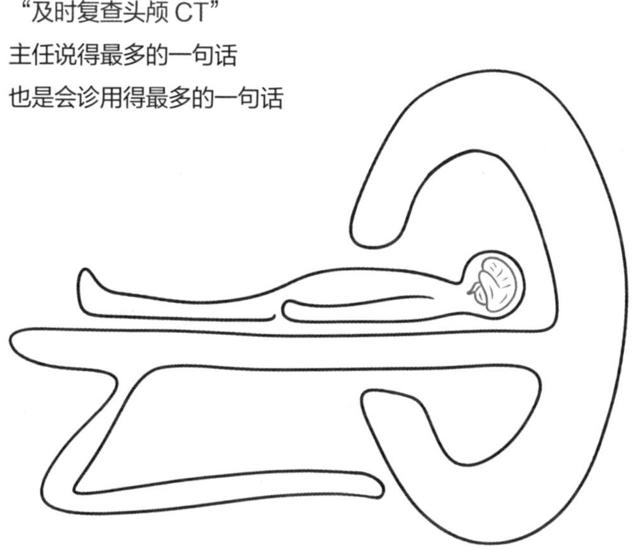
“及时复查头颅 CT”
主任说得最多的一句话
也是会诊用得最多的一句话

我们不缺大医，缺大师

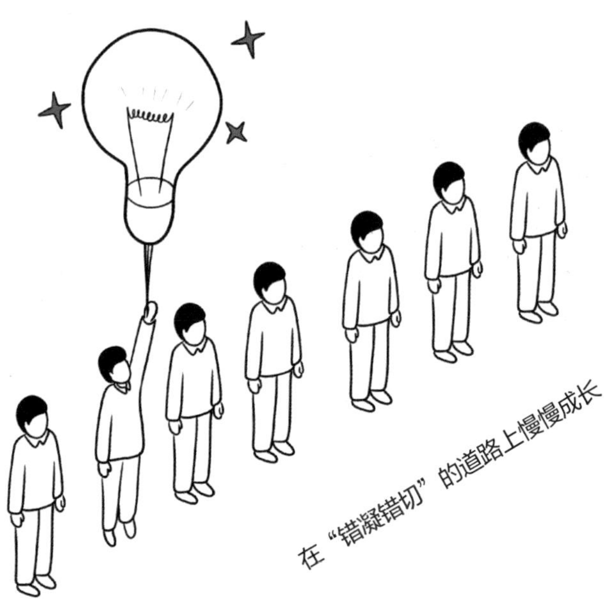
在“错凝错切”的道路上慢慢成长

当你切除肿瘤顺利时，别得意，当心血管、神经

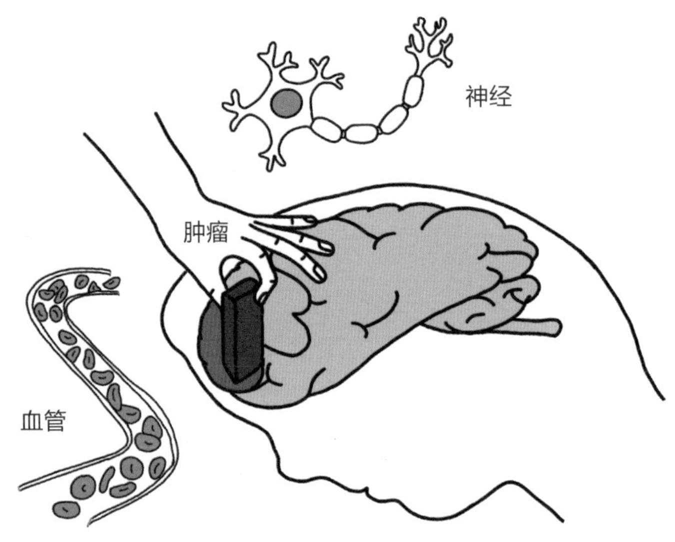
神经
肿瘤
血管

颅脑外伤用药：三素一尿布

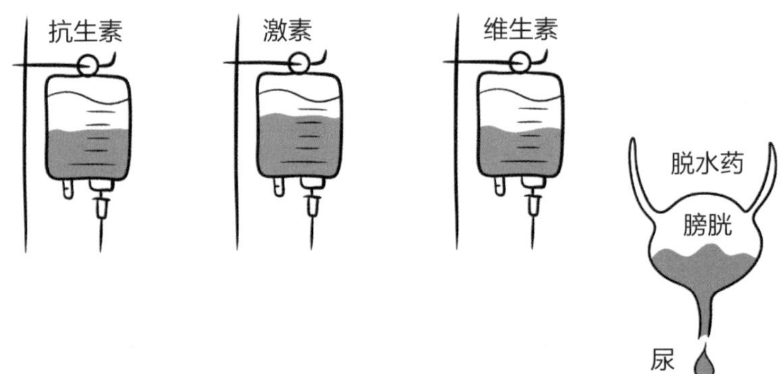
抗生素
激素
维生素
脱水药
膀胱
尿

脑室外引流过度三大改变

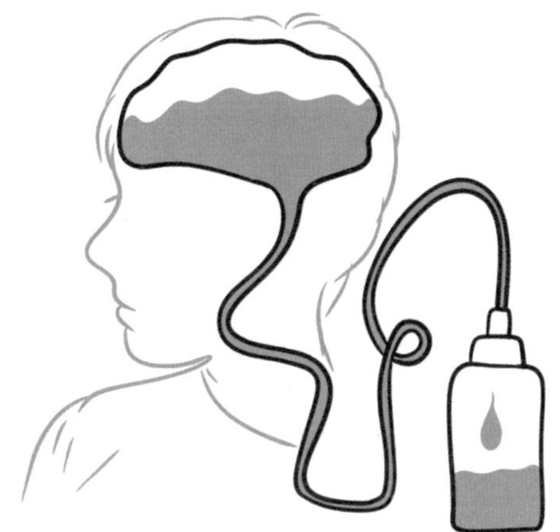

• 出血
• 积液
• 裂隙脑室综合征

颅内感染三主症

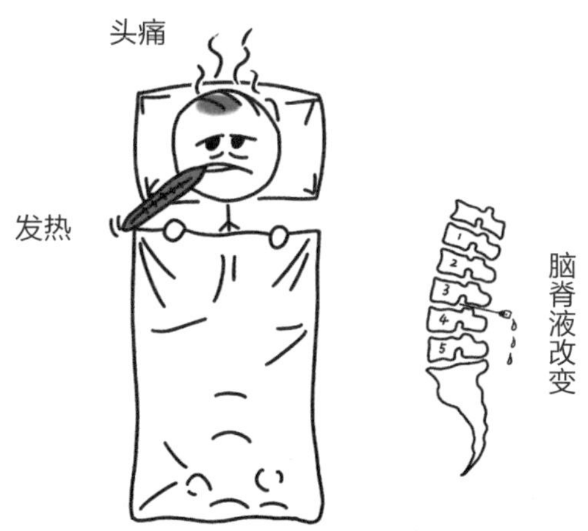

头痛
发热
脑脊液改变

一次抽搐，不算癫痫

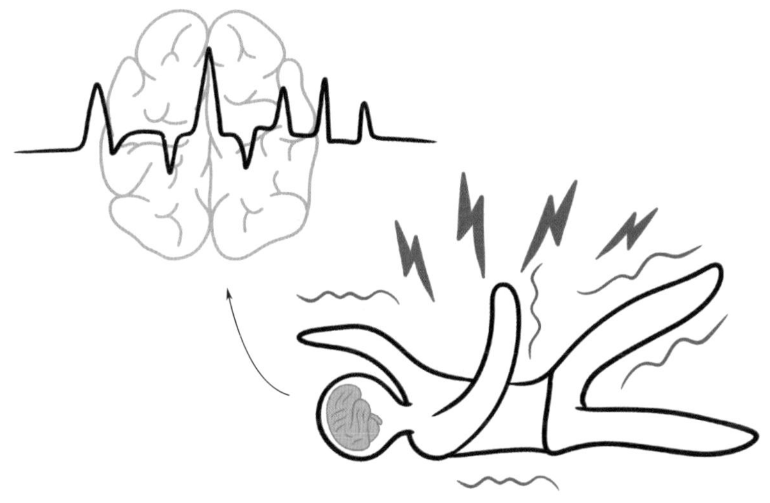

严密缝合硬脑膜，胜过任何抗生素

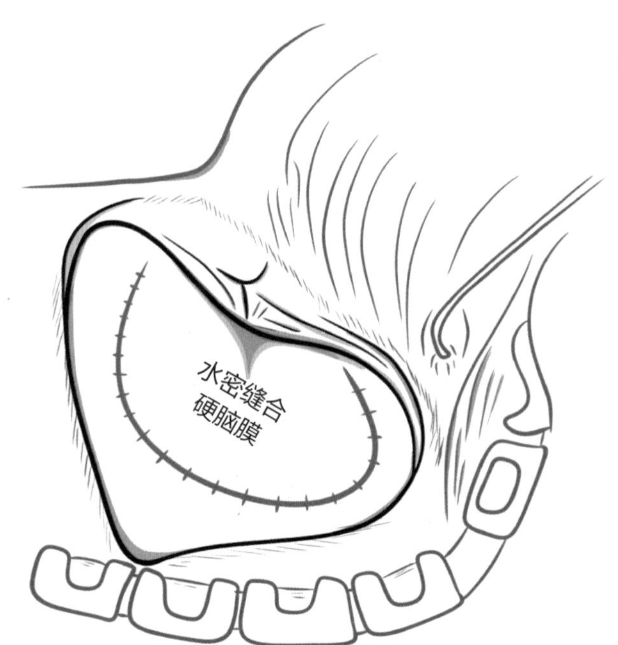
水密缝合
硬脑膜

脑外伤和脑出血，诊断容易治疗难

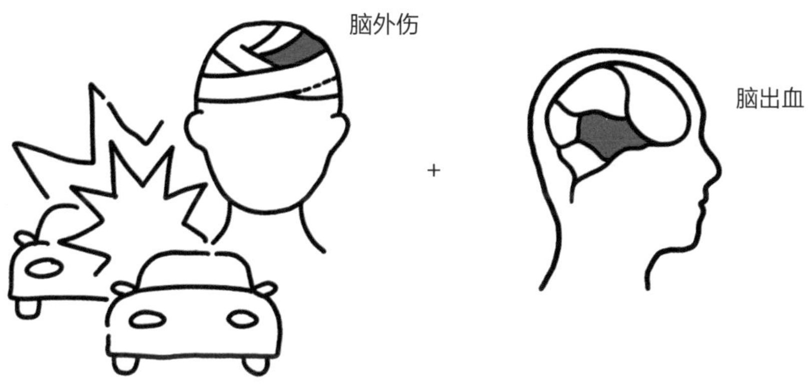
脑外伤
+
脑出血

脑子里不能掺假，关颅前要彻底止血

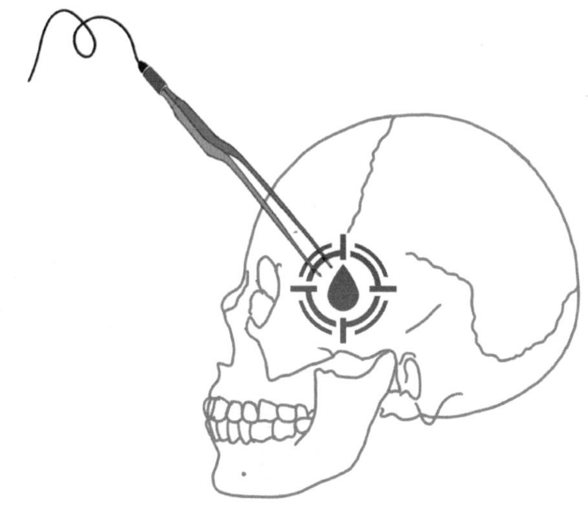

脑卒中：病来如山倒，病去如抽丝

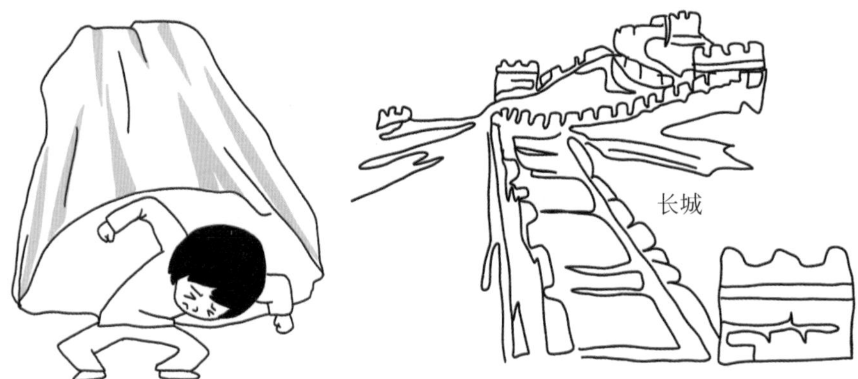
长城

- 手术很成功，但手术成功只是万里长城的第一步
- 患者还有很多关要去闯，包括迟发血肿、术后感染、长期卧床的并发症、脏器功能障碍等

有时候，交代病情比手术更重要

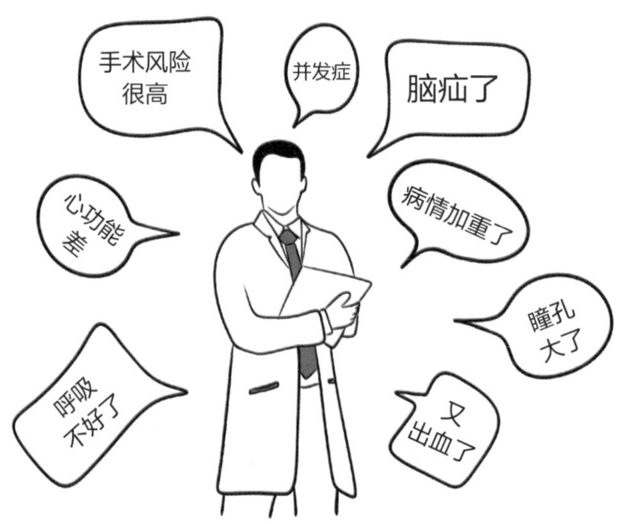
手术风险很高
并发症
脑疝了
心功能差
病情加重了
瞳孔大了
呼吸不好了
又出血了

第 2 章　大脑核心区

大脑核心区，位于大脑半球深部，是脑干与大脑皮质之间的分隔区（图2-1 ~图2-4），主要由基底核和丘脑组成。大脑核心区通过三囊（内囊、外囊和最外囊）的传导束向大脑皮质延续，在运动、感觉、情感和认知功能中有重要作用（图2-5 ~图2-12）。

图2-1 神经系统简图

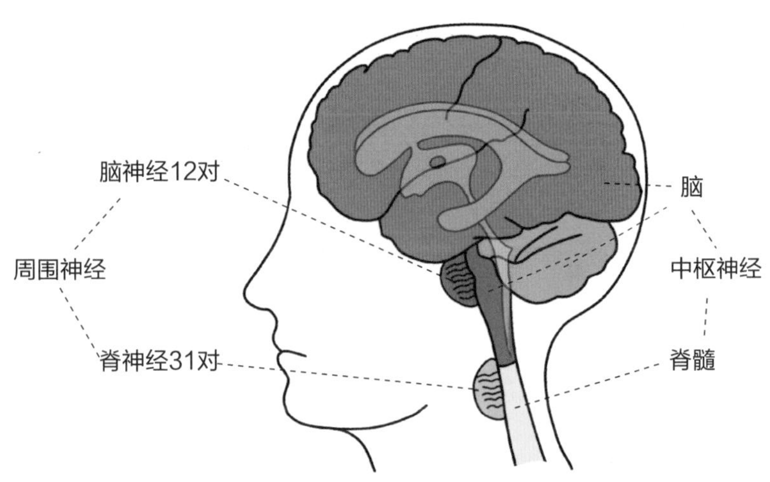

脑神经12对
周围神经
脊神经31对
脑
中枢神经
脊髓

图2-2 间脑概念

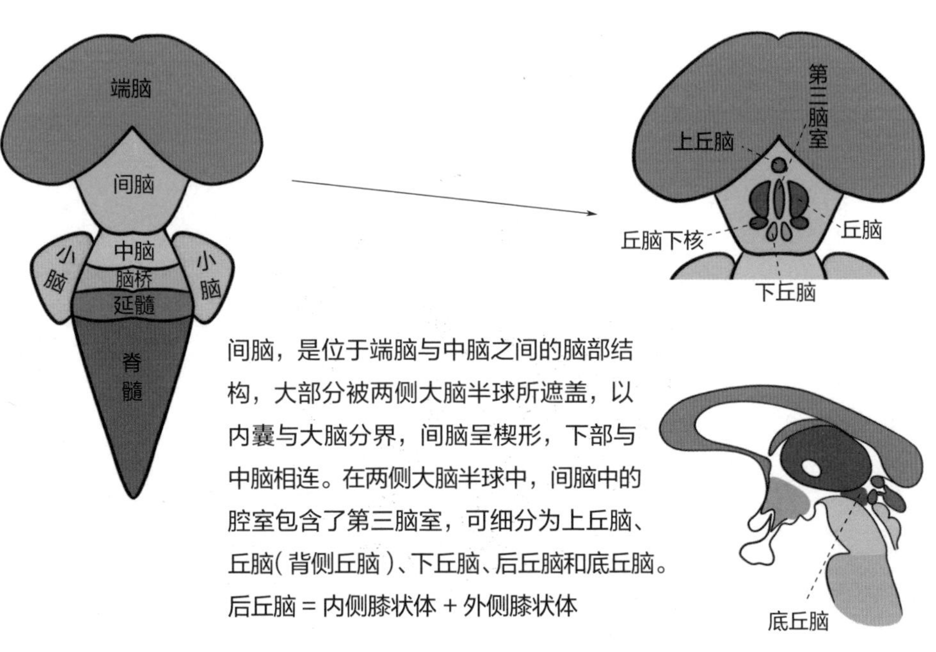

端脑
间脑
小脑
中脑
脑桥
延髓
小脑
脊髓
第三脑室
上丘脑
丘脑下核
丘脑
下丘脑
底丘脑

间脑，是位于端脑与中脑之间的脑部结构，大部分被两侧大脑半球所遮盖，以内囊与大脑分界，间脑呈楔形，下部与中脑相连。在两侧大脑半球中，间脑中的腔室包含了第三脑室，可细分为上丘脑、丘脑（背侧丘脑）、下丘脑、后丘脑和底丘脑。后丘脑 = 内侧膝状体 + 外侧膝状体

图2-3 脑正中矢状位结构示意图

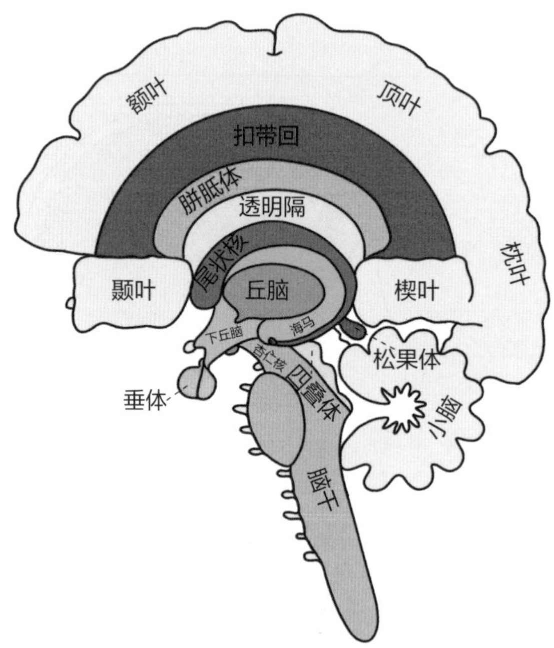
额叶
顶叶
扣带回
胼胝体
透明隔
尾状核
丘脑
颞叶
楔叶
枕叶
下丘脑
海马
杏仁核
四叠体
松果体
垂体
小脑
脑干

图2-4 头颅MR上的大脑核心区结构

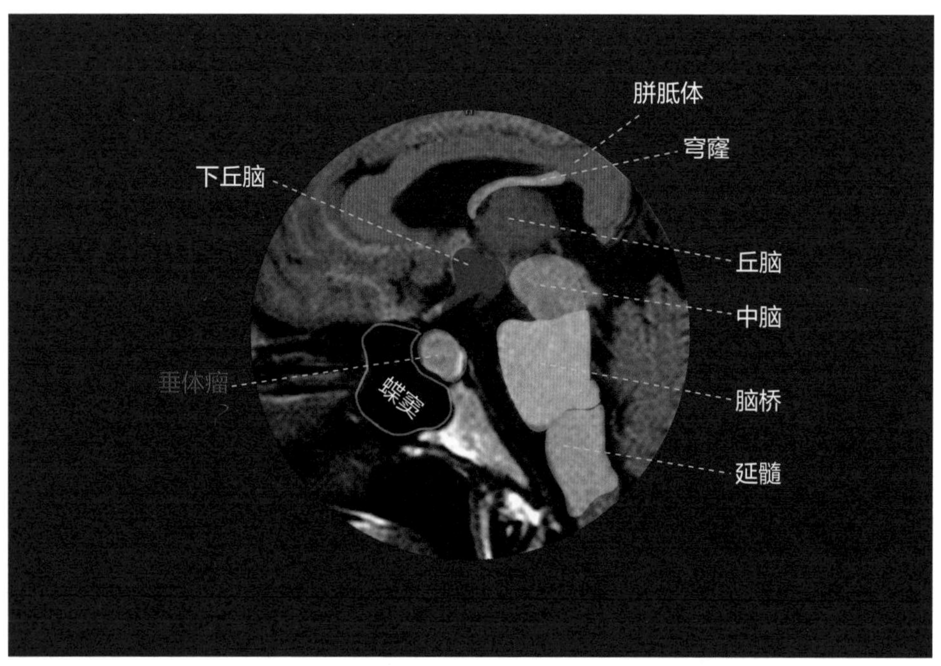
胼胝体
穹窿
下丘脑
丘脑
中脑
垂体瘤
蝶窦
脑桥
延髓

图2-5 冠状位：大脑核心区结构的立体位置关系

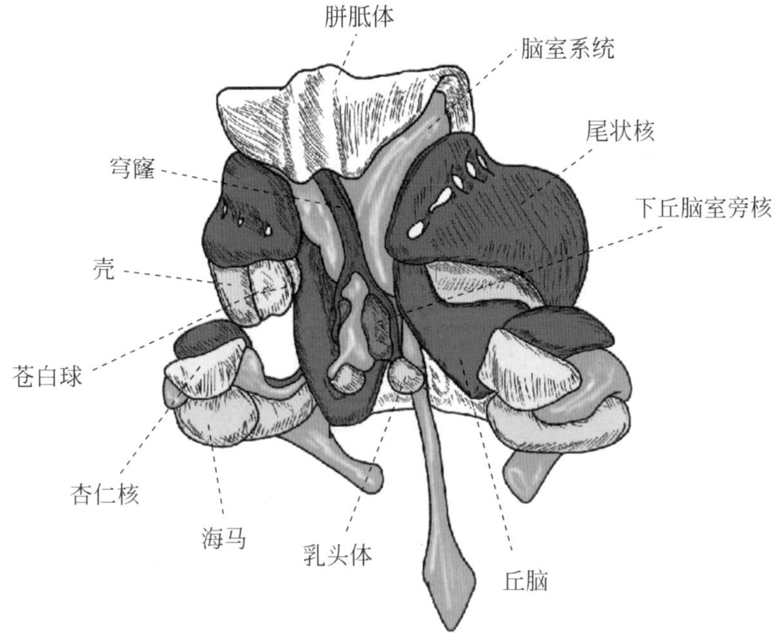
胼胝体
脑室系统
尾状核
穹窿
下丘脑室旁核
壳
苍白球
杏仁核
海马
乳头体
丘脑

图2-6 矢状位：大脑核心区结构的位置关系

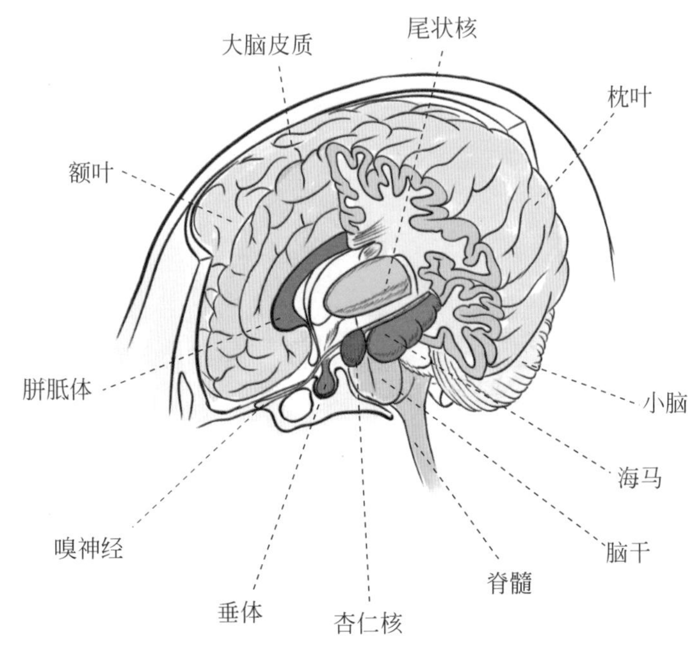
大脑皮质
尾状核
枕叶
额叶
胼胝体
小脑
海马
嗅神经
脑干
脊髓
垂体
杏仁核

图2-7 冠状位：大脑核心区结构位置关系

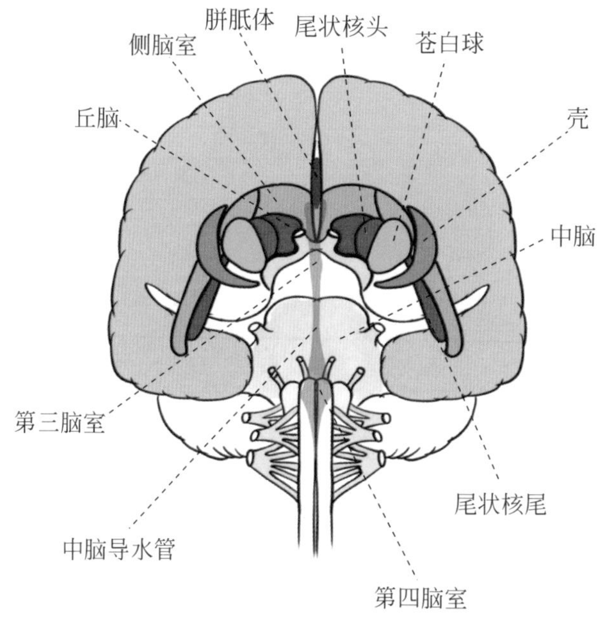

胼胝体
尾状核头
侧脑室
苍白球
丘脑
壳
中脑
第三脑室
尾状核尾
中脑导水管
第四脑室

图2-8 矢状位：大脑核心区结构的立体位置关系

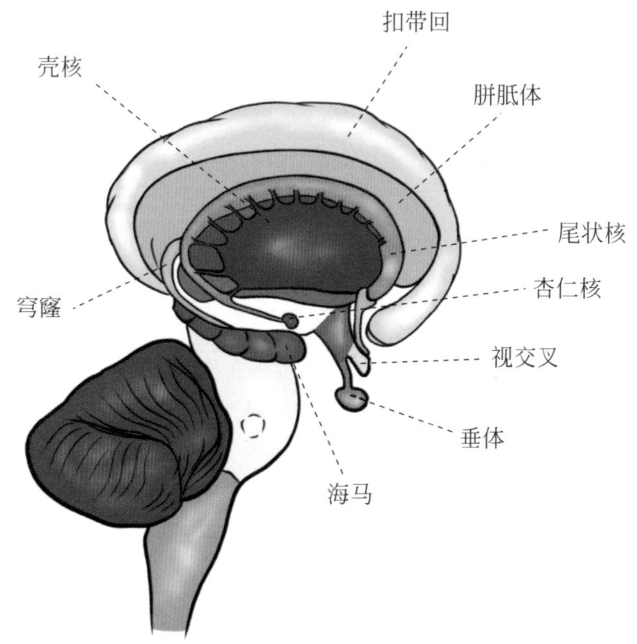

扣带回
壳核
胼胝体
尾状核
杏仁核
穹窿
视交叉
垂体
海马

图2-9 **矢状位：简化大脑核心区结构位置关系**

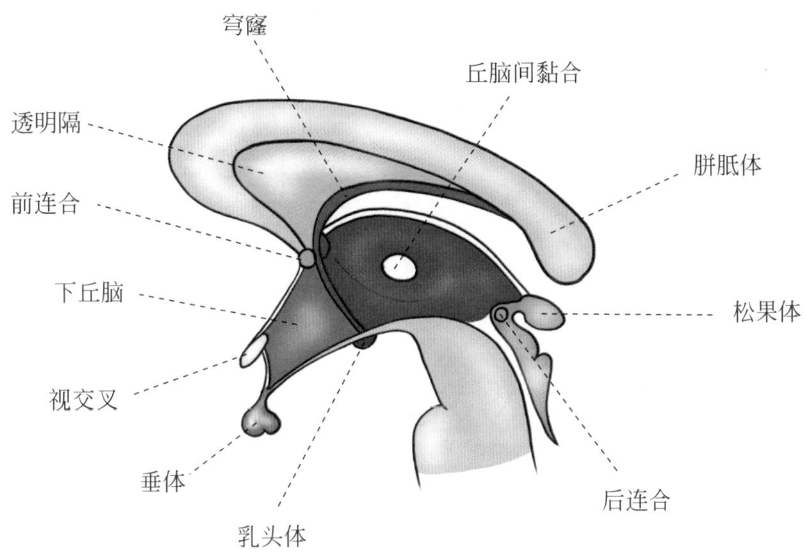
穹窿
丘脑间黏合
透明隔
胼胝体
前连合
下丘脑
松果体
视交叉
垂体
后连合
乳头体

图2-10 **正中矢状位：扣带回沟–边缘沟–中央沟**

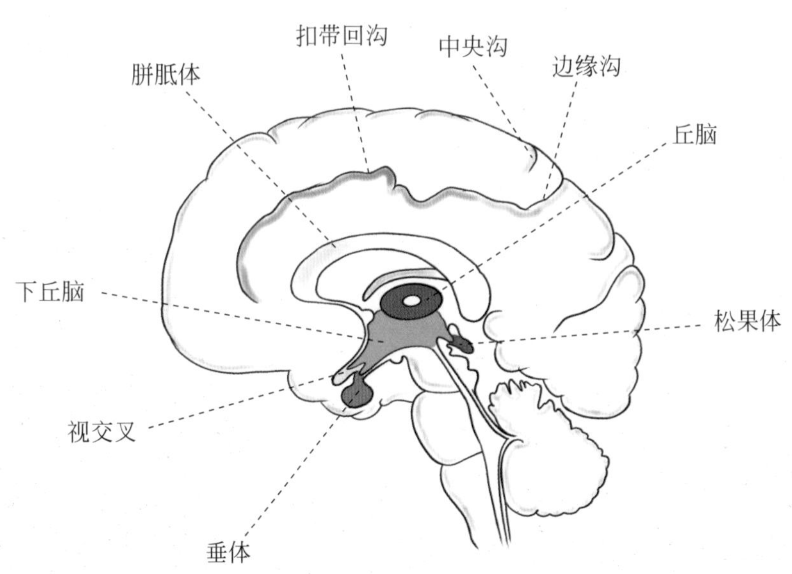
扣带回沟
中央沟
胼胝体
边缘沟
丘脑
下丘脑
松果体
视交叉
垂体

图2-11 **正中矢状位：侧脑室投影**

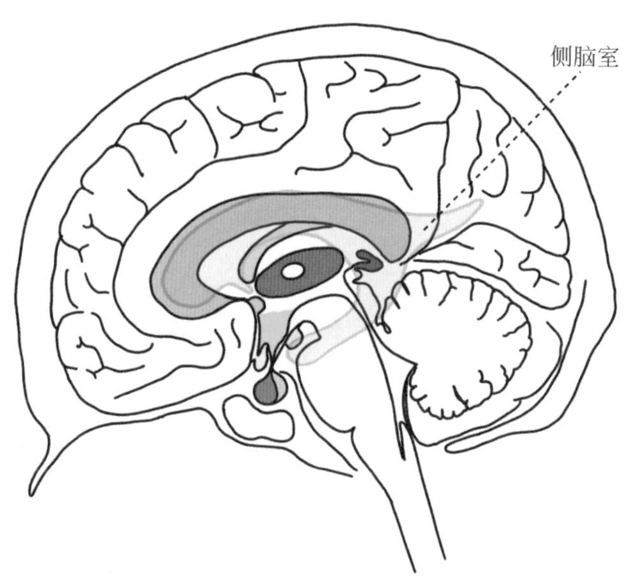
侧脑室

图2-12 **颅脑MR水平位：大脑核心区**

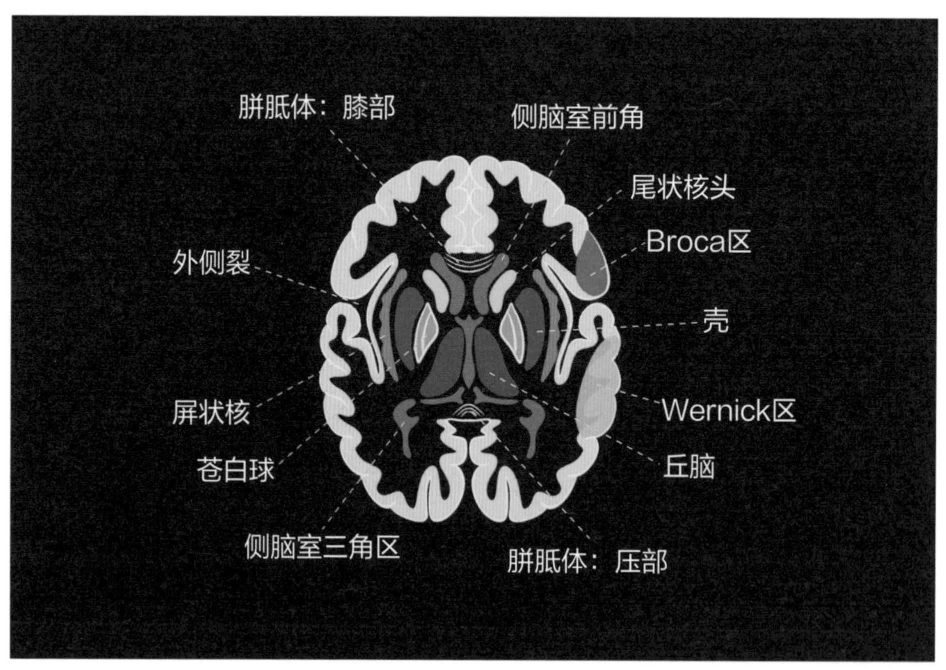
胼胝体：膝部
侧脑室前角
尾状核头
Broca区
外侧裂
壳
屏状核
Wernick区
苍白球
丘脑
侧脑室三角区
胼胝体：压部

一、基底核的四核结构

基底核，也称基底节，是位于大脑白质深部，由一系列灰质神经核团构成的功能复合体。基底核的四核结构包括尾状核、豆状核、屏状核、杏仁核，广义的基底核还包括红核、黑质和丘脑底核（图2-13 ~ 图2-20）。基底核的主要功能是控制自主运动，并参与情感、记忆、奖励、学习等功能（图2-21）。

1. 尾状核

外形像老鼠尾巴，尾巴尖端与杏仁核相连；分为头、体、尾三部，呈“C”形环绕丘脑的背、后及下表面（图2-22、图2-23）。尾状核损害后可出现肌张力减低或运动过多、过快等异常表现。

2. 豆状核

豆状核包括壳和苍白球（外侧苍白球、内侧苍白球）（图2-24、图2-25）。豆状核损伤后会出现运动迟缓困难、肌张力增高、震颤、面具脸等表现。

3. 屏状核

扁平形灰质，位于外囊和最外囊之间，外囊位于屏状核和豆状核之间，最外囊位于屏状核和岛叶之间。屏状核对意识的产生有重要作用。

4. 杏仁核

位于海马旁回钩的深处，与尾状核尾巴尖端相连。由多个不规则的核构成，主要构成颞角的上、内侧壁。杏仁核控制学习和记忆，也产生、识别和调节情绪（图2-26）。

图2-13 基底核在脑中的位置及构成

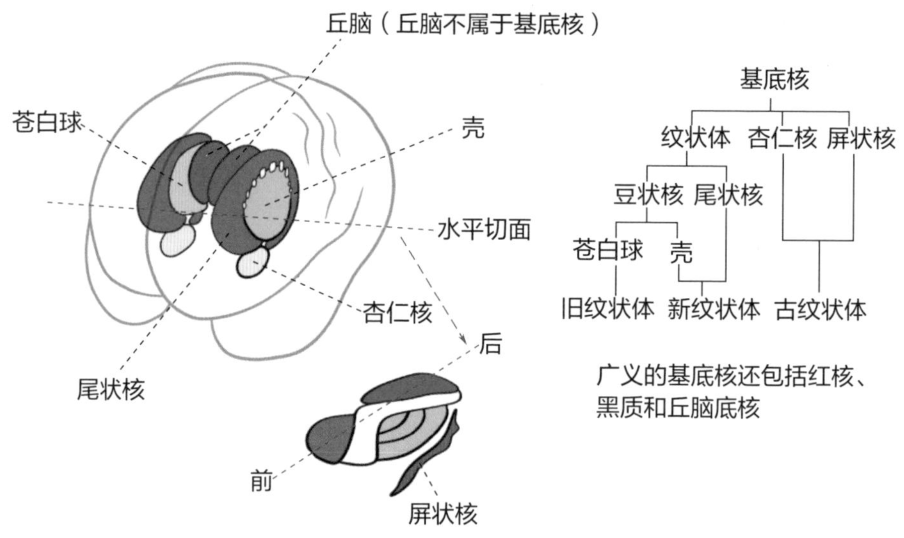

丘脑（丘脑不属于基底核）
苍白球
壳
水平切面
杏仁核
尾状核
后
前
屏状核
基底核
纹状体
杏仁核
屏状核
豆状核
尾状核
苍白球
壳
旧纹状体
新纹状体
古纹状体
广义的基底核还包括红核、黑质和丘脑底核

图2-14 基底核的立体结构

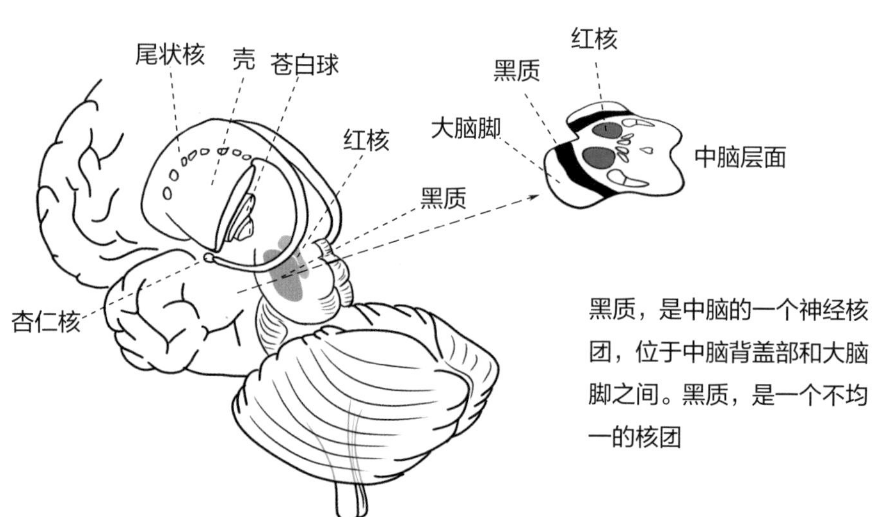

尾状核
壳
苍白球
红核
黑质
大脑脚
红核
黑质
中脑层面
杏仁核
黑质，是中脑的一个神经核团，位于中脑背盖部和大脑脚之间。黑质，是一个不均一的核团

图2-15 基底核结构的立体对应关系

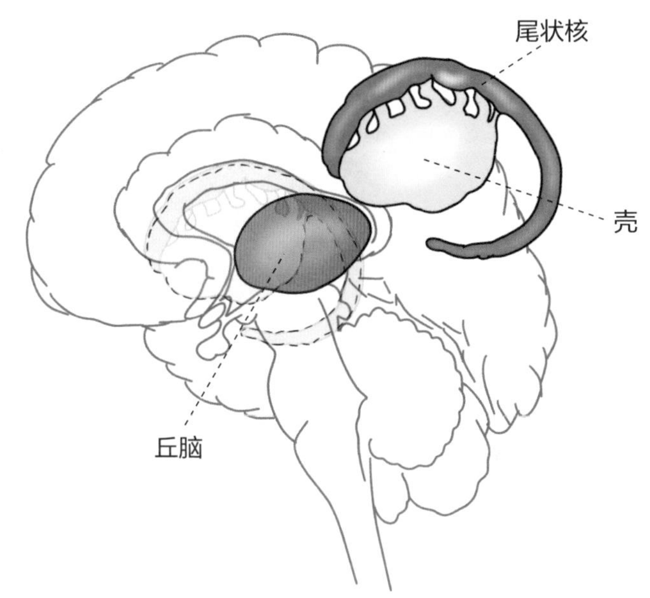
尾状核
壳
丘脑

图2-16 基底核的立体示意图

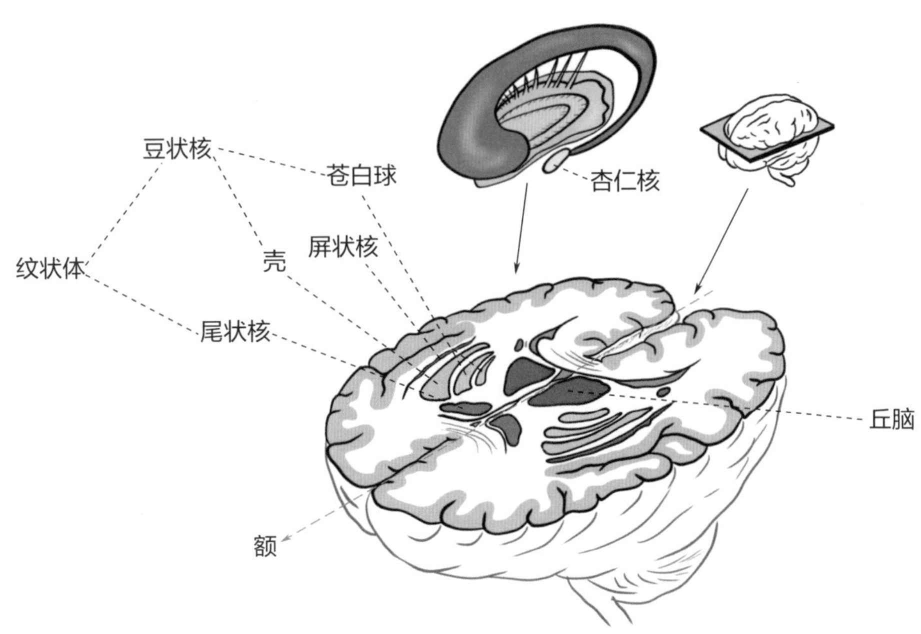
豆状核
苍白球
杏仁核
纹状体
壳
屏状核
尾状核
丘脑
额

图2-17 水平位：基底核与脑室的位置关系

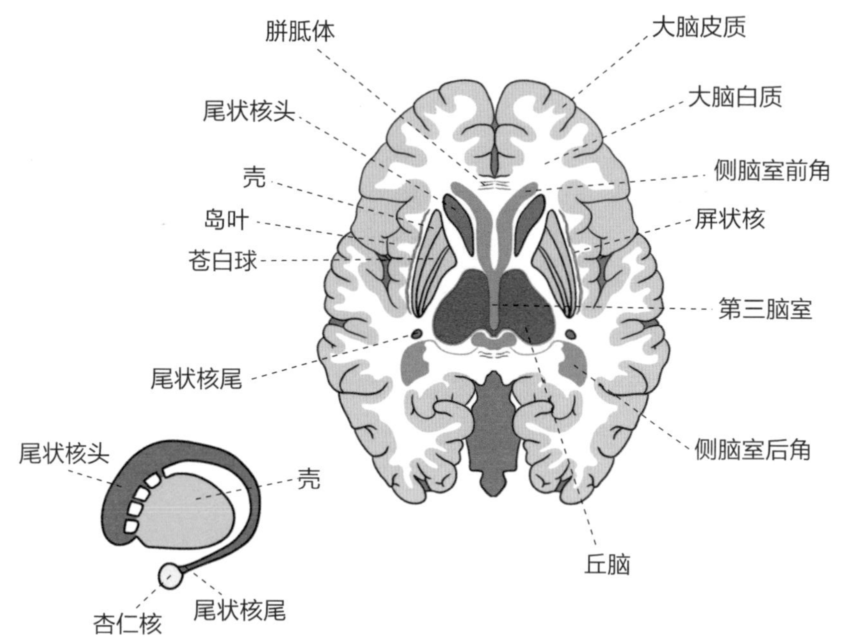

胼胝体
大脑皮质
尾状核头
大脑白质
壳
侧脑室前角
岛叶
屏状核
苍白球
第三脑室
尾状核尾
侧脑室后角
尾状核头
壳
丘脑
杏仁核
尾状核尾

图2-18 冠状位：基底核与脑室的位置关系

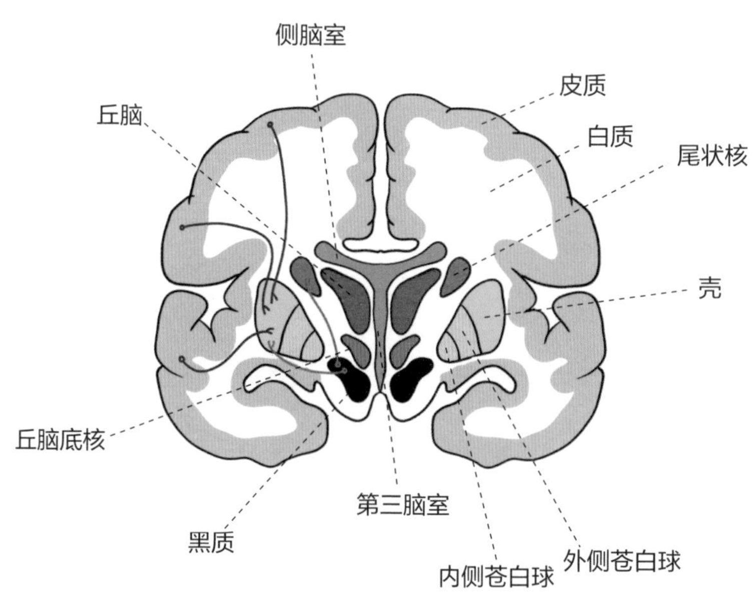

侧脑室
皮质
丘脑
白质
尾状核
壳
丘脑底核
第三脑室
黑质
外侧苍白球
内侧苍白球

图2-19 **基底核与大脑皮质之间的联系**

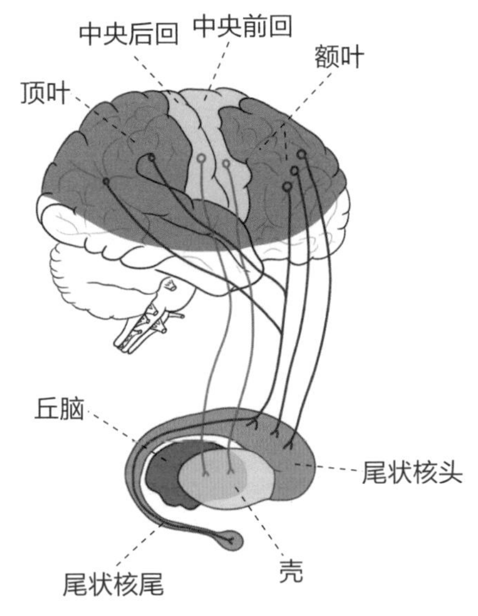
中央后回
中央前回
额叶
顶叶
丘脑
尾状核头
尾状核尾
壳

· 基底核可以从功能上划分为一系列并行回路
· 包括骨骼肌肉运动回路、边缘回路和动眼回路等
· 不同的回路投射到不同的目标区

图2-20 **广义的基底核=四核+红核+黑质+丘脑底核**

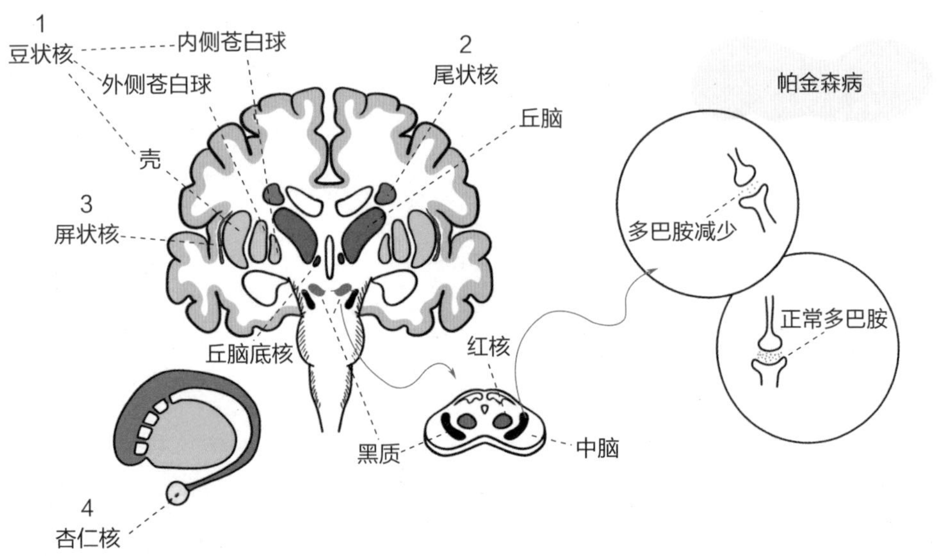
1
豆状核
内侧苍白球
外侧苍白球
壳
2
尾状核
丘脑
3
屏状核
丘脑底核
红核
黑质
中脑
4
杏仁核
帕金森病
多巴胺减少
正常多巴胺

图2-21 基底核的主要功能

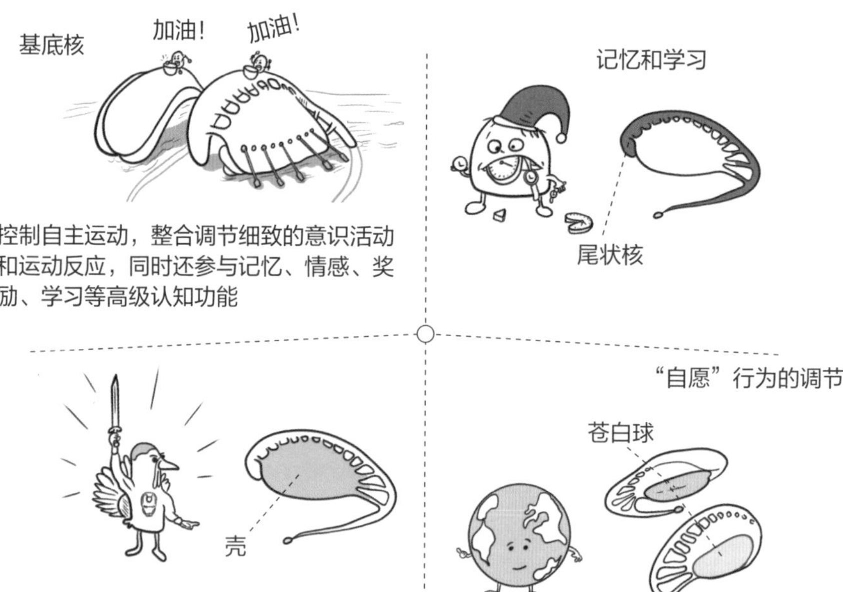
基底核
加油！
加油！
控制自主运动，整合调节细致的意识活动和运动反应，同时还参与记忆、情感、奖励、学习等高级认知功能
记忆和学习
尾状核
“自愿”行为的调节
苍白球
壳
致力于（促进）运动
地球仪特征

图2-22 尾状核

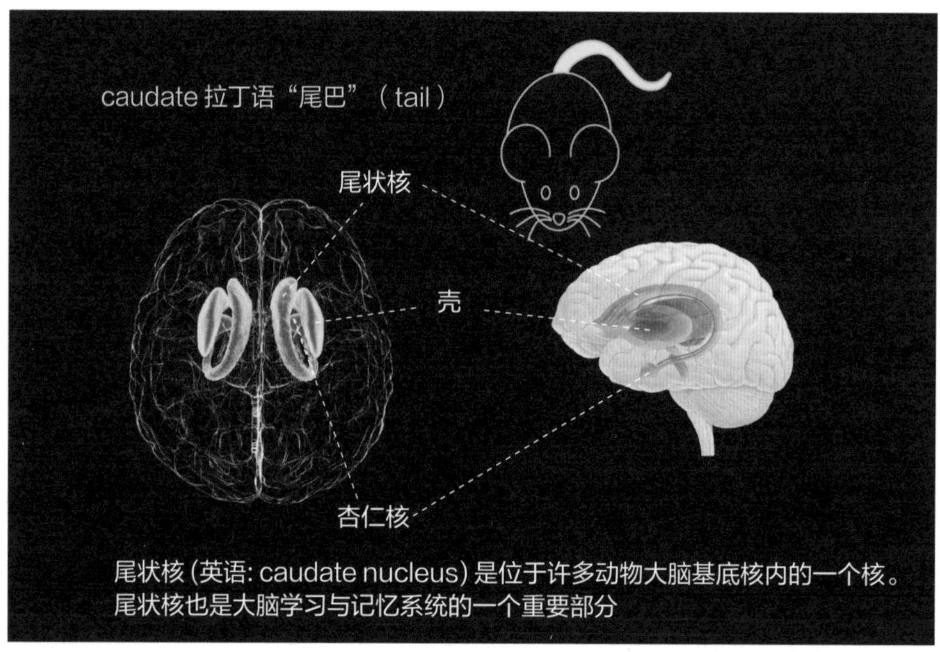
caudate 拉丁语“尾巴”（tail）
尾状核
壳
杏仁核
尾状核(英语: caudate nucleus)是位于许多动物大脑基底核内的一个核。
尾状核也是大脑学习与记忆系统的一个重要部分

图2-23 丘脑、豆状核、尾状核与杏仁核的位置关系

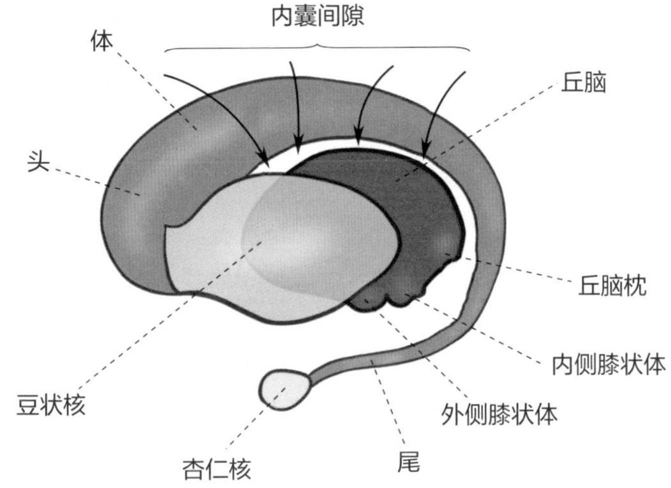
内囊间隙
体
丘脑
头
丘脑枕
内侧膝状体
豆状核
外侧膝状体
杏仁核
尾

杏仁核：位于颞叶内侧、海马体上方的一个扁桃体样结构

豆状核=壳+苍白球

图2-24 尾状核与豆状核的位置关系（内侧面）

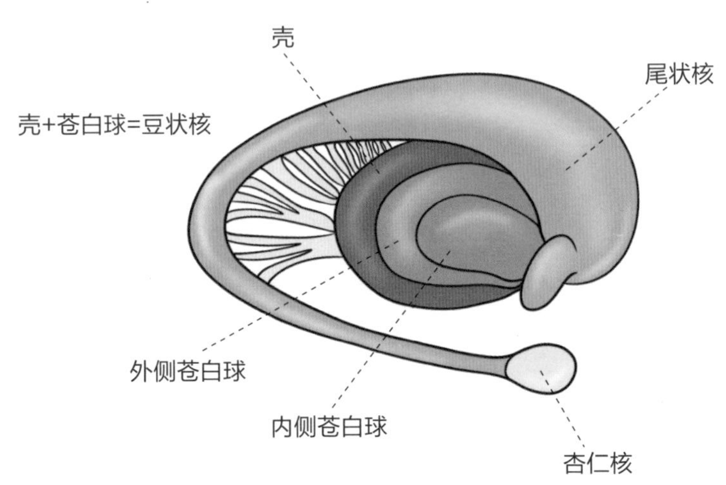
壳
尾状核
壳+苍白球=豆状核
外侧苍白球
内侧苍白球
杏仁核

图2-25 尾状核、豆状核（壳+苍白球）和杏仁核的位置关系

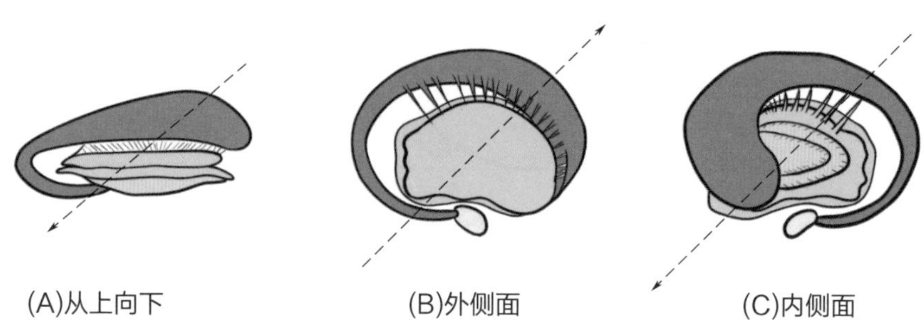
(A)从上向下
(B)外侧面
(C)内侧面

图2-26 杏仁核和前额叶构成情绪的跷跷板

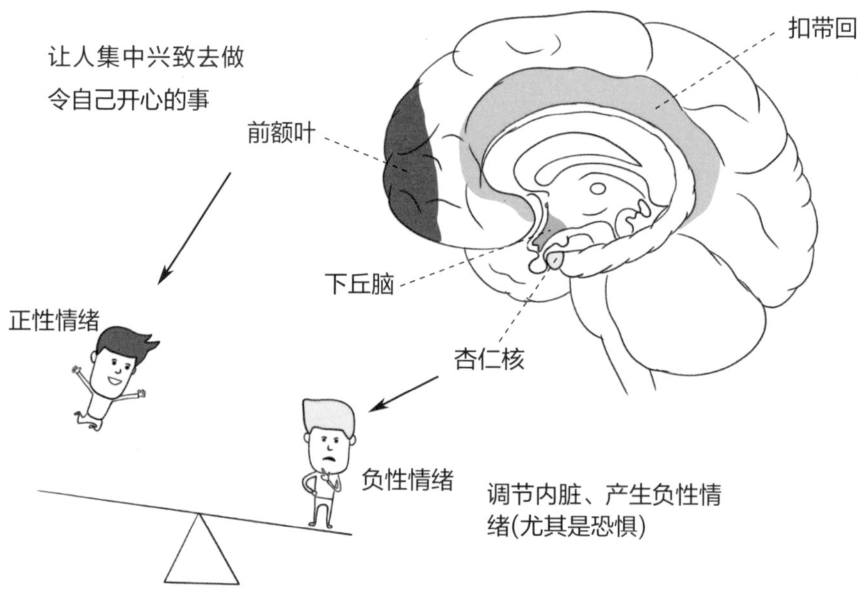
让人集中兴致去做
令自己开心的事
前额叶
扣带回
下丘脑
正性情绪
杏仁核
负性情绪
调节内脏、产生负性情
绪(尤其是恐惧)

二、丘脑是大脑的中转站

丘脑，是位于脑的中线部位、第三脑室两侧的一组核团，其主要核团可参见图2-27。丘脑内大多数核团的作用是将感觉信息传送到感觉相关皮质，也传送一部分信息至运动相关皮质。另一些独立的核团，如外侧膝状体（传导视觉）和内侧膝状体（传导听觉），负责传递特异性感觉。

简言之，丘脑的作用是进行感觉传导，将全身的各种感觉（除嗅觉外）进行神经元转换，投射到大脑皮质。丘脑损伤时，可出现偏身麻木、意识障碍、丧失痛觉等症状（图2-28 ~ 图2-30）。

图2-27 丘脑的核团构成示意图

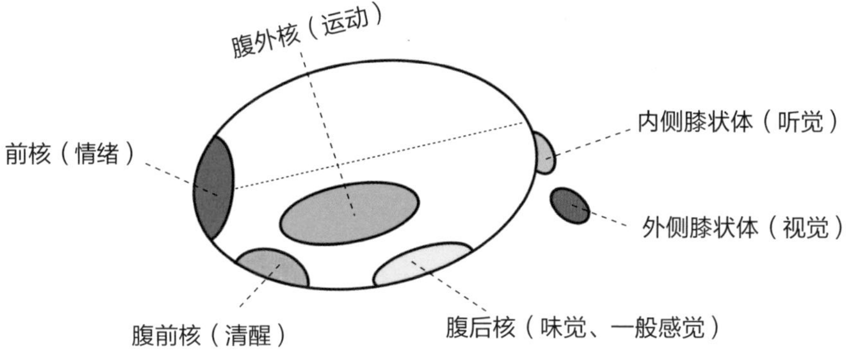
腹外核（运动）
前核（情绪）
内侧膝状体（听觉）
外侧膝状体（视觉）
腹前核（清醒）
腹后核（味觉、一般感觉）

图2-28 丘脑的结构及功能

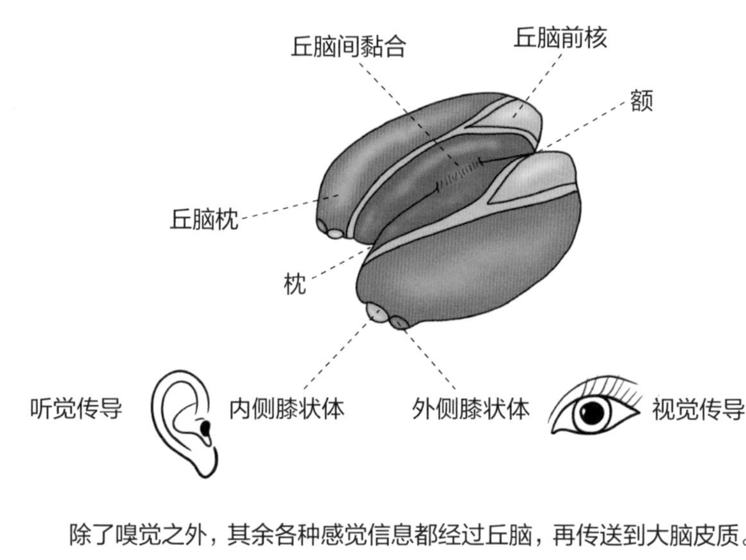
丘脑间黏合
丘脑前核
额
丘脑枕
枕
听觉传导
内侧膝状体
外侧膝状体
视觉传导

除了嗅觉之外，其余各种感觉信息都经过丘脑，再传送到大脑皮质。因此，丘脑被称为脑的中转站

图2-29 **丘脑是大脑的中转站**

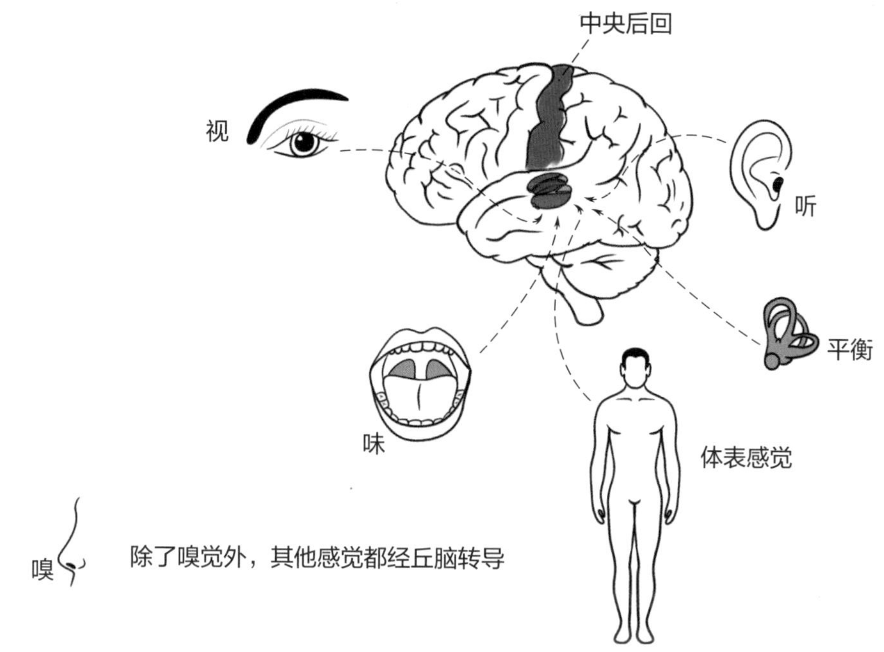
中央后回
视
听
平衡
味
体表感觉
嗅
除了嗅觉外，其他感觉都经丘脑转导

图2-30 **大脑的“水晶宫”结构及功能**

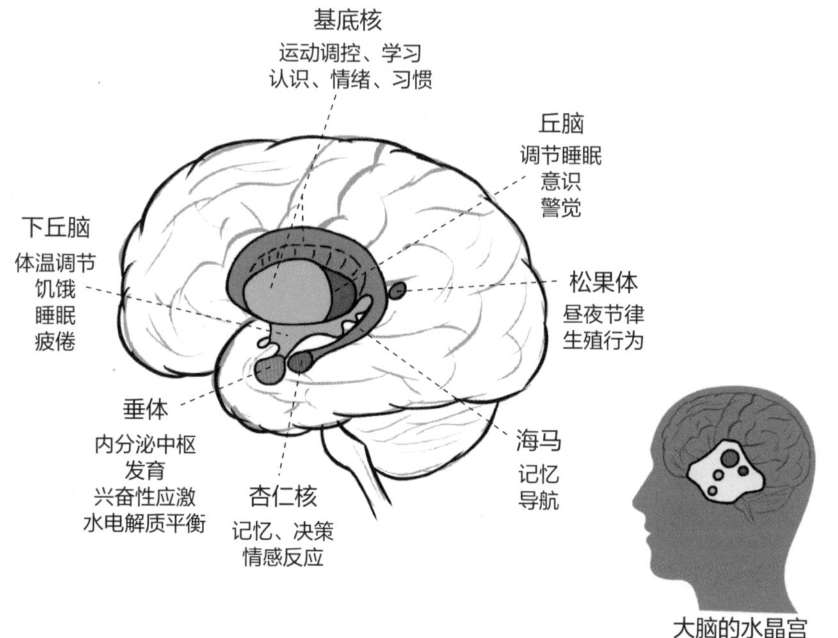
基底核
运动调控、学习
认识、情绪、习惯
丘脑
调节睡眠
意识
警觉
下丘脑
体温调节
饥饿
睡眠
疲倦
松果体
昼夜节律
生殖行为
垂体
内分泌中枢
发育
兴奋性应激
水电解质平衡
海马
记忆
导航
杏仁核
记忆、决策
情感反应
大脑的水晶宫

三、内囊+外囊+最外囊的三囊结构

基底节区，是一个影像学概念；水平位扫描时，要通过“基底核”平面。基底节区=基底核+丘脑+内囊+周围的白质（图2-31 ~图2-33）。

1. 内囊

内囊是位于丘脑、尾状核和豆状核之间的白质区，两侧内囊呈向外侧开口的双“><”形；由上、下行的传导束密集而成（图2-34），可分三部：前肢（豆状核与尾状核之间）、后肢（豆状核与丘脑之间）、膝（前、后肢汇合处），内囊膝恰好为室间孔（Moron孔）的外缘。内囊是一个关键的交通道口，该部位损伤，会出现典型的“三偏综合征”（图2-35 ~图2-37）。

内囊血供来自豆纹动脉（大脑中动脉的一个分支）。大脑中动脉是颈内动脉的直接延续，血流量大。而豆纹动脉从大脑中动脉垂直分出，管腔纤细，管腔压力较高，易形成微小动脉瘤。当血压突然升高时，豆纹动脉就会破裂出血，所以，内囊是高血压性脑出血的最好发部位，也是腔隙性脑梗死的好发部位（图2-38）。

2. 外囊

外囊系位于豆状核和屏状核之间的薄层白质纤维板，背侧与内囊相连，大脑皮质传出纤维有一部分可经外囊下行。外囊常见的病变是出血，此部位较少出现梗死。外囊病变症状相对较轻，如果只是外囊区的小量出血，患者只有轻微头痛，甚至可以无症状；如果出血量比较大，挤压到内囊，可继发肢体偏瘫，但程度轻于内囊病变（图2-39）。

3. 最外囊

最外囊是岛叶皮质与屏状核之间的薄层白质，主要由短连合纤维组成，连接岛叶皮质与额盖、顶盖和颞盖（图2-40）。

图2-31 水平位：基底节区层面解剖

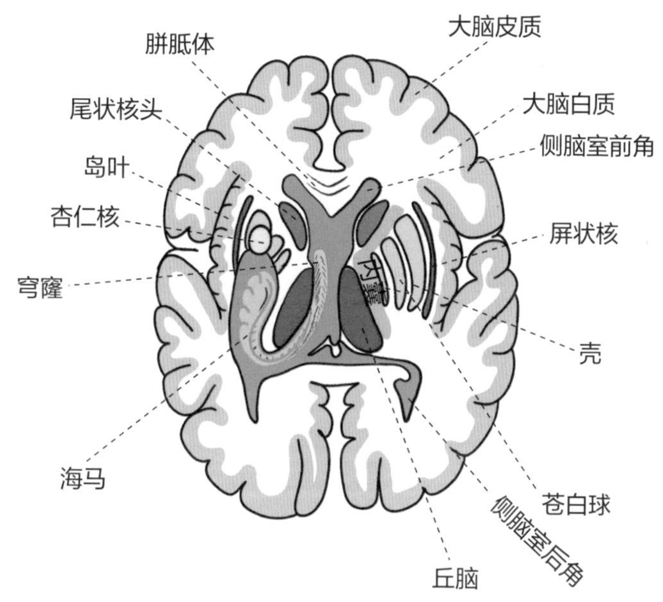

胼胝体
大脑皮质
尾状核头
大脑白质
侧脑室前角
岛叶
杏仁核
屏状核
穹窿
内囊
壳
海马
苍白球
侧脑室后角
丘脑

图2-32 基底节区与内囊结构

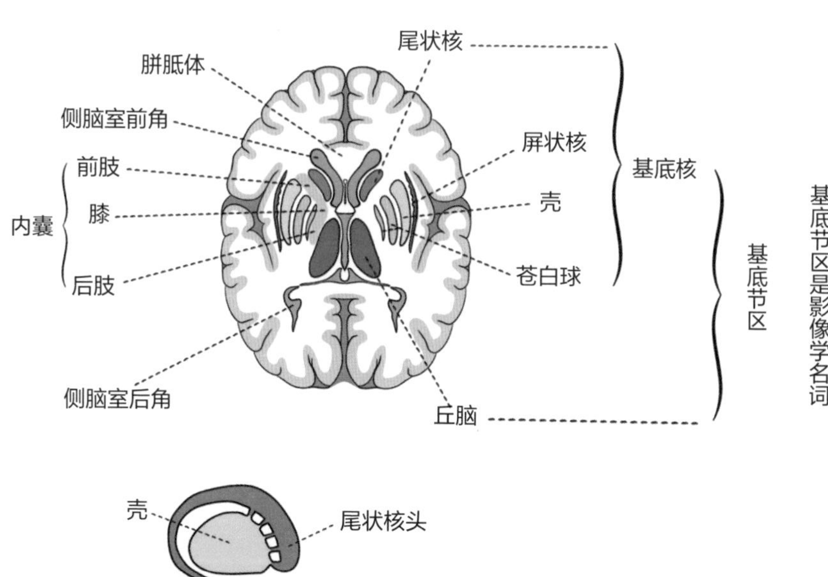

尾状核
胼胝体
侧脑室前角
屏状核
基底核
前肢
内囊
膝
壳
后肢
苍白球
基底节区
基底节区是影像学名词
侧脑室后角
丘脑
壳
尾状核头
尾状核尾
杏仁核

图2-33 基底节区结构：核团和内囊

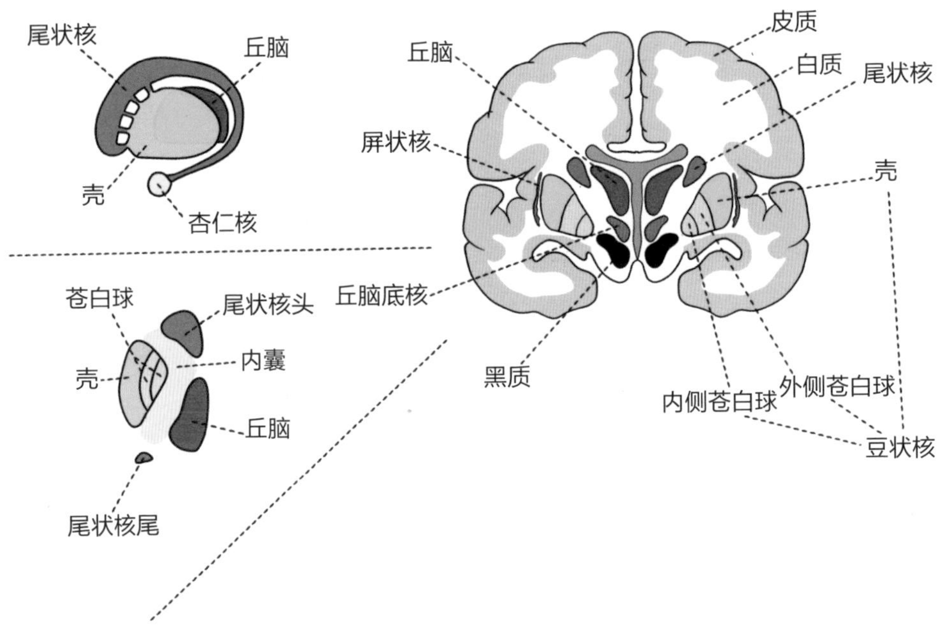

尾状核
丘脑
壳
杏仁核
苍白球
尾状核头
内囊
壳
丘脑
尾状核尾
丘脑
屏状核
丘脑底核
黑质
皮质
白质
尾状核
壳
内侧苍白球
外侧苍白球
豆状核

图2-34 内囊结构与上、下行传导束

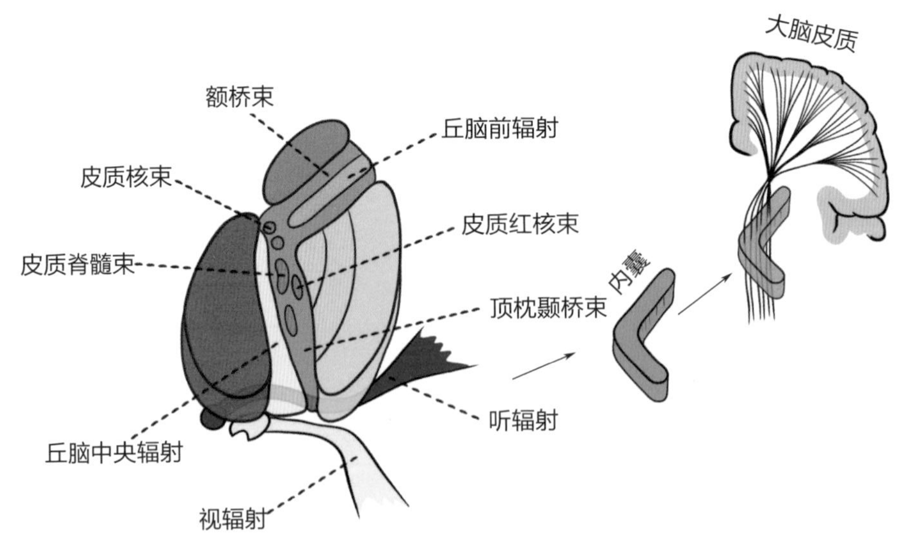

额桥束
丘脑前辐射
皮质核束
皮质红核束
皮质脊髓束
顶枕颞桥束
听辐射
丘脑中央辐射
视辐射
内囊
大脑皮质

图2-35 内囊结构和周围结构的毗邻关系

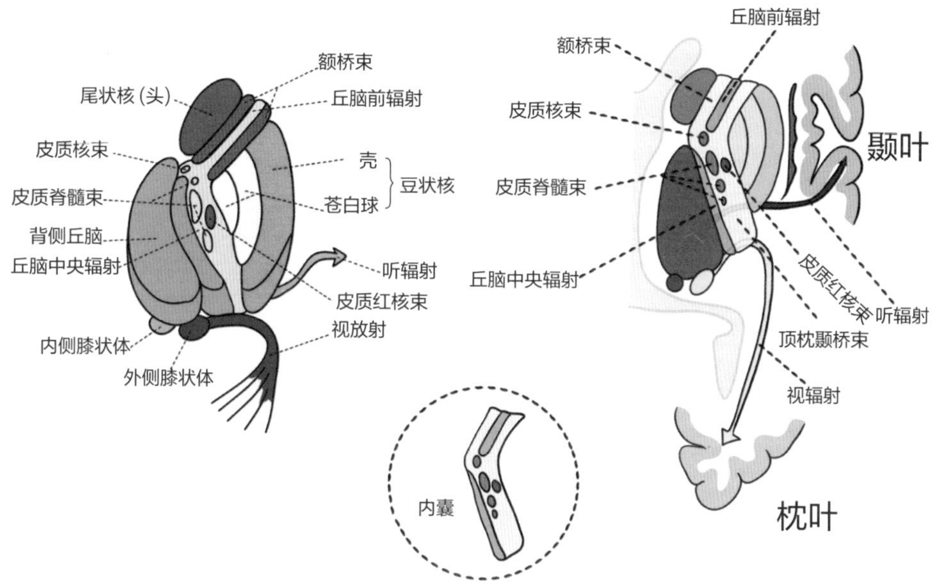
额桥束
尾状核(头)
丘脑前辐射
皮质核束
壳
豆状核
皮质脊髓束
苍白球
背侧丘脑
丘脑中央辐射
听辐射
皮质红核束
视放射
内侧膝状体
外侧膝状体
丘脑前辐射
额桥束
皮质核束
颞叶
皮质脊髓束
丘脑中央辐射
皮质红核束
听辐射
顶枕颞桥束
视辐射
内囊
枕叶

图2-36 内囊中锥体束与人体部位的对应

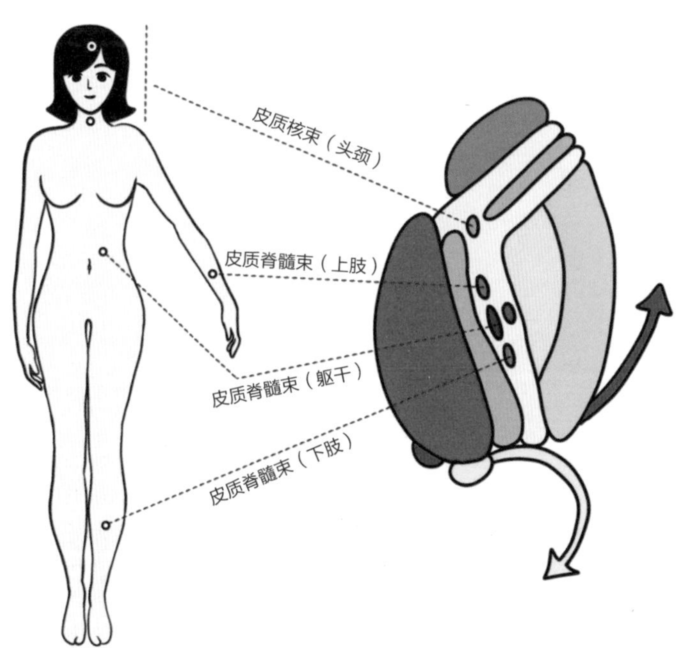
皮质核束（头颈）
皮质脊髓束（上肢）
皮质脊髓束（躯干）
皮质脊髓束（下肢）

图2-37 三偏综合征

- 内囊包含大量上、下行传导束
- 一侧内囊小范围损伤，引起对侧肢体偏瘫（皮质脊髓束、皮质核束损伤）和对侧偏身感觉障碍（丘脑中央辐射受损），即“两偏”
- 一侧内囊大范围损伤，还可以出现对侧同向性偏盲（视辐射受损），出现“三偏综合征”

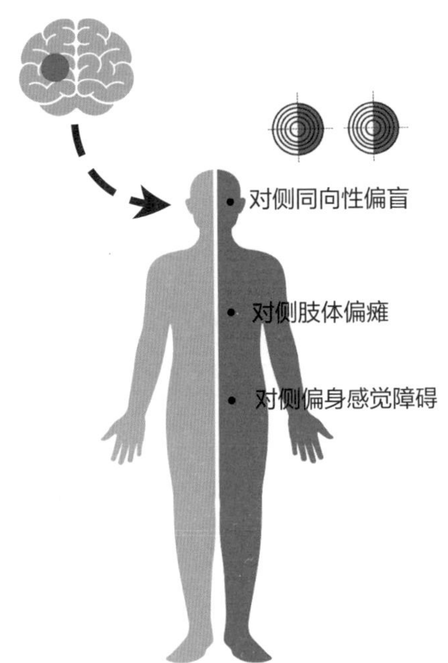
对侧同向性偏盲
对侧肢体偏瘫
对侧偏身感觉障碍

图2-38 基底节区血供与血管意外

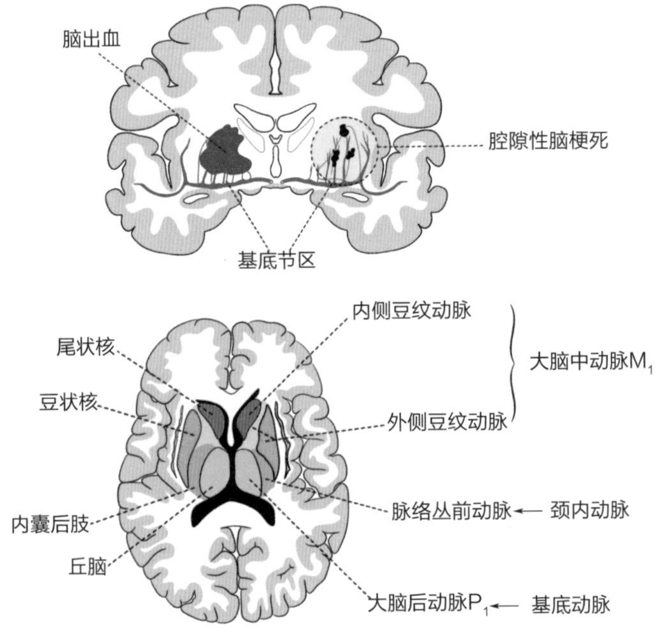
脑出血
腔隙性脑梗死
基底节区
内侧豆纹动脉
尾状核
大脑中动脉M_1
豆状核
外侧豆纹动脉
脉络丛前动脉 ← 颈内动脉
内囊后肢
丘脑
大脑后动脉P_1 ← 基底动脉

图2-39 基底节区的三囊结构（经第三脑室冠状位）

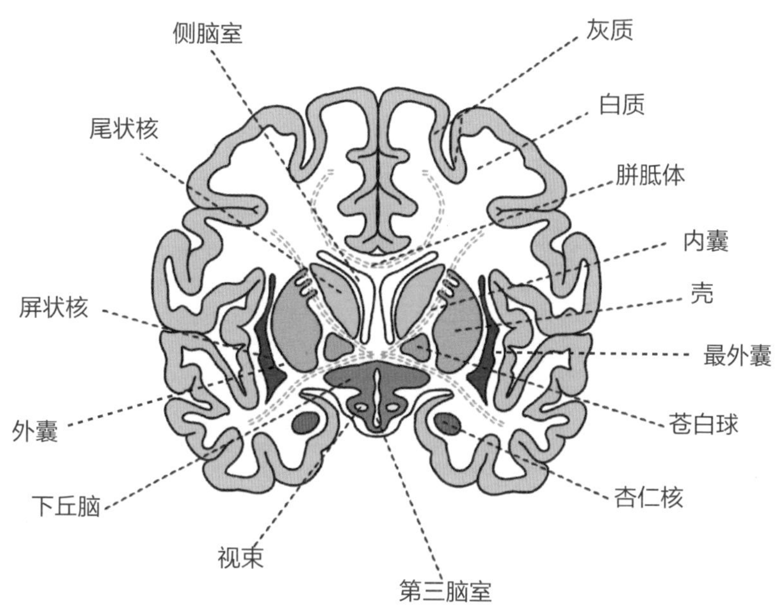
侧脑室
灰质
白质
尾状核
胼胝体
内囊
屏状核
壳
最外囊
外囊
苍白球
下丘脑
杏仁核
视束
第三脑室

图2-40 三囊结构和中线结构（水平位）

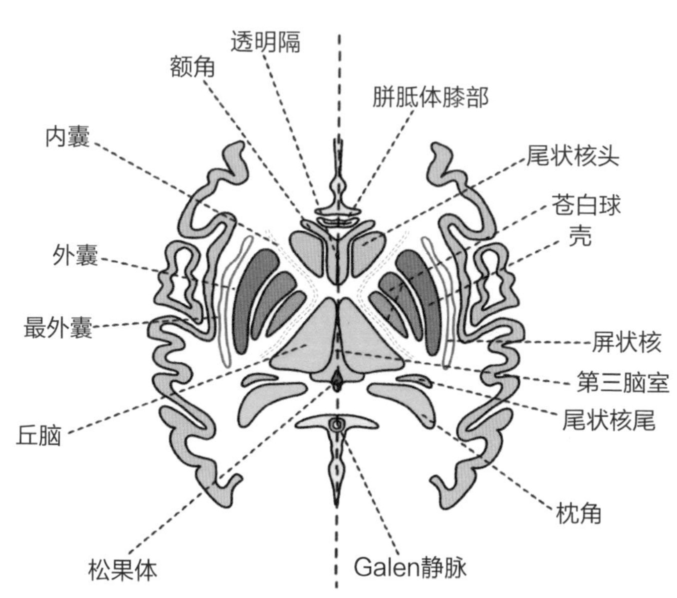
透明隔
额角
胼胝体膝部
内囊
尾状核头
苍白球
壳
外囊
最外囊
屏状核
第三脑室
尾状核尾
丘脑
枕角
松果体
Galen静脉

四、与基底核相关的疾病

基底核病变，可引起大脑皮质、基底节、丘脑、大脑皮质环路活动异常，导致多种运动相关性疾病（图2-41），如黑质-纹状体多巴胺能神经通路病变，将导致基底核输出增加，皮质运动功能受到过度抑制，导致以强直、少动为主要表现的帕金森病等（图2-42 ~ 图2-44）。

图2-41 与基底核相关的器质性病变

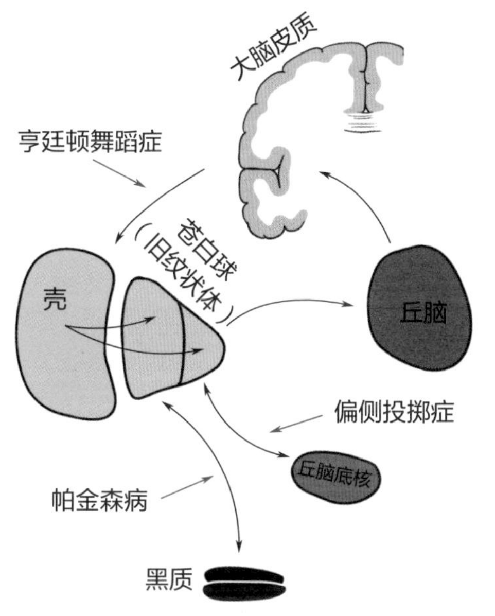
大脑皮质
亨廷顿舞蹈症
苍白球
（旧纹状体）
壳
丘脑
偏侧投掷症
丘脑底核
帕金森病
黑质

- 基底核，是位于大脑皮质下的一群运动神经核的统称；与大脑皮质、丘脑和脑干相连
- 主要功能：控制自主运动，整合调节细致的意识活动和运动反应
- 参与记忆、情感、奖励、学习等高级认知功能

图2-42 帕金森病

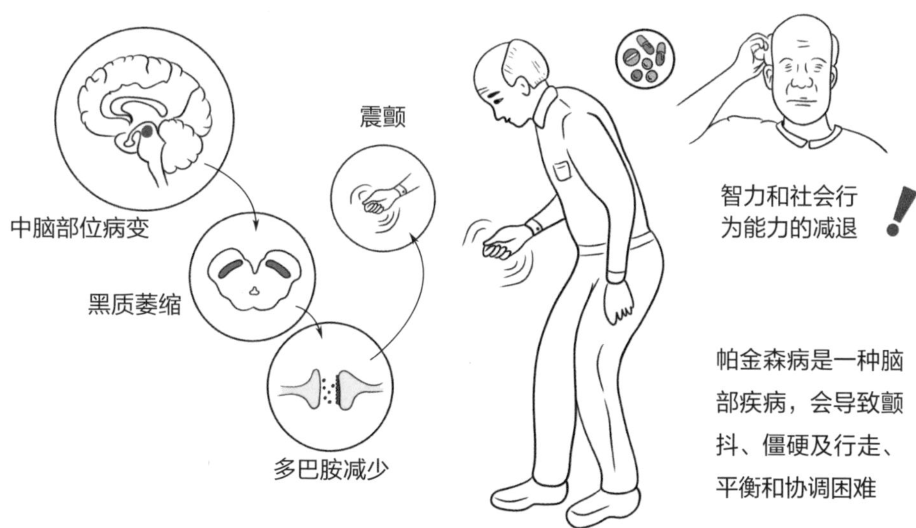
中脑部位病变
黑质萎缩
多巴胺减少
震颤
智力和社会行
为能力的减退
帕金森病是一种脑
部疾病，会导致颤
抖、僵硬及行走、
平衡和协调困难

图2-43 亨廷顿舞蹈症

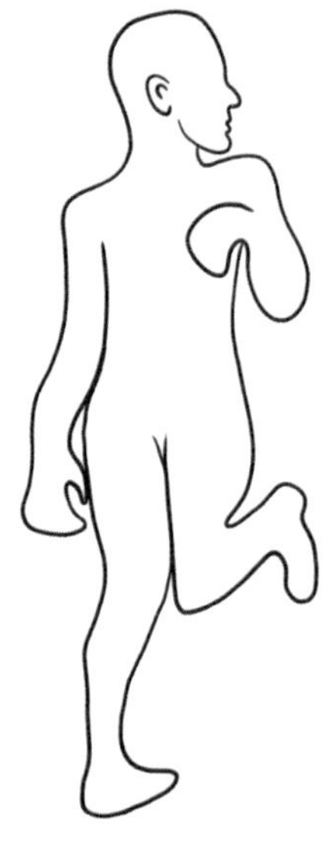

- 是一种罕见的常染色体显性遗传病
- 本病病因是亨廷顿基因上多核苷酸重复序列的错误表达，影响了不同的分子通路，最终导致神经功能失调和退化

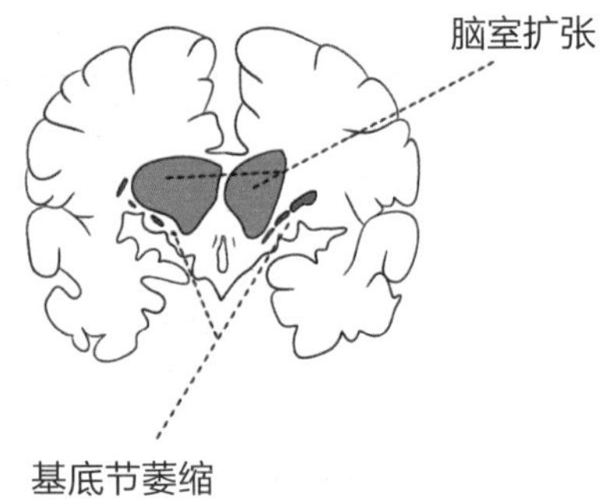
脑室扩张
基底节萎缩

图2-44 偏侧投掷症

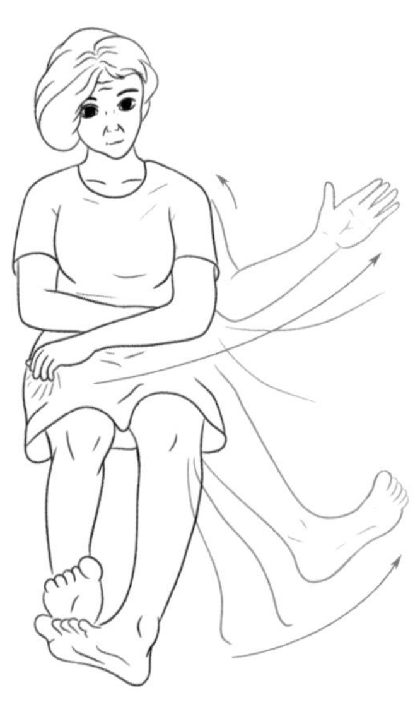

单侧快速的、无节奏的、不受抑制的、疯狂的胳膊和（或）腿的投掷运动；很少发生这样的双侧运动

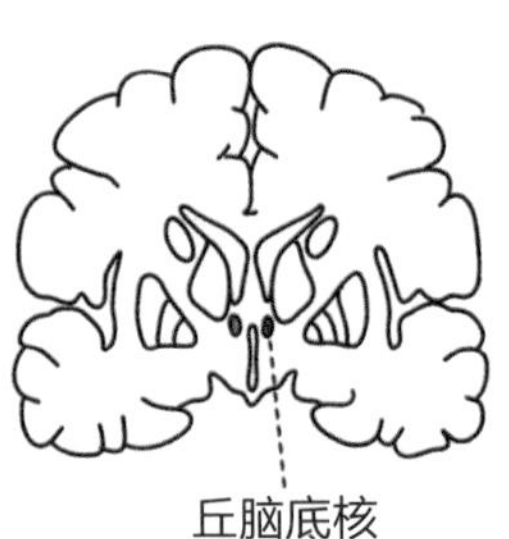
丘脑底核

对侧丘脑底核病变

五、三弓结构

三弓结构由外胼胝体弓（外弓）、海马弓和穹窿弓（内弓）组成；这“三弓”是从解剖和胚胎发育方面而言，并不是连接环路（图2-45、图2-46）。

1. 胼胝体

胼胝体横跨脑中线，呈“弓形”覆盖于双侧脑室上方，如同扣在侧脑室上的“盖子”；分为嘴、膝、干和压部（图2-47、图2-48）。嘴构成侧脑室额角底，膝构成侧脑室额角前壁和部分上壁，干构成侧脑室顶；压部的枕钳（也称大钳，由胼胝体压部的纤维形成）构成侧脑室的顶和内壁，压部的毯状纤维构成侧脑室枕角、三角区和颞角的外壁及上壁（图2-5、图2-7、图2-11）。

2. 海马结构

海马结构呈前后走向，居颞叶内下部；是包括海马及其附近的齿状回、束状回、胼胝体上回、海马旁回钩和下脚在内的完整结构和功能体（图2-49、图2-50）。

海马是颞角底壁的一个弓形隆起，其前端较宽。海马结构与学习、记忆、注意、情绪、感知觉信息的处理及运动功能有密切关系（图2-51）。

3. 穹窿

穹窿由海马至下丘脑乳头体的弓形纤维束构成，呈C形。海马起始处形成穹窿脚，向上逐渐靠拢并双侧合并形成穹窿连合，再向前下双侧分离形成穹窿柱，最后连于乳头体（乳头体属于下丘脑，其生理功能包括情绪、学习、空间记忆、抑制癫痫全脑扩散、参与神经内分泌的调控等）（图2-52、图2-53）。穹窿连合的部分纤维越至对侧，连接于对侧海马。穹窿参与情景记忆的信息传送，是Papez回路（海马环路：海马旁回—海马结构—乳头体—丘脑前核—扣带回—海马旁回）的一部分。

图2-45 大脑核心区“三弓”结构立体观

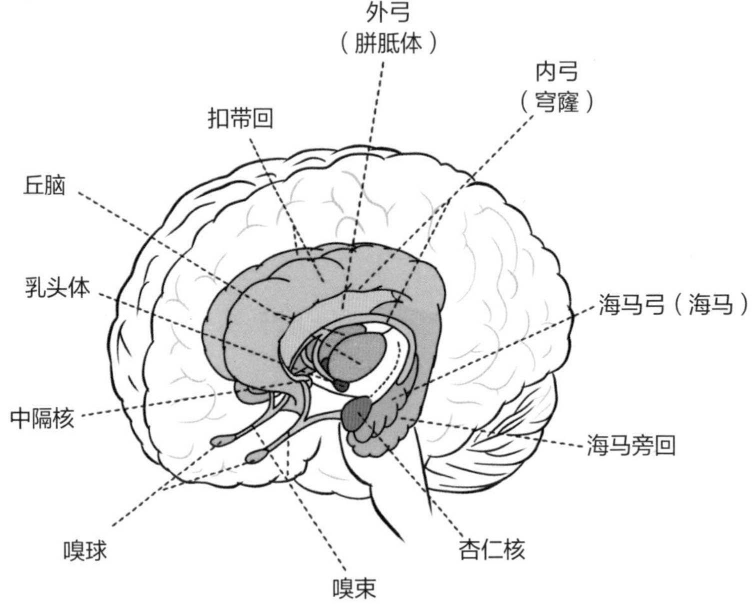
外弓
（胼胝体）
内弓
（穹窿）
扣带回
丘脑
乳头体
海马弓（海马）
中隔核
海马旁回
嗅球
杏仁核
嗅束

图2-46 大脑核心区的“三弓”结构示意图

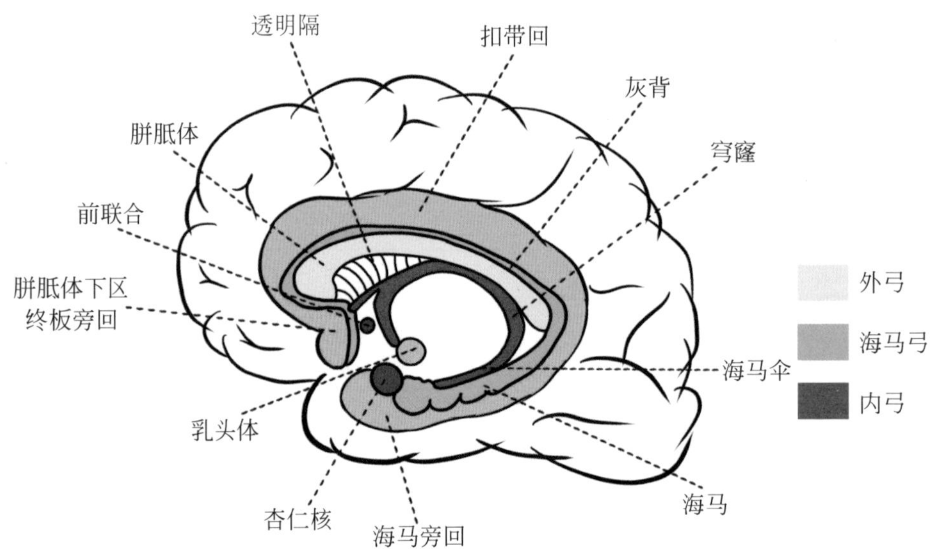
透明隔
扣带回
灰背
胼胝体
穹窿
前联合
胼胝体下区
终板旁回
外弓
海马弓
海马伞
内弓
乳头体
海马
杏仁核
海马旁回

图2-47 胼胝体的构成及毗邻

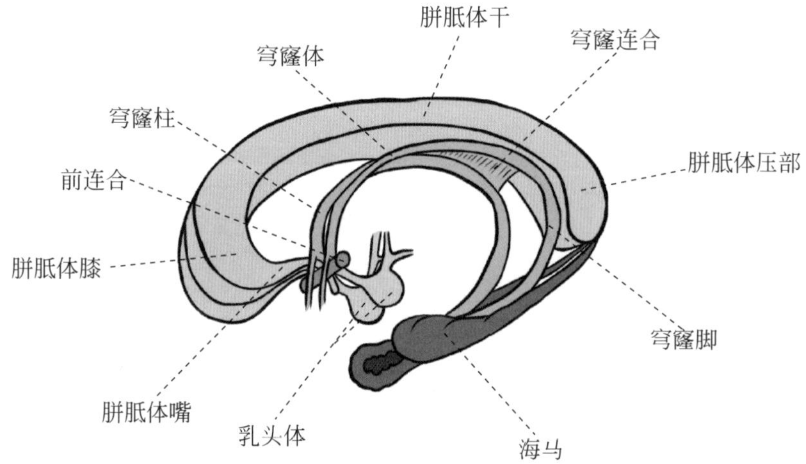
胼胝体干
穹窿体
穹窿连合
穹窿柱
胼胝体压部
前连合
胼胝体膝
穹窿脚
胼胝体嘴
乳头体
海马

- 胼胝体（拉丁语：Corpus callosum）是高等哺乳动物大脑中的一个重要白质带，连接左右两个大脑半球，是大脑中最大的白质带
- 膝部的轴突比较细，它们连接大脑两侧之间的前额叶皮质

图2-48 胼胝体膝

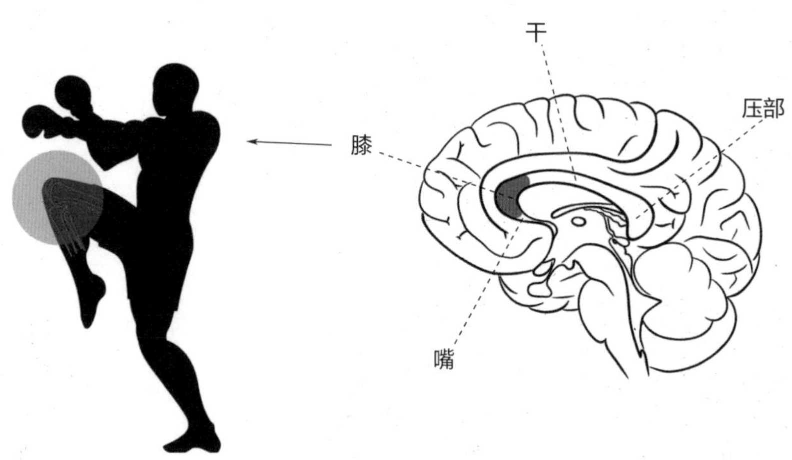
干
压部
膝
嘴

- 胼胝体是连接两侧大脑半球的结构，位于大脑纵裂底部，呈弓状
- 弯曲处是膝，前端为嘴，中部为干，后部为压部

图2-49 穹窿、胼胝体与海马的位置关系

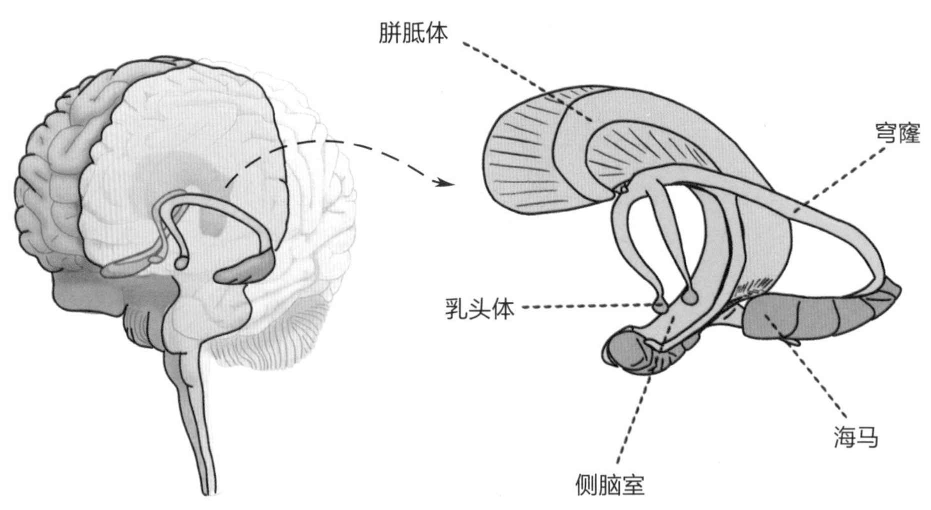
胼胝体
穹窿
乳头体
海马
侧脑室

图2-50 头颅MR水平位上的海马位置

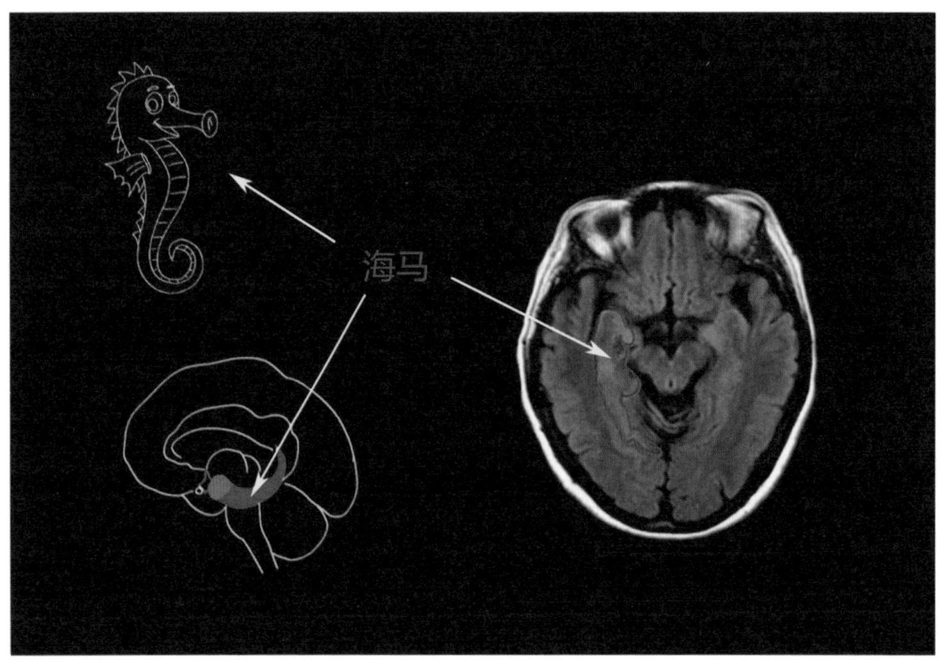
海马

图2-51 **海马与短时、瞬时记忆有关**

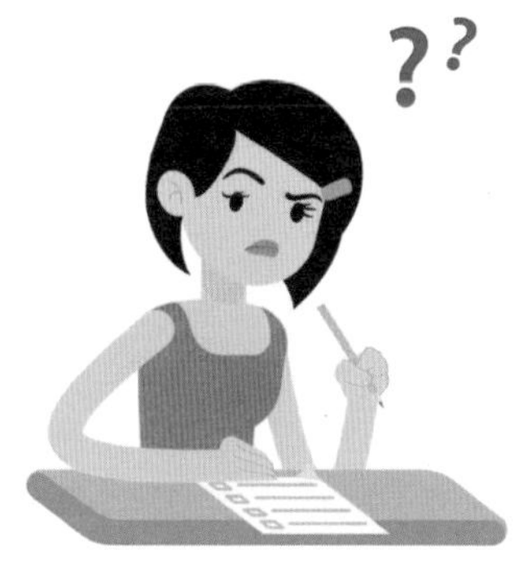
Me during exam

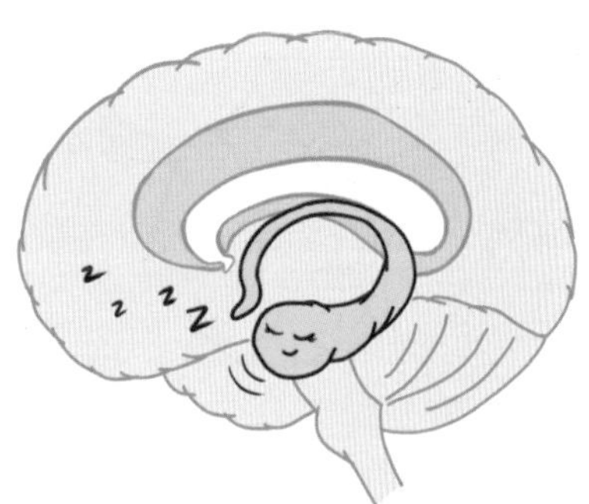
My hippocampus during exam

图2-52 **穹窿的构成及与海马的关系**

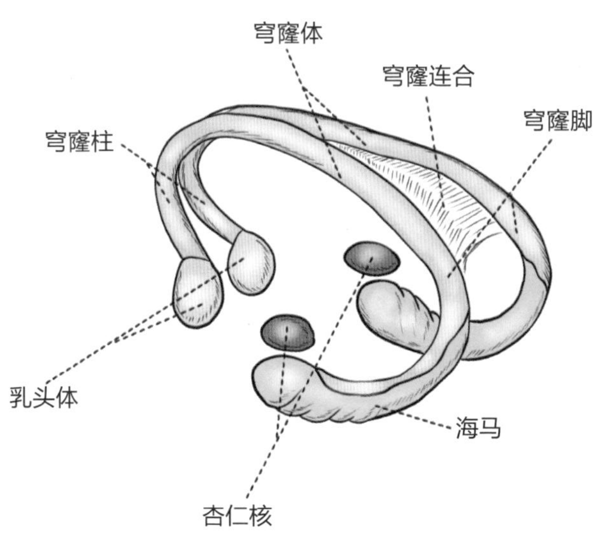
穹窿体
穹窿连合
穹窿脚
穹窿柱
乳头体
海马
杏仁核

穹窿

是起自海马体内侧的连合纤维（白质），弓形向后上至胼胝体下方，在中线两侧合成穹窿体，再向前分开形成两侧的穹窿柱，分别止于乳头体

图2-53 穹窿、海马、侧脑室和基底核的位置关系

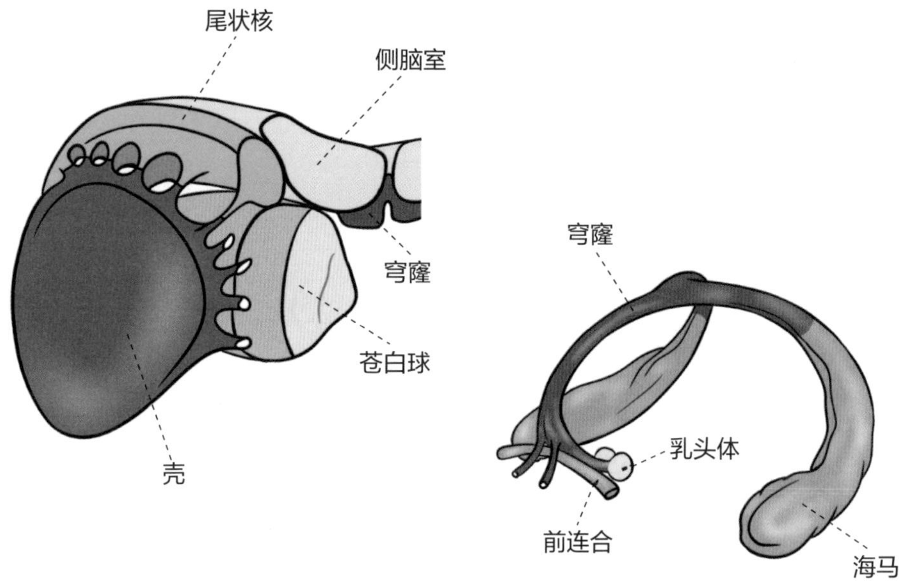
尾状核
侧脑室
穹窿
苍白球
壳
穹窿
乳头体
前连合
海马

六、脑中线结构

1. 脑中线结构组成部分

脑中线结构包括胼胝体、透明隔、第三脑室、下丘脑、松果体区、脑干、第四脑室和小脑蚓等（图2-54）。

2. 脑中线结构移位

脑中线结构移位时，提示病情严重，随时有发生脑疝导致死亡的风险。临床上，中线结构移位多见于各种严重外伤造成的急性硬膜外血肿、硬膜下血肿、广泛脑挫裂伤、严重脑组织水肿；或自发性出血性疾病，比如颅内动脉瘤破裂出血，形成巨大的脑内血肿；或高血压脑出血、大面积脑梗死。当病情进展到一定程度的时候，形成明显的占位效应，就会造成脑组织内部形成压力梯度差，导致一侧脑室受压明显，中线结构移位，头颅CT或MR检查时可见移位（图2-55）。

图2-54 脑中线结构

- 中线结构的概念，是在神经影像的水平位和冠状位上的概念
- 包括胼胝体、透明隔、第三脑室、下丘脑、松果体区、脑干、第四脑室和小脑蚓等
- 基于脑部物理中线和生理中线，确定神经影像中的脑部中线是否移位

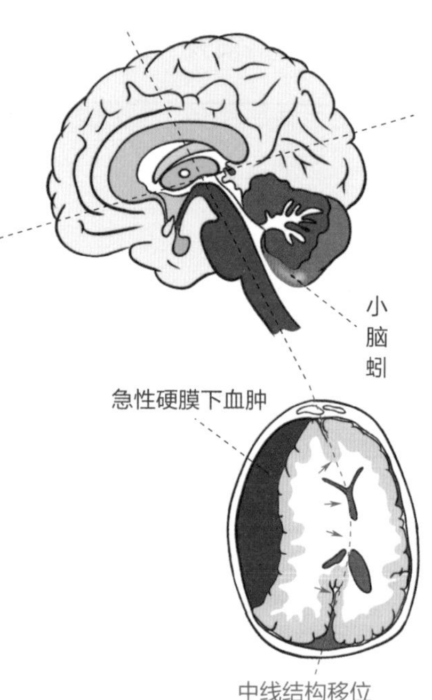
小脑蚓
急性硬膜下血肿
中线结构移位

图2-55 三种常见的脑疝类型

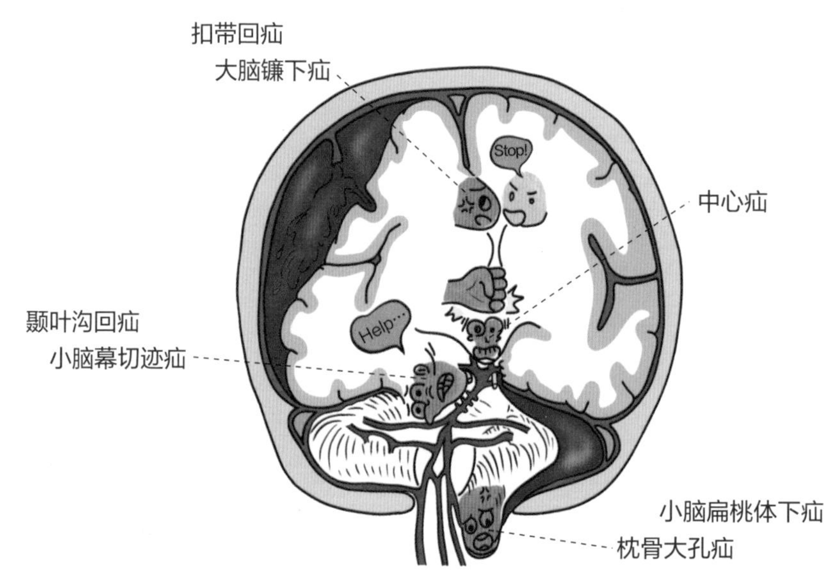
扣带回疝
大脑镰下疝
Stop!
中心疝
Help…
颞叶沟回疝
小脑幕切迹疝
小脑扁桃体下疝
枕骨大孔疝

第 3 章

脑的
重要功能区

大脑，是人类行为活动的控制中枢，每项活动都需要多个脑功能区的协调、合作才能完成。

左脑：控制人的具体行为，如演讲、写作、语言和运算。右脑：控制人的想象、空间思维、音乐、直观感受（图3-1）。

拇指大小的脑干，是生命中枢所在（图3-2）。

小脑是运动的协调中枢，让我们做出平滑、优美的动作（图3-3）。

脑通过各种传导束，比如锥体束（图3-4）对身体进行意识调控，这是脑功能的核心表现。三级脑的概念，既体现了脑功能的逐步发育（图3-5），又是对脑功能的不同诠释。

图3-1 **大脑的理性和感性示意图**

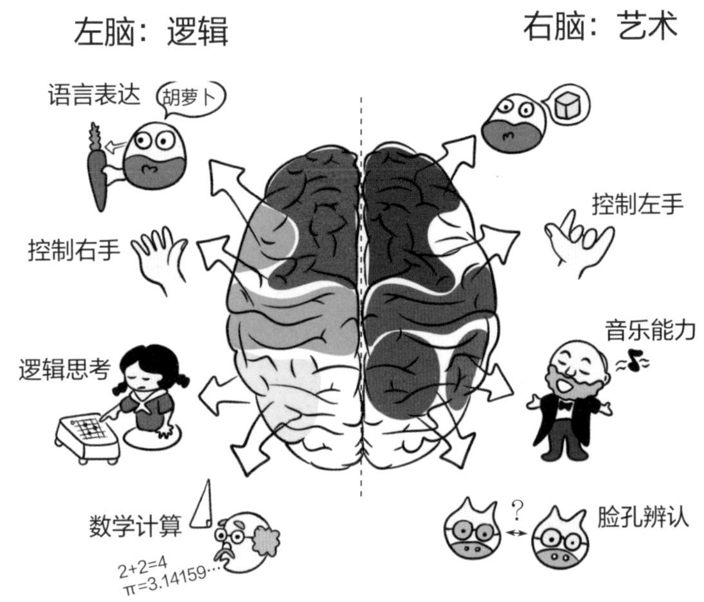

左脑：逻辑
右脑：艺术
语言表达
胡萝卜
控制右手
逻辑思考
数学计算
2+2=4
π=3.14159…
控制左手
音乐能力
脸孔辨认

图3-2 **脑干的大小与构成**

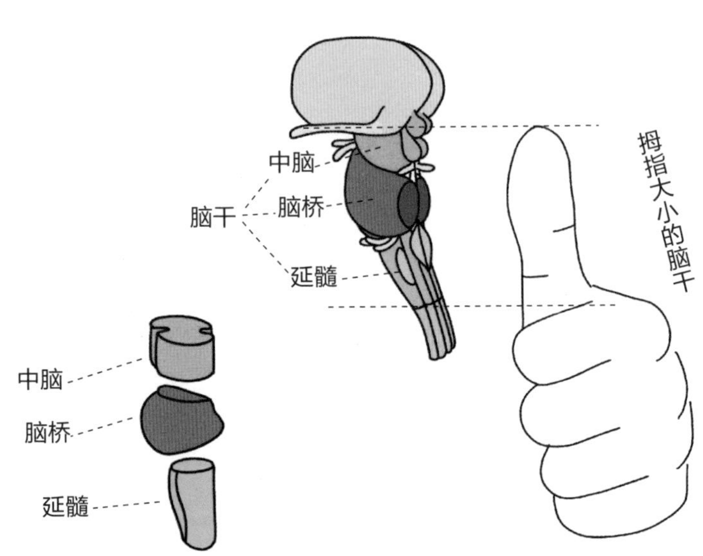

中脑
脑干
脑桥
延髓
拇指大小的脑干
中脑
脑桥
延髓

图3-3 小脑的构成及支配区域示意图

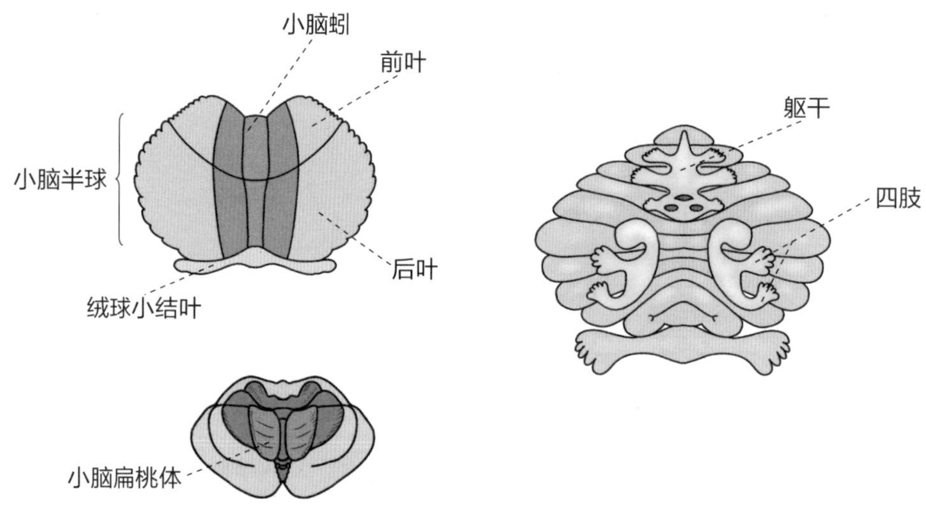
小脑蚓
前叶
小脑半球
后叶
绒球小结叶
小脑扁桃体
躯干
四肢

图3-4 锥体束及在脑干部位的走行

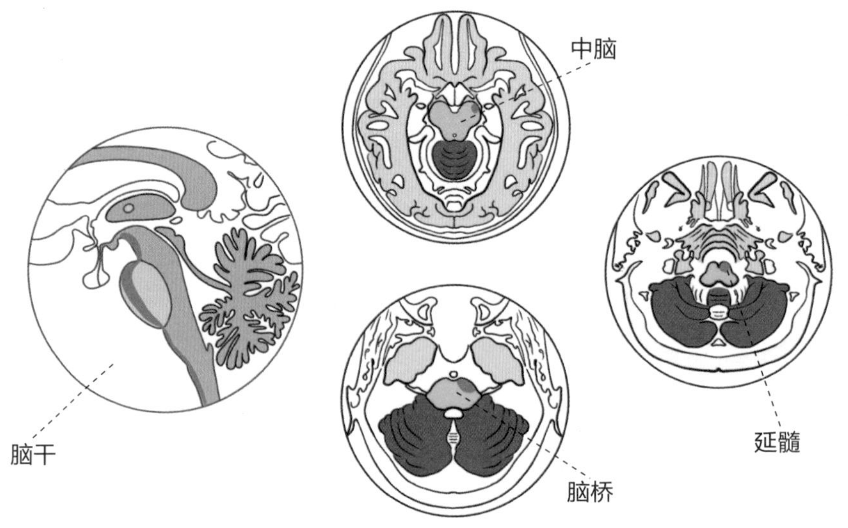
中脑
脑干
延髓
脑桥

图3-5 **脑功能是一个逐步完善的过程**

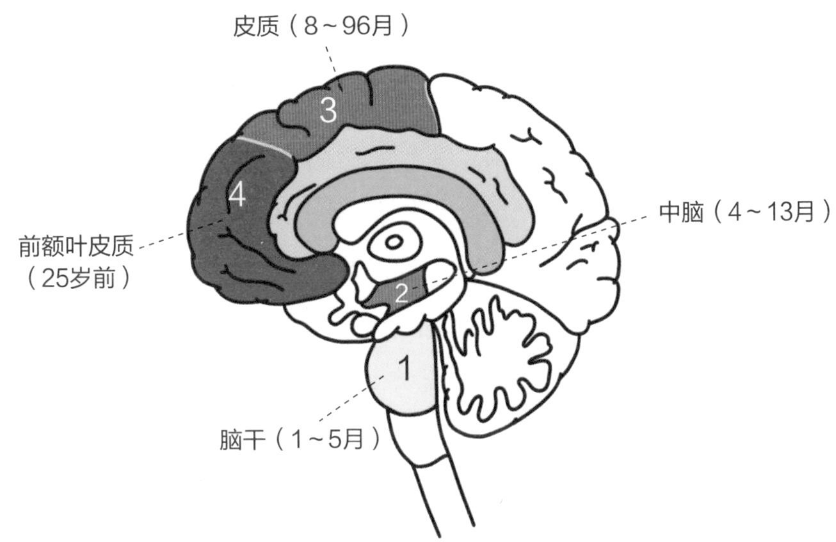
皮质（8～96月）
3
4
中脑（4～13月）
前额叶皮质
（25岁前）
2
1
脑干（1～5月）

一、大脑皮质功能区

大脑皮质分为5个叶：额叶、顶叶、枕叶、颞叶和岛叶（图3-6、图3-7）。

1. 额叶

额叶是体积最大、最发达的脑叶；位于中央沟前，大脑外侧沟上，整体在额骨下方。额叶包含四个主要脑回：额上回、额中回、额下回和中央前回（图3-8），主要负责运动、语言、注意力、执行功能、个性、情感、计划行为。

（1）前额叶　运动中枢和运动辅助区前方的额叶部分，负责个性、情感、计划行为（图3-8、图3-9）。

（2）运动性语言中枢　Broca区，优势侧额下回的后部。

（3）躯体运动中枢　中央前回和中央旁小叶前部，由大锥体细胞及其轴突形成锥体束，支配对侧主动随意运动。

（4）运动前区　锥体外系的皮质中枢，与共济运动有关。

（5）额中回后部　双眼皮质侧视中枢。

（6）书写中枢　优势侧额中回后部（图3-10）。

正常压力性脑积水的典型三联征：行走不稳、尿失禁、智力减退，主要是因对额叶缓慢压迫而引起的功能障碍（图3-11）。

2. 顶叶

顶叶位于中央沟和顶枕沟之间，主要包括顶上小叶、顶下小叶、中央后回等，顶下小叶又分为缘上回和角回。顶叶的主要功能是感觉和监控身体的各个部位，并对外界的刺激做出反应（图3-12）。顶叶中有视放射经过，发生病变时，可造成视野缺失（图3-13）。

（1）躯体感觉中枢　主要位于中央后回（浅感觉和深感觉）和顶上小叶（分辨性触觉和实体觉）。

（2）运用中枢　优势侧缘上回，与复杂动作和劳动技巧有关。

（3）视觉性语言中枢　优势侧角回，负责理解看到的文字（图3-14）。

格斯特曼（Gerstmann）综合征是由于优势半球顶叶角回病变损害所致，常见于脑肿瘤和脑外伤，少数可由一氧化碳中毒、铅中毒等引起，其症状包括眼部症状和全身症状（图3-15）。

大脑里的两个“小矮人”，控制着我们的躯体感觉和运动，这就是常说的皮质拓扑地形图，他们分别趴在中央前回和中央后回上（图3-16、图3-17）。

3. 颞叶

颞叶位于脑的两侧，约与耳朵平齐，其功能主要包括语言、听觉、嗅觉、记忆以及情感等。颞叶中有视放射经过，发生病变时，可造成视野缺失（图3-18、图3-19）。

（1）听觉中枢　颞上回中部及颞横回。

（2）感觉性语言中枢　Wernicke区，优势半球颞上回后部（图3-20）。

（3）嗅觉中枢　钩回和海马回前部。

（4）颞叶前部与记忆、联想、比较等高级神经活动有关。

（5）海马是边缘系统的一个重要结构，与精神活动有关（图3-21）。

4. 枕叶

枕叶位于顶叶、颞叶之后，小脑幕上方；枕叶内侧面以距状沟分成楔回和舌回（图3-22）；枕叶主要与视觉有关。

（1）视觉中枢　围绕距状沟的皮质为视觉中枢，接收外侧膝状体传来的视网膜视觉冲动。距状沟上方的视皮质接收视网膜上部的冲动，下方的视皮质（舌回）接收视网膜下部的冲动（图3-22、图3-23）。视觉中枢出现刺激性病变时可出现闪光、暗影、色彩等幻视现象，破坏性病变时可出现皮质盲（看得见的盲人）。

（2）优势侧视觉中枢周围区　负责图形、内容或颜色等的辨别，该区域损伤可导致视觉失认。

（3）顶枕颞交界区　该区域损伤可导致视物变形，可表现为变大、变小、歪斜及颜色改变等；有时，这些症状是癫痫的先兆。

巴林特（Balint）综合征是由脑外伤、脑肿瘤、脑炎等所致双侧纹状周围区及角回病变。主要特征为精神性注视麻痹、视觉失调、视觉性注视障碍（图3-24）。

5. 岛叶

一个从外面看不到的皮质区域，其深藏于外侧裂，呈圆锥形（图3-25）。岛叶是皮质的一部分，由于周围的皮质发育较快，岛叶被包埋于深部（岛叶又覆盖于屏状核的外面）。遮盖岛叶的部分，总称为岛盖，包括额盖、顶盖和颞盖。岛叶存在4个功能不同的区域：

①岛叶后部的感觉运动区：内脏感觉、自主神经控制和内在感觉。

②中央嗅觉味觉区。

③位于前腹侧岛叶的社会情绪区。

④前背侧区域：认知。

在临床上，从影像片上识别大脑皮质的重要功能区（图3-26 ~ 图3-30）和语言中枢，以及熟知各区域损伤后的表现（如失语和视野缺损等）是神经专业医生的重要和必备技能（图3-31 ~ 图3-36）。

图3-6 大脑皮质的5个叶

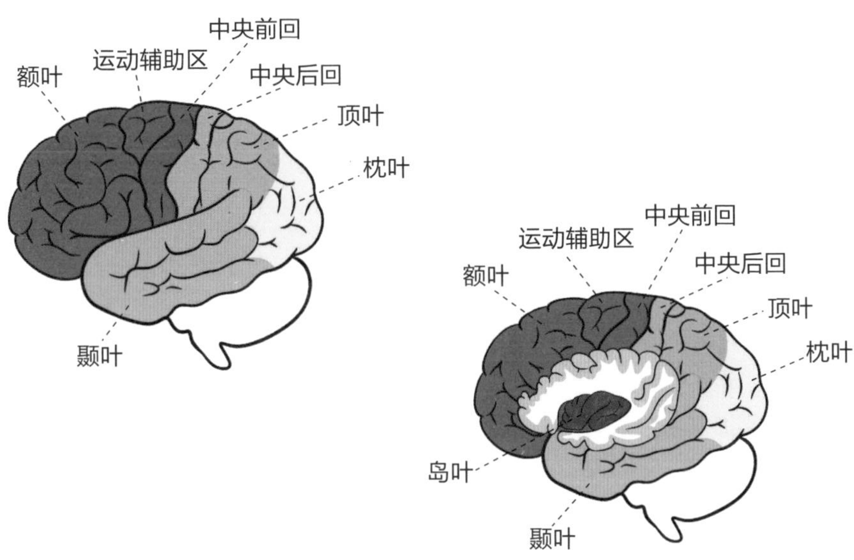
中央前回
运动辅助区
额叶
中央后回
顶叶
枕叶
颞叶
中央前回
运动辅助区
额叶
中央后回
顶叶
枕叶
岛叶
颞叶

图3-7 简便脑叶定位法

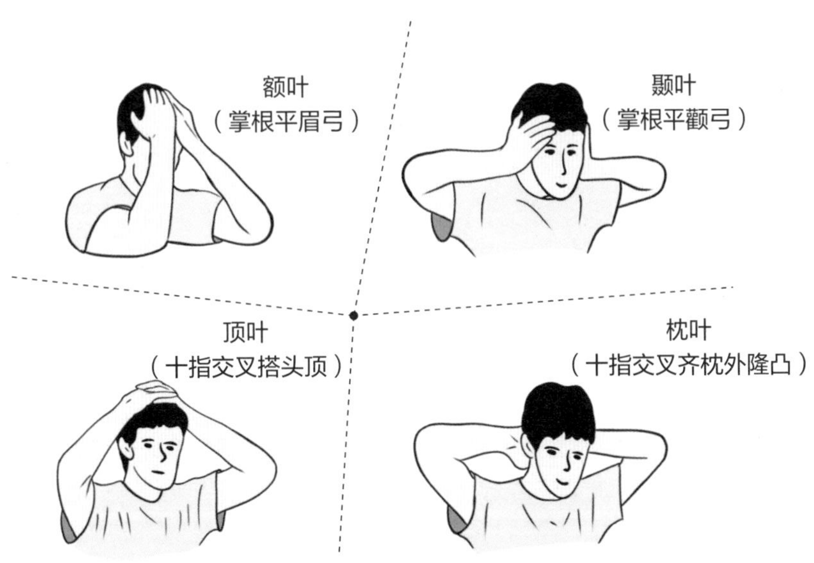
额叶
（掌根平眉弓）
颞叶
（掌根平颧弓）
顶叶
（十指交叉搭头顶）
枕叶
（十指交叉齐枕外隆凸）

图3-8 **额叶**

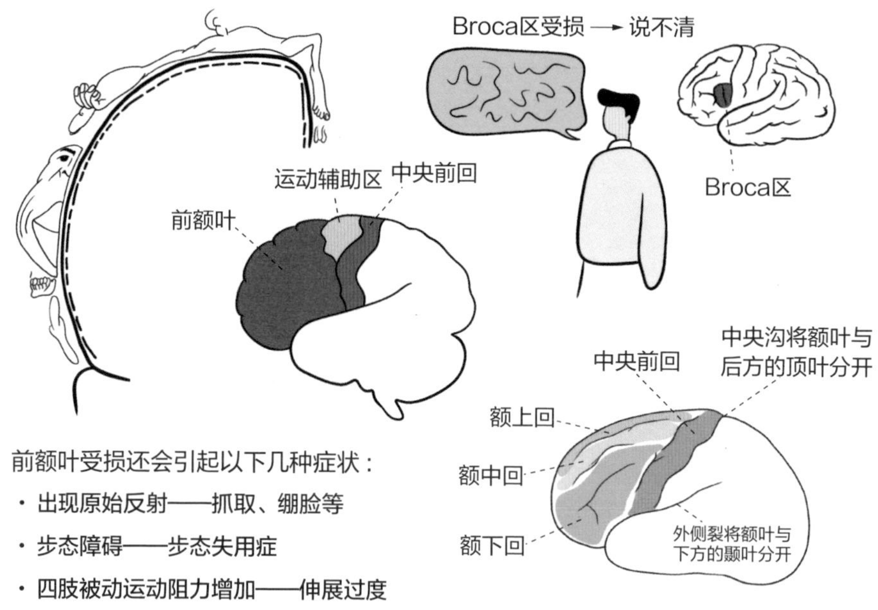
Broca区受损 → 说不清
Broca区
运动辅助区
中央前回
前额叶
中央沟将额叶与
后方的顶叶分开
中央前回
额上回
额中回
额下回
外侧裂将额叶与
下方的颞叶分开

前额叶受损还会引起以下几种症状：

- 出现原始反射——抓取、绷脸等
- 步态障碍——步态失用症
- 四肢被动运动阻力增加——伸展过度

图3-9 **额叶眶面分区及病变综合征**

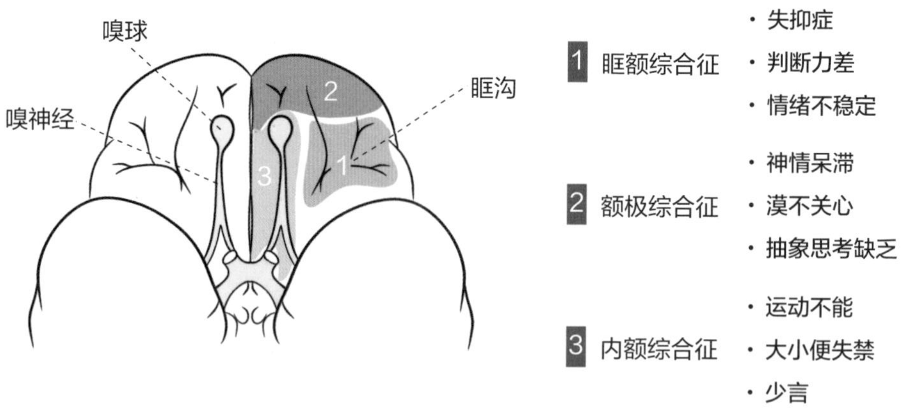
嗅球
嗅神经
眶沟
2
3
1

1 眶额综合征
- 失抑症
- 判断力差
- 情绪不稳定

2 额极综合征
- 神情呆滞
- 漠不关心
- 抽象思考缺乏

3 内额综合征
- 运动不能
- 大小便失禁
- 少言

图3-10 **额叶外侧面功能分区**

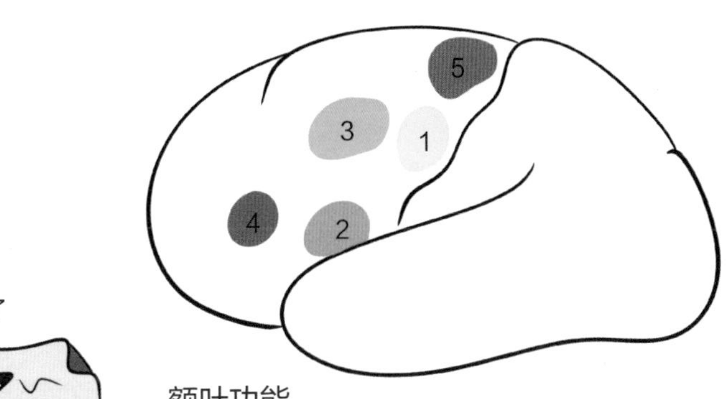
5
3
1
4
2

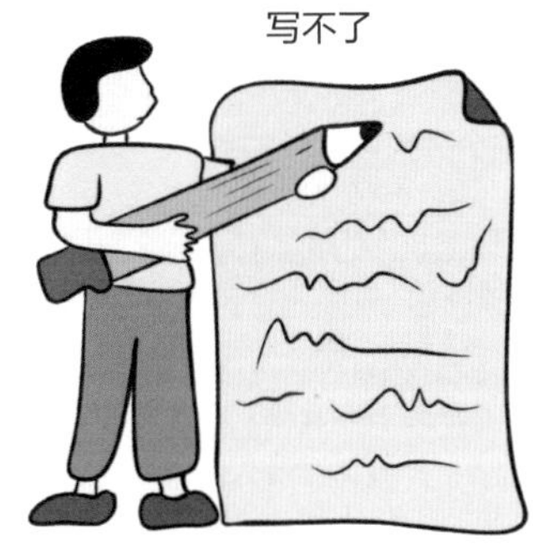
写不了

额叶功能

1. 中央前回：运动皮质，支配对侧运动——面部、上肢、下肢、身体
2. 额中回后部：优势侧——书写中枢
3. 运动辅助区：头、眼转向对侧
4. 前额叶：人格和动机
5. 中央旁小叶：控制膀胱、肠排空

图3-11 **正常压力性脑积水的典型三联征**

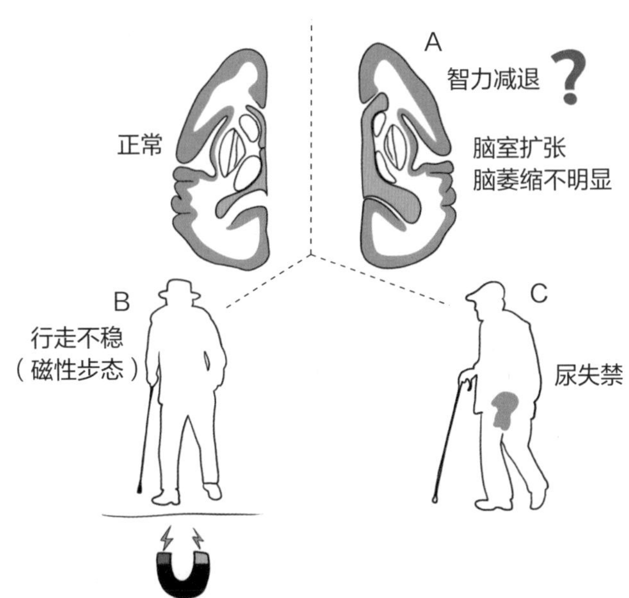
A
智力减退
正常
脑室扩张
脑萎缩不明显
B
行走不稳
（磁性步态）
C
尿失禁

图3-12 顶叶

中央沟将额叶和顶叶分开
但在下方及后方与颞叶和枕叶无明确分界

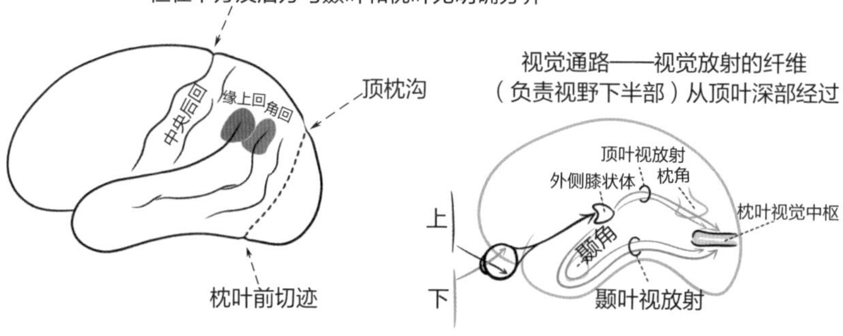

中央后回
缘上回
角回
顶枕沟
枕叶前切迹
视觉通路——视觉放射的纤维
（负责视野下半部）从顶叶深部经过
顶叶视放射
外侧膝状体
枕角
枕叶视觉中枢
上
下
颞角
颞叶视放射

1. 中央后回——感觉皮质（功能区域分布类似运动皮质区）：接收姿势、触觉及被动性运动的传入神经冲动

2. 缘上回及角回——在优势半球组成韦尼克区 (Wernicke's area) 这是语言接收区，在此整合听觉及影像理解力。非优势半球的顶叶是重要的自我身体影像形成区，并具有了解外在环境的功能。而视觉 / 本体感觉功能使物体形状得以形成

优势半球顶叶与数字 / 计算能力有关

图3-13 顶叶损伤相关的视觉性障碍

- 感觉不到对侧肢体的存在：即使是半身不遂，患者还会否认有肢体无力的现象——无病识感
- 穿衣困难：无法把手伸入衣袖中——穿衣失用症
- 地理方位记忆障碍：病人无法在病房内找到自己的病床
- 失用症：无法模仿、描绘几何图形

非优势侧

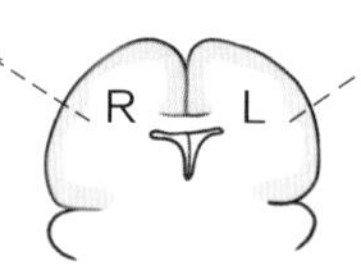

R
L

优势侧

左右的肢体感觉混淆
无法分辨手指
手指辨识不能
计算能力障碍
无法写字

格斯特曼综合征

藏在顶叶深部的视放射受损时，会导致病变对侧的同侧下方视野缺损

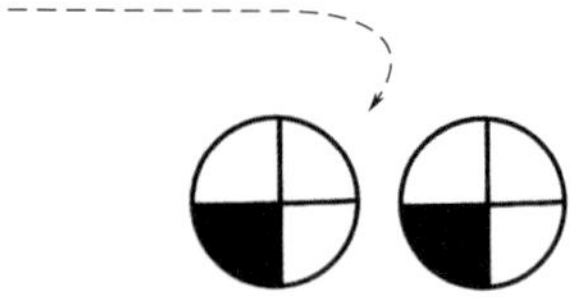

图3-14 **顶叶损伤相关的失语**

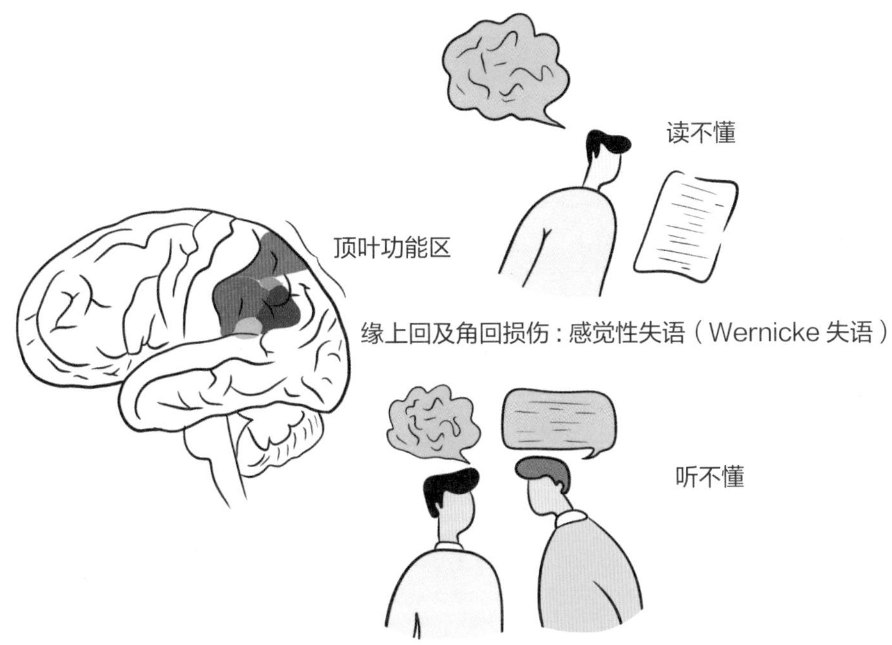
读不懂
顶叶功能区
缘上回及角回损伤：感觉性失语（Wernicke 失语）
听不懂

图3-15 **格斯特曼（Gerstmann）综合征**

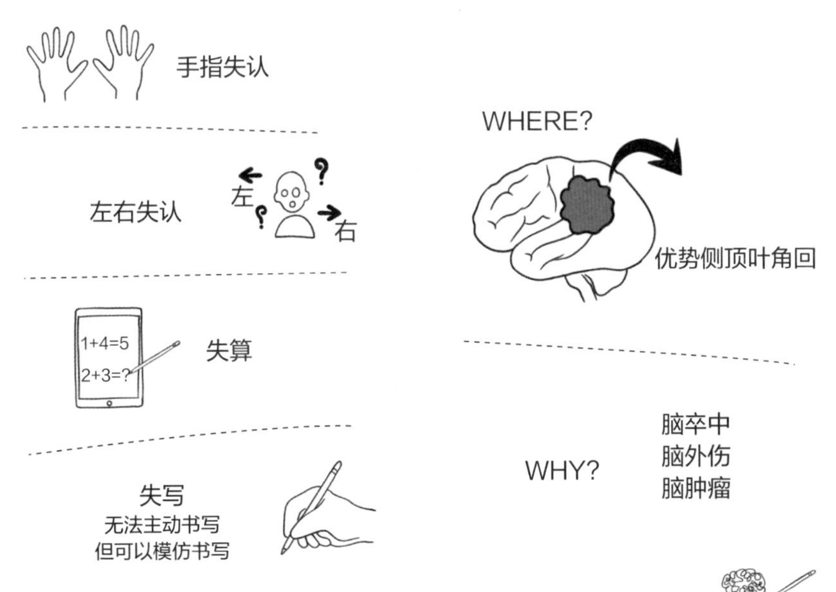
手指失认
左右失认
左
右
1+4=5
2+3=?
失算
失写
无法主动书写
但可以模仿书写
WHERE?
优势侧顶叶角回
WHY?
脑卒中
脑外伤
脑肿瘤

图3-16 脑子里的“小矮人”

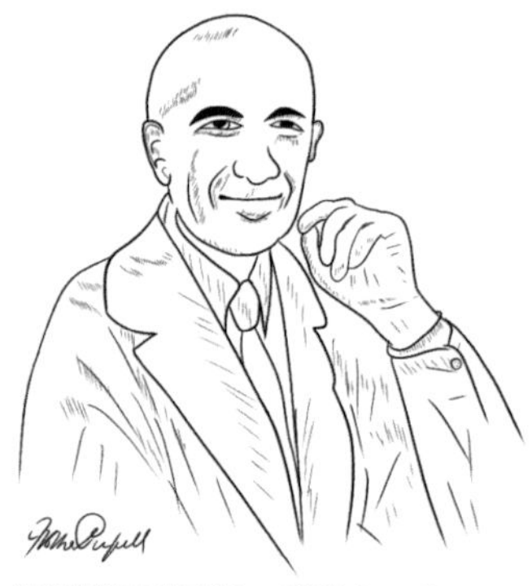

潘菲德医师(Dr. Wilder Graves Penfield)

- 加拿大的神经外科医生，神经生理学家（1891—1976）。
- 用变形的人体图，俗称“小矮人”（homuneulus），展示脑部各部位与全身的运动或感觉相对应的区块。
- 越需要精确运动或感觉的身体部位，所占的范围越大

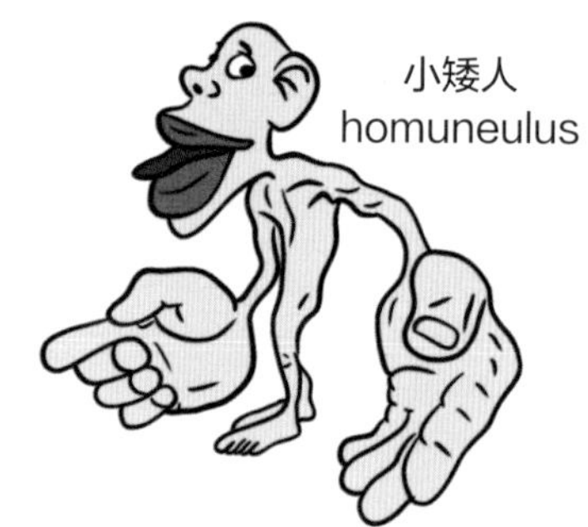
小矮人
homuneulus

图3-17 脑子里有两个“小矮人”

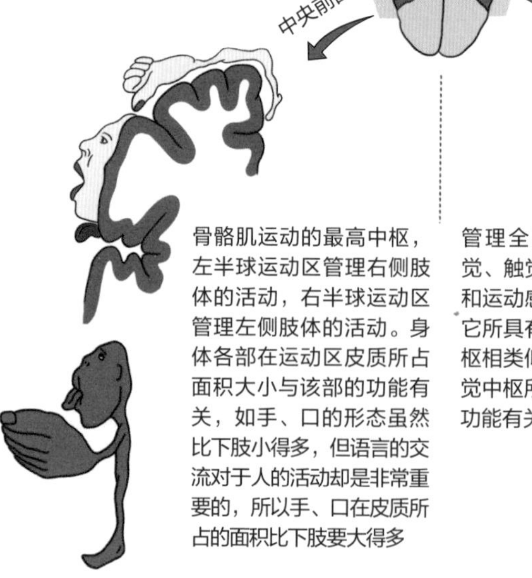
中央前回
中央后回

骨骼肌运动的最高中枢，左半球运动区管理右侧肢体的活动，右半球运动区管理左侧肢体的活动。身体各部在运动区皮质所占面积大小与该部的功能有关，如手、口的形态虽然比下肢小得多，但语言的交流对于人的活动却是非常重要的，所以手、口在皮质所占的面积比下肢要大得多

管理全身有关痛觉、温觉、触觉、压力以及空间和运动感觉等躯体感觉。它所具有的特征与运动中枢相类似，全身各部在感觉中枢所占面积也与该部功能有关

图3-18 颞叶

颞叶前面以外侧裂和额叶分开；后面及上面与枕叶、顶叶无明显分界

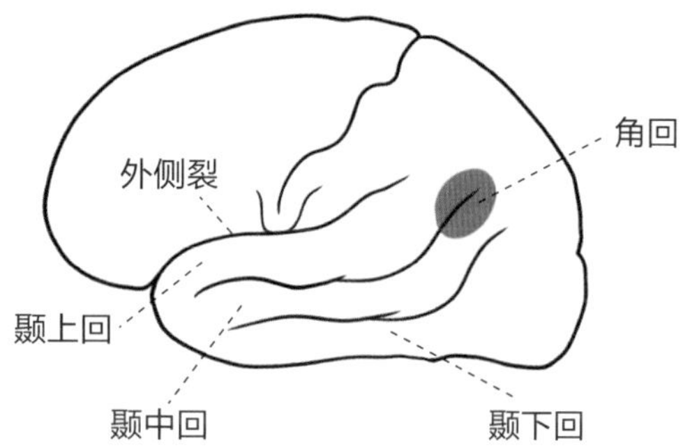

外侧裂
角回
颞上回
颞中回
颞下回

外侧裂很深，部分“包埋”在颞叶里面；同时被包埋的皮质形成岛叶

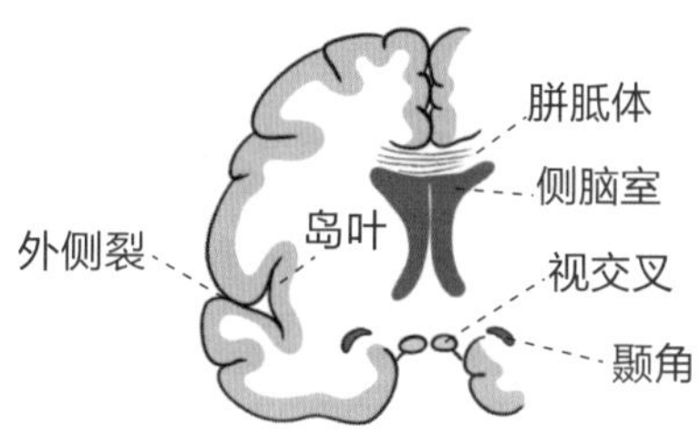

胼胝体
侧脑室
岛叶
外侧裂
视交叉
颞角

图3-19 颞叶的功能分区

听觉中枢：颞上回的上表面，埋在外侧裂里面，也称为 Heschi 回

- 优势半球的听觉中枢负责接收语言
- 非优势半球的听觉中枢负责接听声音、旋律及音乐
- 靠近听觉中枢会发现附近一块区域可以表现出迷路功能

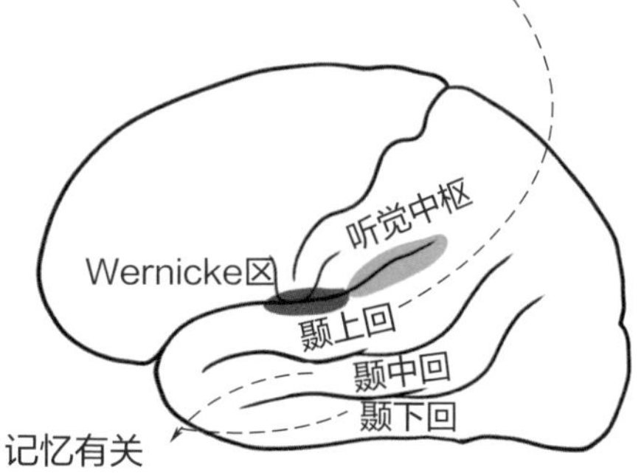

听觉中枢
Wernicke区
颞上回
颞中回
颞下回

颞中回、颞下回与学习、记忆有关

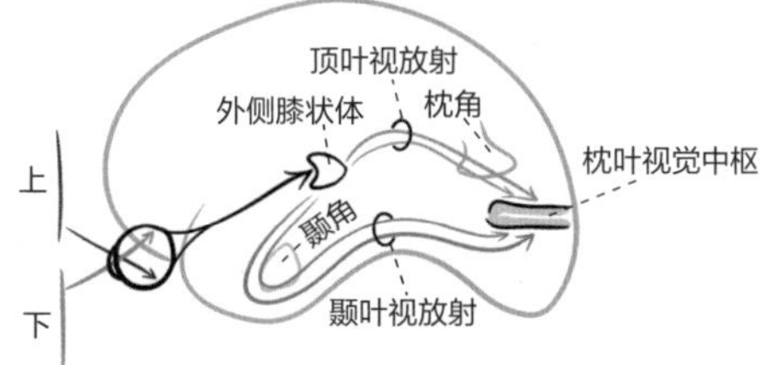

顶叶视放射
外侧膝状体
枕角
枕叶视觉中枢
上
颞角
下
颞叶视放射

视觉通路：从颞叶深部经过，绕过侧脑室的后角

图3-20 颞叶相关的失语类型

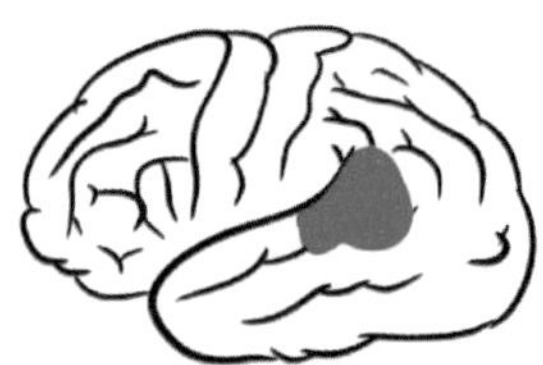

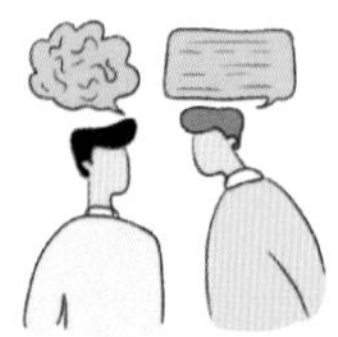

感觉性失语：颞叶损伤的患者可能无法理解别人和自己的语言，并且自己用语言表达时经常发生错误，如发出的词汇杂乱无章、答非所问

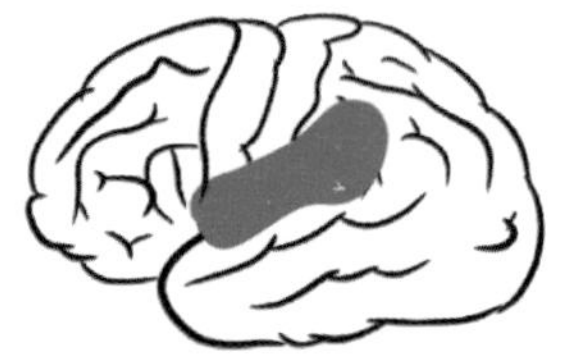

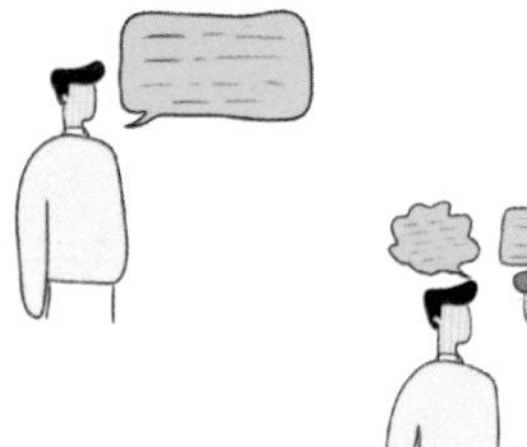

传导性失语：颞叶损伤的患者可能会出现传导性失语的情况，患者可以正确地、自发地表达语言，也能够听懂别人的语言，并按照指令工作，但是不能复述别人的语言

图3-21 边缘叶的功能及受损表现

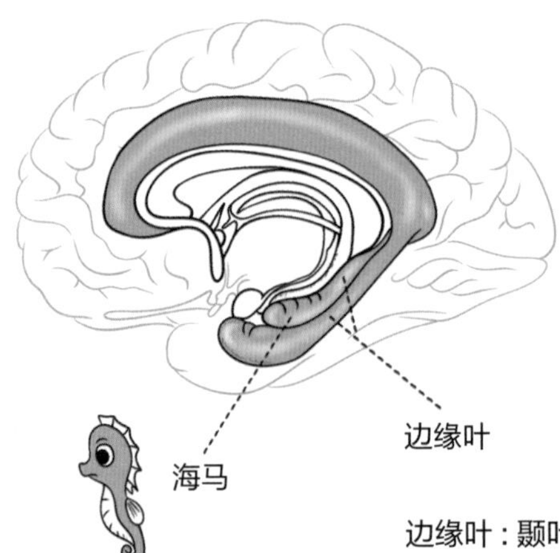
边缘叶
海马

边缘叶受损

- 复杂局灶性癫痫发作，产生幻嗅
- 攻击性或反社会性的行为
- 无法记忆新的事物

边缘叶：颞叶下、内侧的区域，包括海马、海马旁回等

- 此区域负责嗅觉与情绪 / 感情行为
- 嗅觉纤维的终点是海马旁回钩
- 边缘叶还包括额叶下部和部分顶叶

图3-22 枕叶

枕叶前面与顶叶及颞叶相接，内侧可看到距状沟向前伸展，顶枕沟将枕叶、顶叶分开

顶叶
楔回
顶枕沟
距状沟
胼胝体压部
舌回
视觉中枢，位于距状沟两侧区域（称为纹状皮质）
纹状皮质上、下方称为纹状旁皮质
胼胝体压部

纹状皮质是初级视觉皮质，受刺激后会将信息传递给纹状旁皮质，然后再转输到双侧的顶叶、颞叶及额叶（经由胼胝体后半部把信息传到对侧），最终视觉影像被理解和记忆

图3-23 舌回

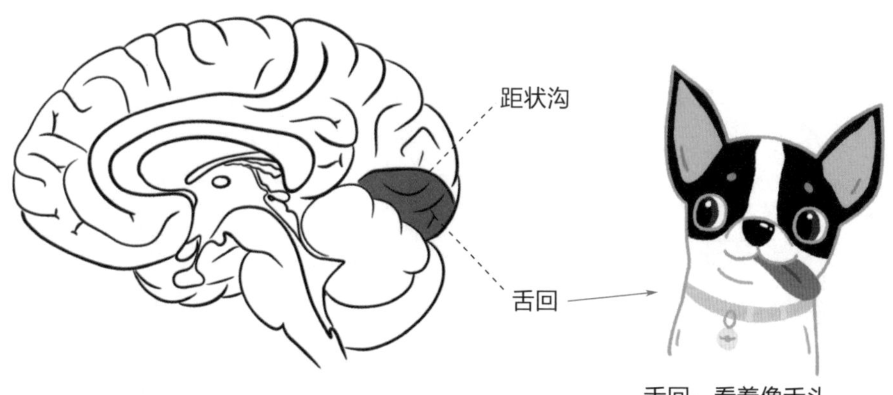
距状沟
舌回

舌回：看着像舌头

舌回 (lingual gyrus)，是枕颞内侧回（medial occipitotemporal gyrus）的一部分（另一部分为海马旁回），是大脑枕叶的一个脑回，位于大脑半球内侧面，外形呈舌状。舌回与视觉信号处理有关，也与逻辑分析和视觉记忆相关

图3-24 巴林特（Balint）综合征

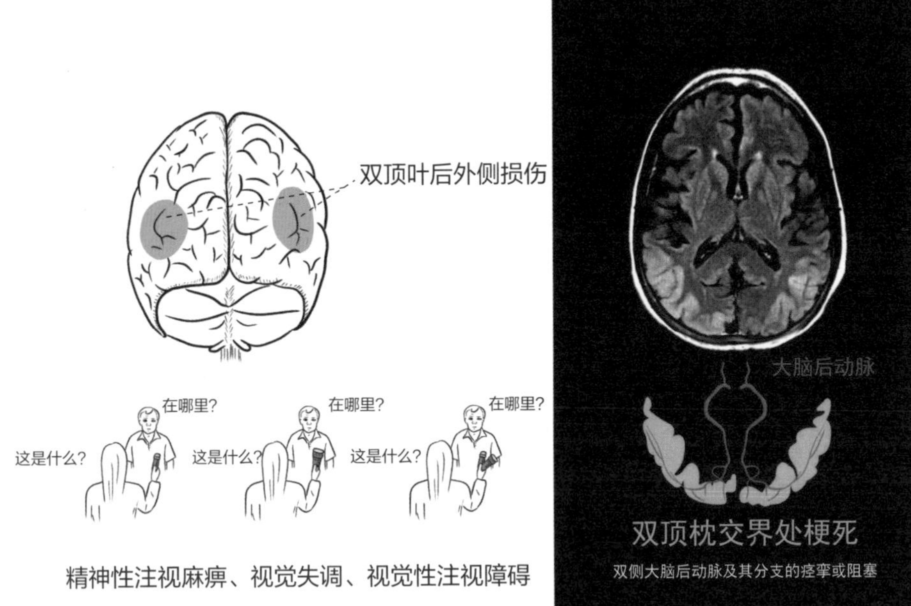
双顶叶后外侧损伤
在哪里?
这是什么?
在哪里?
这是什么?
在哪里?
这是什么?
精神性注视麻痹、视觉失调、视觉性注视障碍
大脑后动脉
双顶枕交界处梗死
双侧大脑后动脉及其分支的痉挛或阻塞

图3-25 头颅MR上的岛叶定位

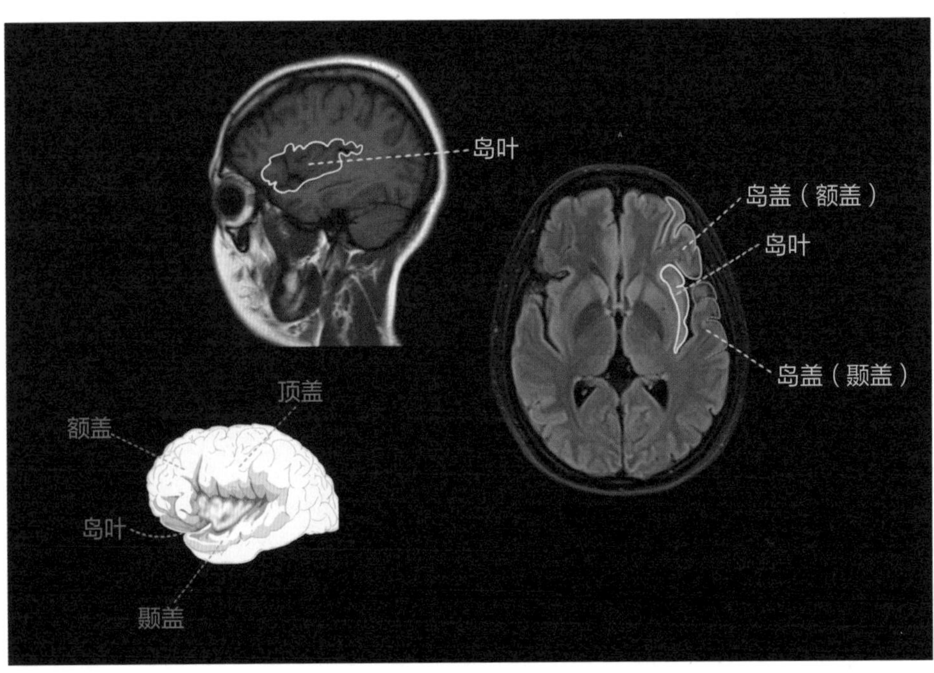
岛叶
岛盖（额盖）
岛叶
岛盖（颞盖）
顶盖
额盖
岛叶
颞盖

图3-26 大脑皮质外侧功能区展示

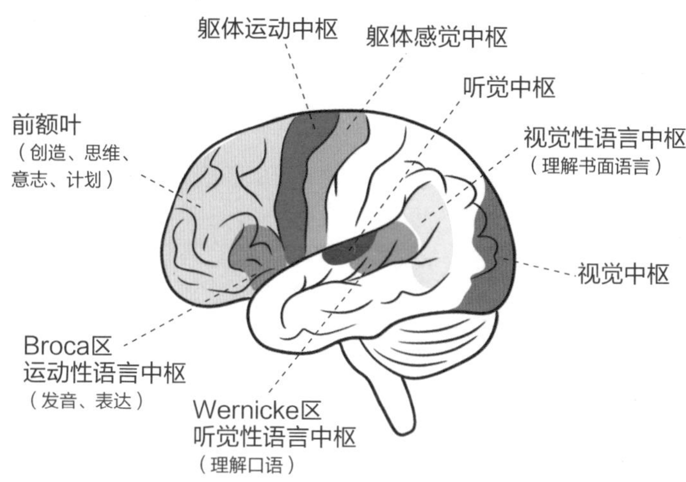
躯体运动中枢
躯体感觉中枢
听觉中枢
前额叶
（创造、思维、
意志、计划）
视觉性语言中枢
（理解书面语言）
视觉中枢
Broca区
运动性语言中枢
（发音、表达）
Wernicke区
听觉性语言中枢
（理解口语）

图3-27 头颅MR水平位阅片一招鲜

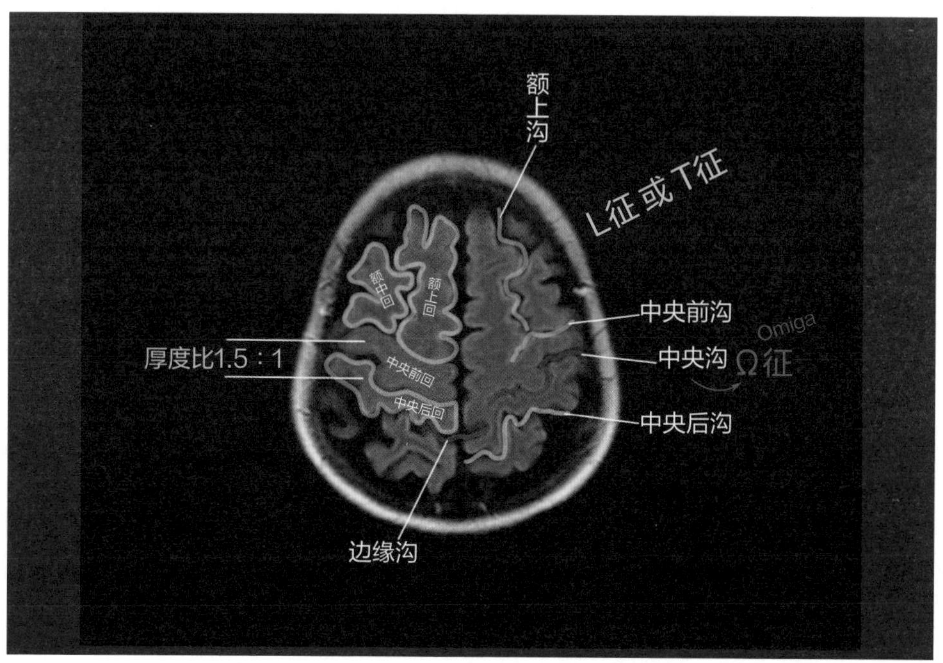
额上沟
L征或T征
额中回
额上回
中央前沟
Omiga
中央沟
Ω征
厚度比1.5：1
中央前回
中央后回
中央后沟
边缘沟

图3-28 头颅MR中央沟Ω征的变异

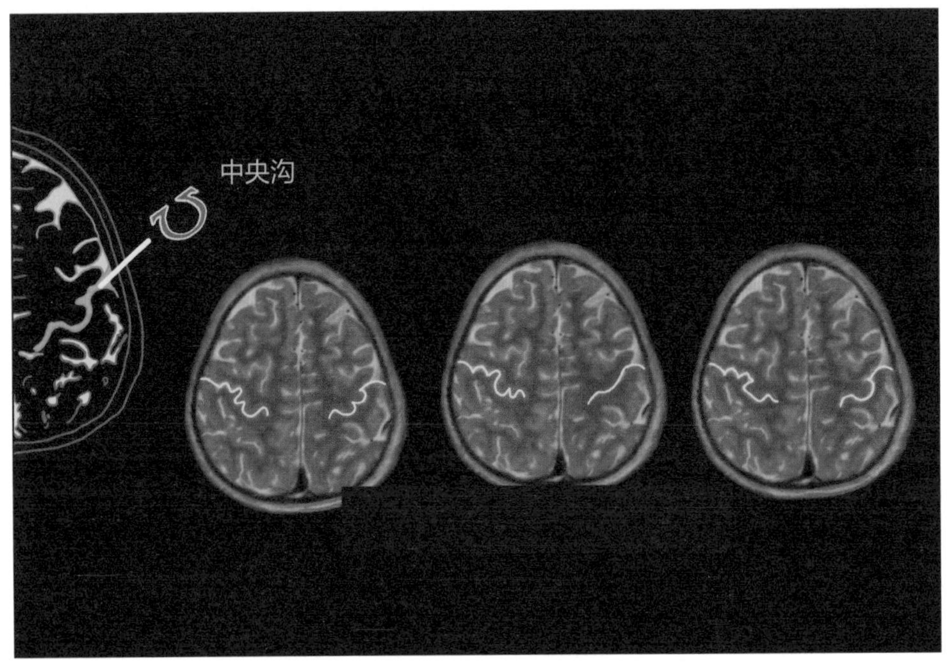
中央沟

图3-29 头颅MR矢状位阅片一招鲜

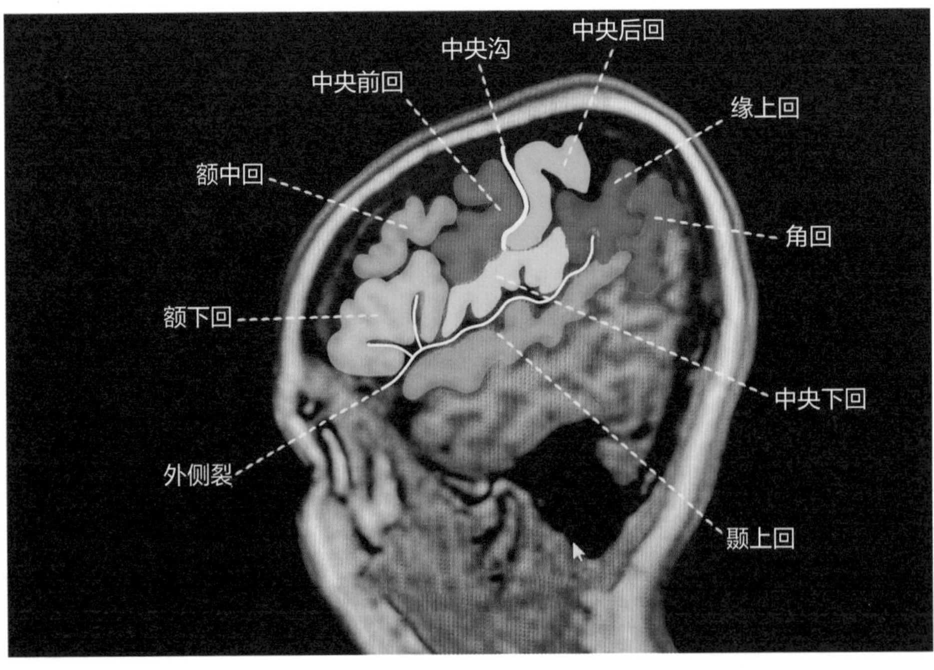
中央后回
中央沟
中央前回
缘上回
额中回
角回
额下回
中央下回
外侧裂
颞上回

图3-30 **头颅MR冠状位阅片一招鲜**

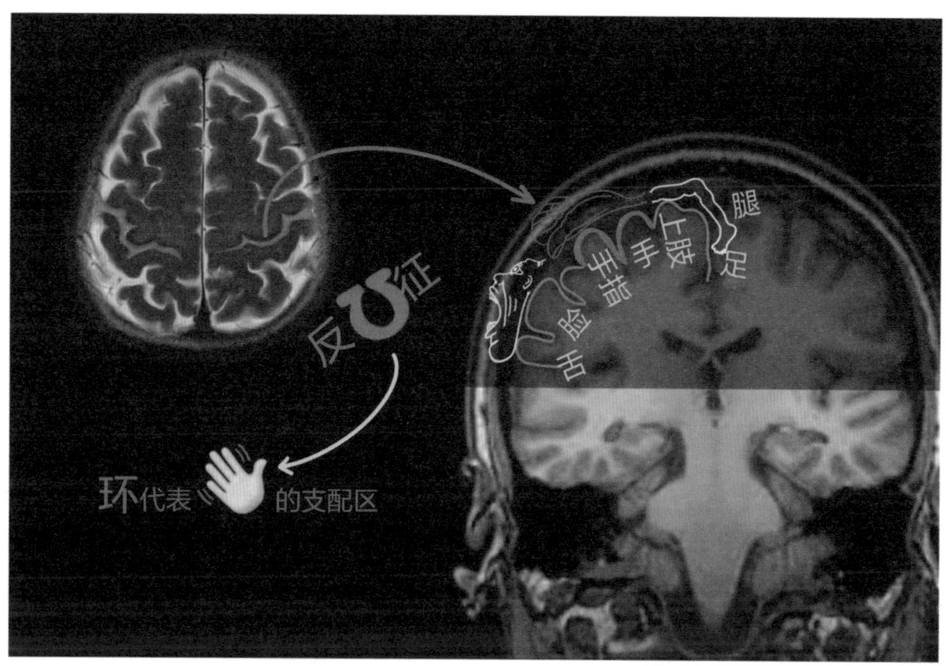
腿
足
上肢
手
手指
脸
舌
反Ω征
环代表
的支配区

图3-31 **人的语言中枢**

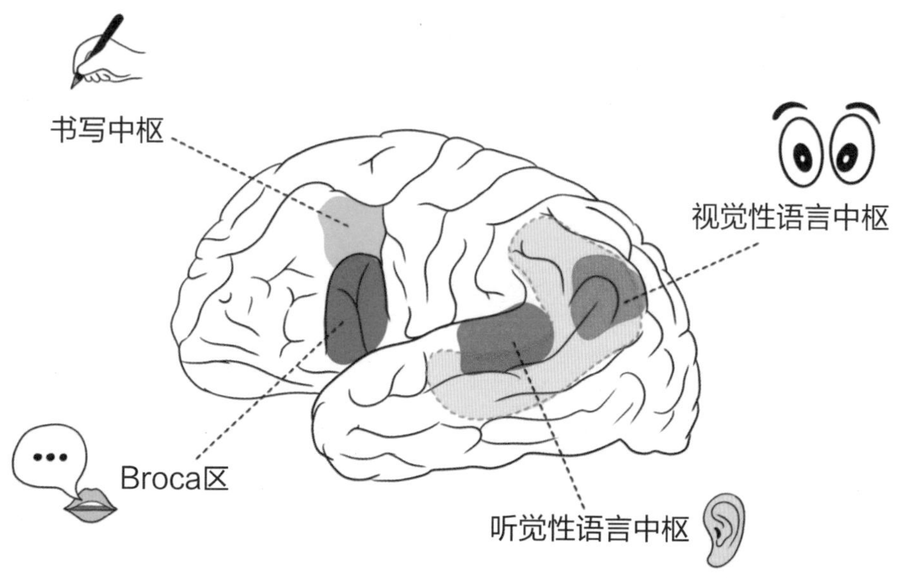
书写中枢
视觉性语言中枢
Broca区
听觉性语言中枢

图3-32 基底节层面上的语言中枢

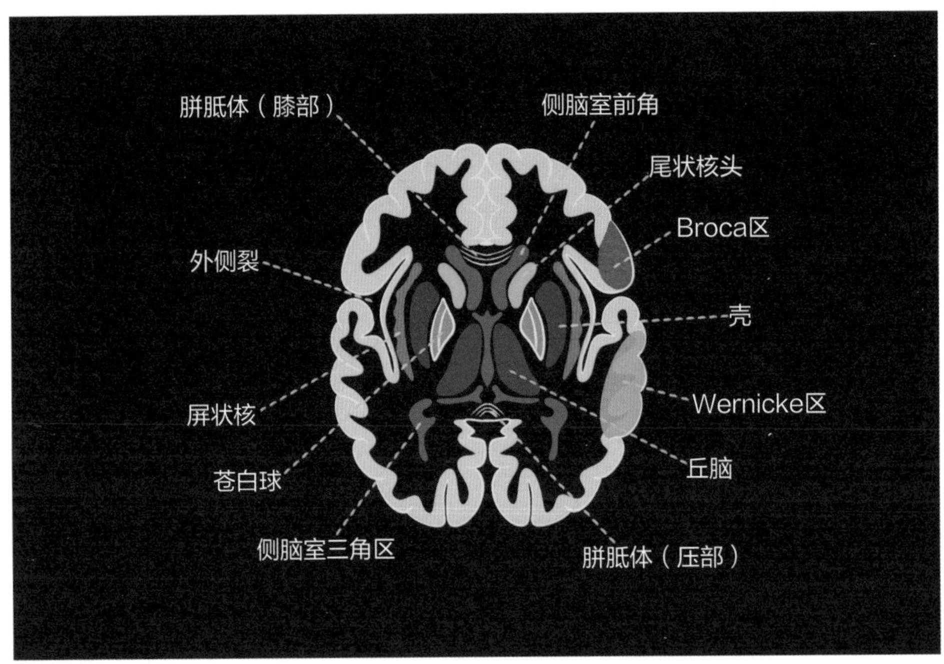

胼胝体（膝部）
侧脑室前角
尾状核头
Broca区
外侧裂
壳
屏状核
Wernicke区
苍白球
丘脑
侧脑室三角区
胼胝体（压部）

图3-33 头颅MR矢状位Broca区定位

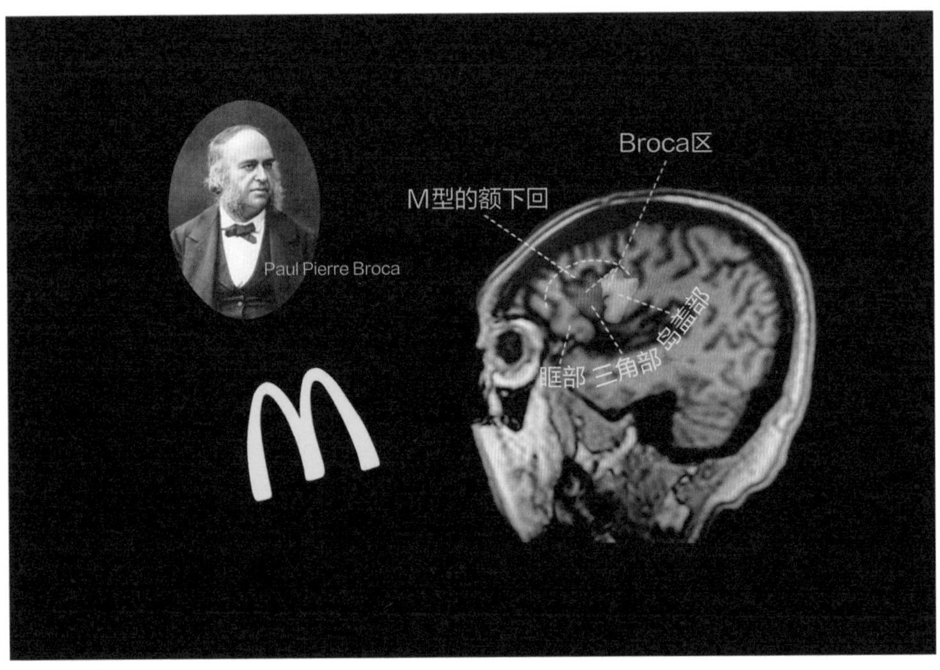

Broca区
M型的额下回
Paul Pierre Broca
眶部
三角部
岛盖部

图3-34 两种常见的失语类型

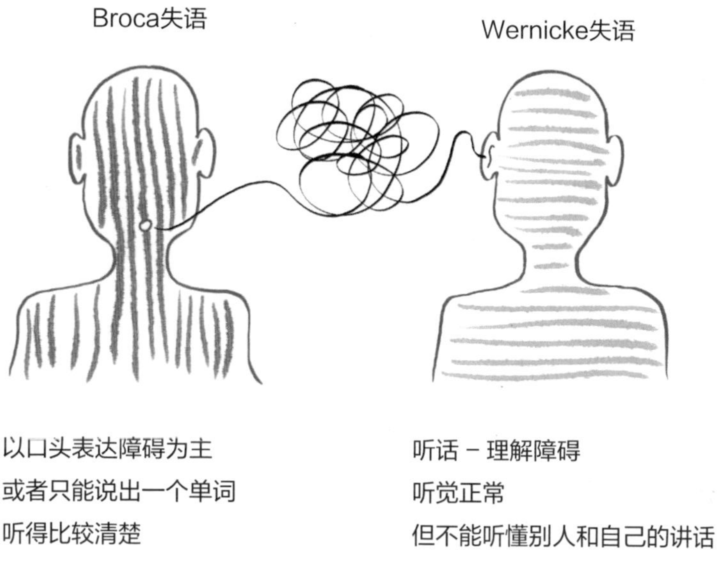
Broca失语
Wernicke失语

以口头表达障碍为主
或者只能说出一个单词
听得比较清楚

听话 - 理解障碍
听觉正常
但不能听懂别人和自己的讲话

图3-35 不同类型失语的表现

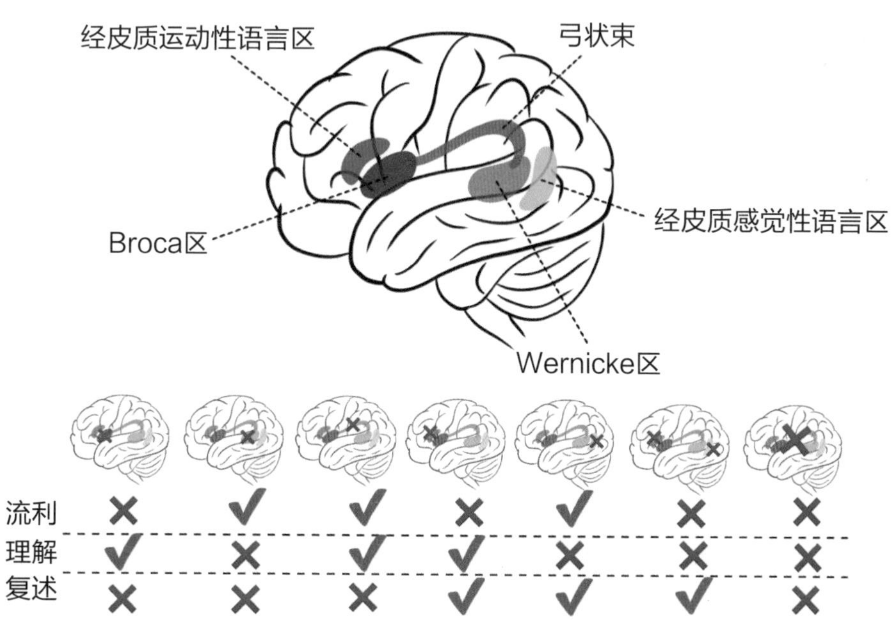
经皮质运动性语言区
弓状束
经皮质感觉性语言区
Broca区
Wernicke区
流利
理解
复述

	1	2	3	4	5	6	7
流利	✗	✓	✓	✗	✓	✗	✗
理解	✓	✗	✓	✓	✗	✗	✗
复述	✗	✗	✗	✓	✓	✓	✗

图3-36 视觉传导通路及损伤表现

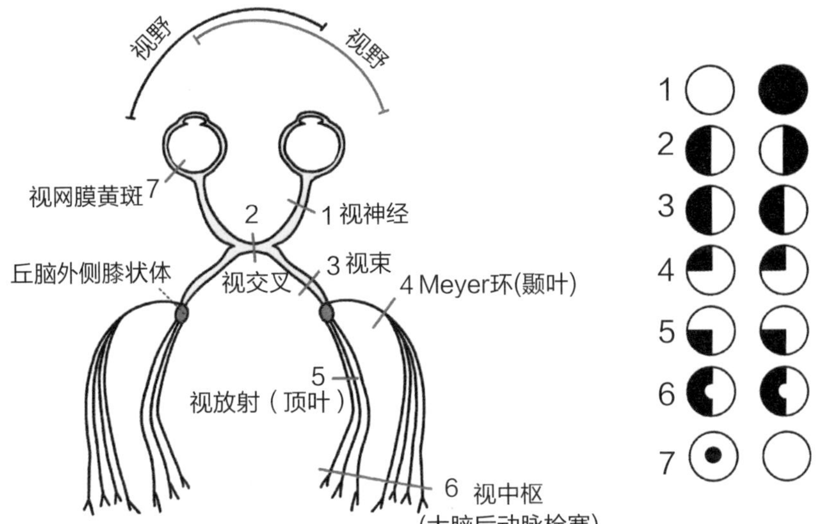

视野
视野
视网膜黄斑7
2
1 视神经
丘脑外侧膝状体
视交叉
3 视束
4 Meyer环(颞叶)
5
视放射（顶叶）
6 视中枢
(大脑后动脉栓塞)
1
2
3
4
5
6
7

二、小脑让我们做出平滑优美的动作

小脑位于小脑幕下方、脑干的后方；是重要的运动调节中枢，负责肌肉的协调、神经反射和身体平衡，让我们做出平滑优美的动作。小脑，也是高血压性脑出血的好发部位；该部位受损，患者会出现眼球震颤、构音障碍和行走障碍等小脑性共济失调，也经常使人发生晕眩（图3-3）。

三、脑干是我们的生命中枢

拇指大小的脑干，位于脊髓和间脑之间、小脑的前方，呈不规则的柱状形，约一个成人拇指大小（图3-37 ~ 图3-39）。脑干，通过上下行的传导束，负责控制许多重要、无意识的行为，如呼吸、心跳、消化等，是生命中枢所在；并参与运动和感觉信号的传导（图3-40 ~ 图3-43）。脑干自下而上，分为三部分：延髓、脑桥和中脑。

1. 延髓

延髓是脑和脊髓之间的过渡区，是第一个正式属于脑的区域。延髓是呼吸和循环的中枢，是维持生命活动的重要部位。该区域包含与头颈部感觉及运动相关的脑神经核，与高位中枢进行感觉及运动信息交换传导的神经通路通过该区域。延髓受损且累及呼吸和循环中枢的话，会危及生命。

（1）延髓，在神经影像片水平位上，像苍蝇或X（艾克斯）（图3-44）。

（2）延髓外侧受损会导致瓦伦贝格（Wallenberg）综合征[病灶同侧面部痛、温觉障碍和对侧上下肢痛、温觉障碍；同侧咽喉肌、声带麻痹，表现为软腭下垂、饮水发呛、声音嘶哑；同侧霍纳（Horner）征；同侧共济运动失调]，是典型的脑干综合征之一（图3-45）。

（3）小脑扁桃体疝（枕骨大孔疝）和小脑扁桃体下疝畸形（Arnold-Chiari malformation），是延髓常见的受损病因（图3-46）。

2. 脑桥

脑桥是连接延髓与中脑的区域，是呼吸的调控中枢、运动和感觉传导的中继站、眼球侧视中枢等，还可将信号从大脑传递到小脑（经典兔子头造型，见图3-47）。

（1）三叉神经与脑桥的“胖子”造型（图3-48）。

（2）脑桥，在影像片水平位上像苹果（图3-44）。

（3）大脑后动脉、小脑上动脉与动眼神经的位置，呈“抽烟”造型（图3-49）。

（4）闭锁综合征　又称去传出状态。病变位于脑桥基底部，双侧锥体束和皮质脑干束受累。患者意识清醒，眼球可以上、下活动，可以睁、闭眼，但眼球不能水平运动和转动，不能张口，四肢全瘫，肌张力高，病理征阳性，不能言语，仅能以睁眼、闭眼和眼球的垂直运动来与外界建立联系。

3. 中脑

中脑位于脑干的最上端，作用与延髓、小脑类似，还参与奖励反馈和成瘾（多巴胺水平较高）。

（1）中脑，在影像片水平位上其形状恰似米老鼠头。腹侧（米老鼠的耳朵部分）是大脑脚，背侧（米老鼠面部）为中脑被盖部（图3-44）。

（2）四叠体=上丘+下丘=中脑顶盖（图3-50）。

（3）去大脑强直和去皮质强直　这是神经系统的两种体征，而不是两种疾病。二者病变部位不同，分别位于中脑红核上下。二者的四肢表现不同，分别呈“c”形和“e”形（图3-51）。

（4）环池是生命之光（图3-52）。

（5）颞叶钩回疝　动眼神经在中脑起始，发生颞叶沟回疝时会对动眼神经造成压迫，导致一侧瞳孔散大。

（6）Weber综合征（韦伯综合征）　又称为大脑脚综合征，表现为同侧动眼神经麻痹、对侧偏瘫（包括对侧中枢性面瘫和舌瘫）（图3-53、图3-54）。

图3-37 拇指大小的脑干与10对颅神经

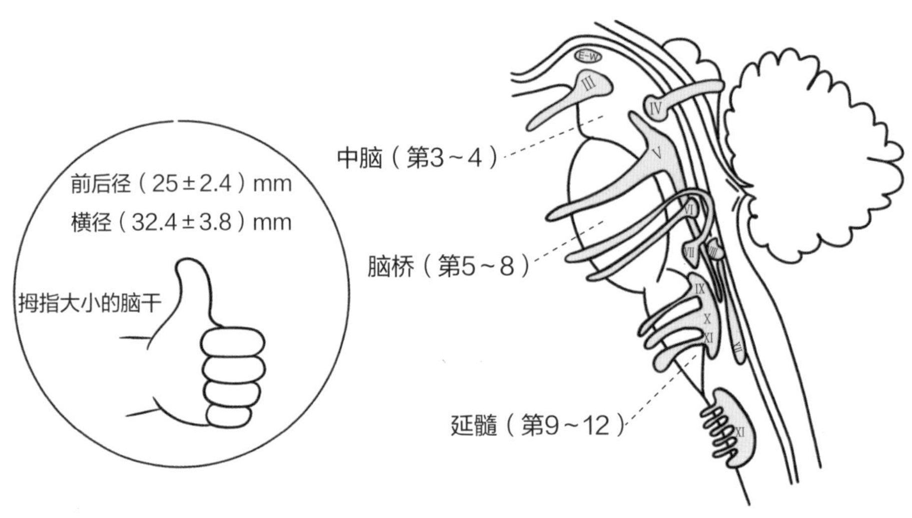
前后径（25±2.4）mm
横径（32.4±3.8）mm
拇指大小的脑干
中脑（第3～4）
脑桥（第5～8）
延髓（第9～12）
E-W
III
IV
V
VI
VII
IX
X
XI
XII

图3-38 脑干上方通过中脑与间脑相连

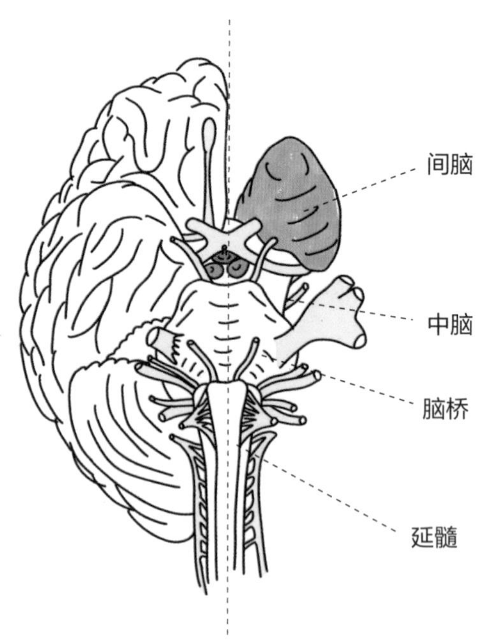
间脑
中脑
脑桥
延髓

图3-39 脑干的背面及与小脑脚的关系

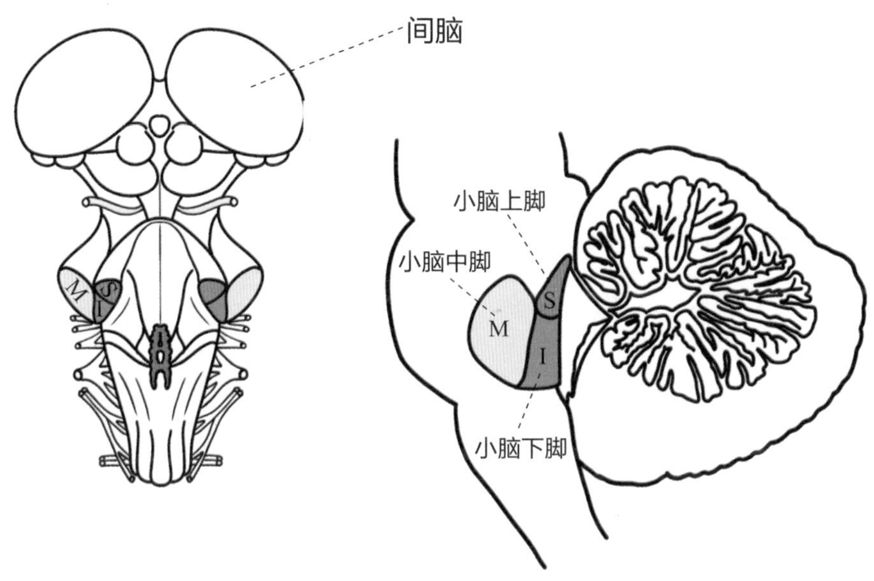

间脑
小脑上脚
小脑中脚
小脑下脚
M
S
I

图3-40 脑干是生命中枢所在

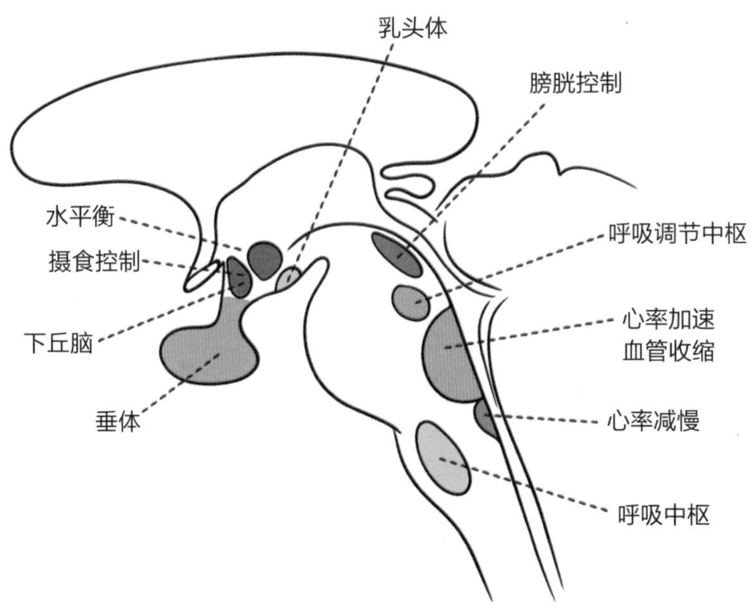

乳头体
膀胱控制
水平衡
摄食控制
呼吸调节中枢
下丘脑
心率加速
血管收缩
垂体
心率减慢
呼吸中枢

图3-41 脑干不同节段损伤对呼吸的影响

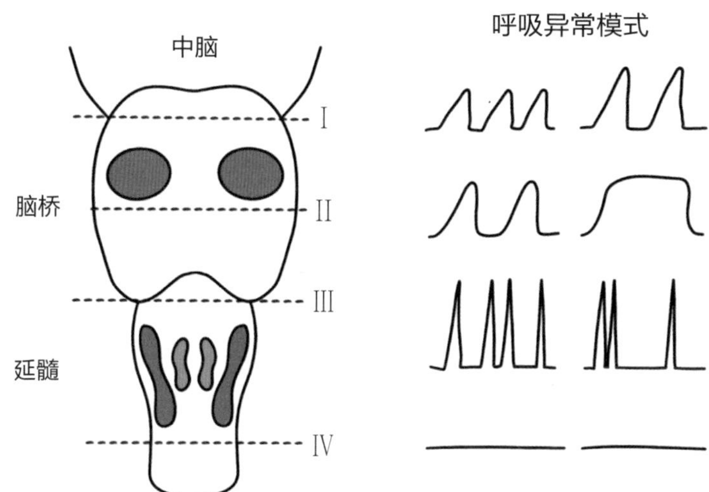
中脑
呼吸异常模式
I
脑桥
II
III
延髓
IV

图3-42 脑干的下行传导束通路

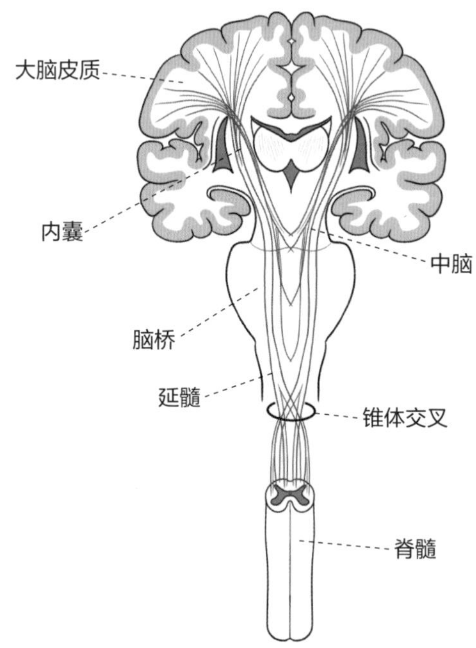
大脑皮质
内囊
中脑
脑桥
延髓
锥体交叉
脊髓

图3-43 锥体束在脑干的走行

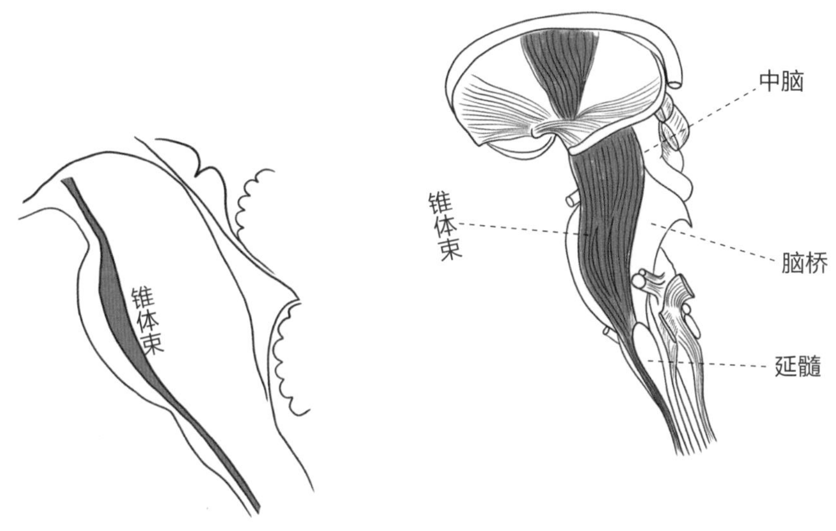

锥体束
中脑
锥体束
脑桥
延髓

图3-44 头颅MR水平位上脑干各部的外形

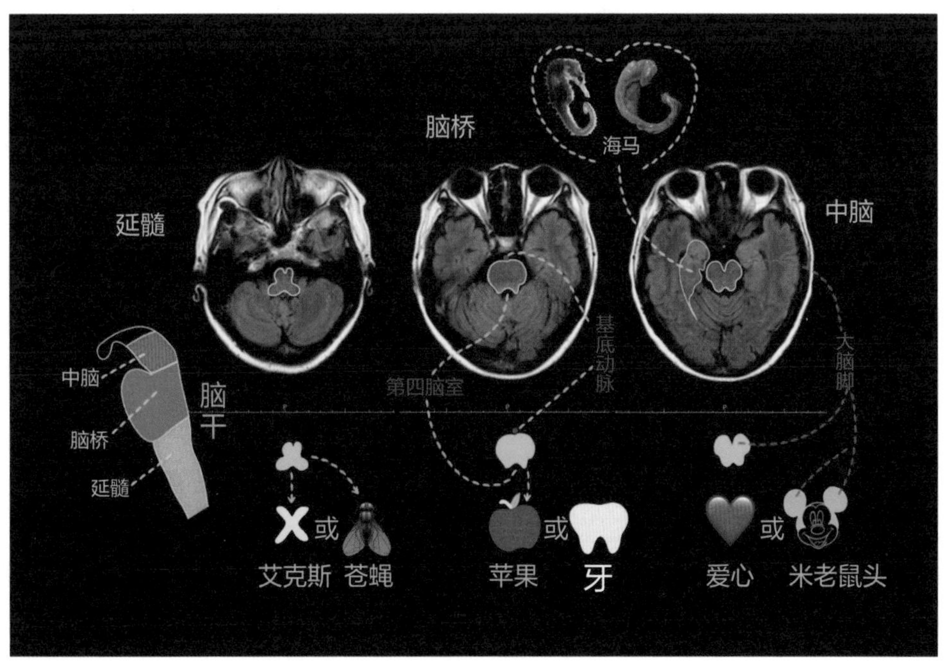

脑桥
海马
延髓
中脑
基底动脉
大脑脚
第四脑室
中脑
脑桥
延髓
脑干
或
艾克斯 苍蝇
或
苹果 牙
或
爱心 米老鼠头

图3-45 瓦伦贝格综合征

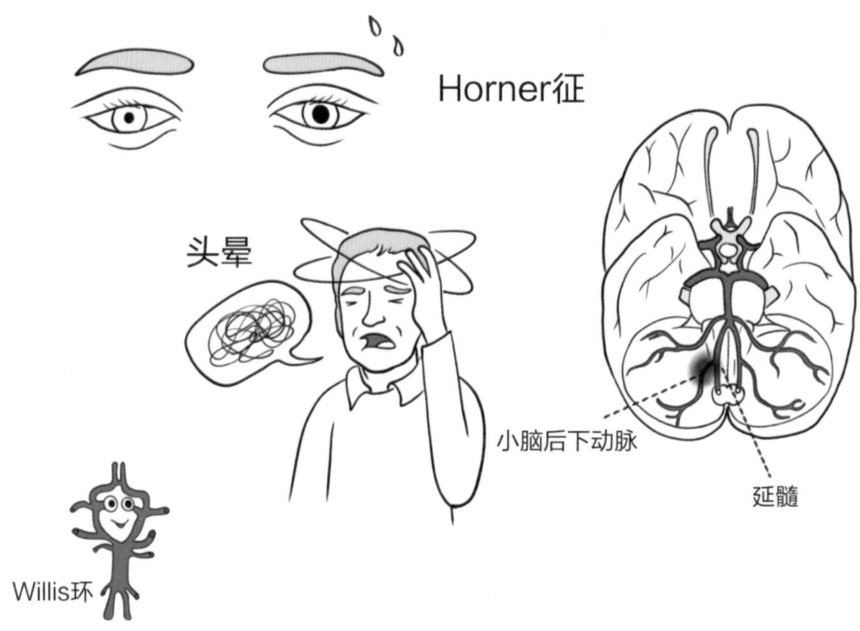
Horner征
头晕
小脑后下动脉
延髓
Willis环

图3-46 小脑扁桃体下疝畸形

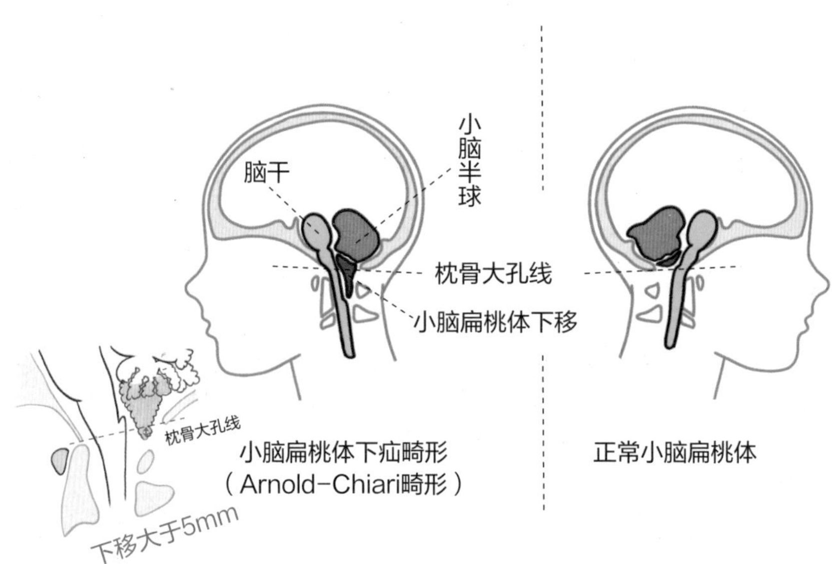
脑干
小脑半球
枕骨大孔线
小脑扁桃体下移
枕骨大孔线
下移大于5mm
小脑扁桃体下疝畸形
（Arnold-Chiari畸形）
正常小脑扁桃体

图3-47 脑干背面的兔子头造型

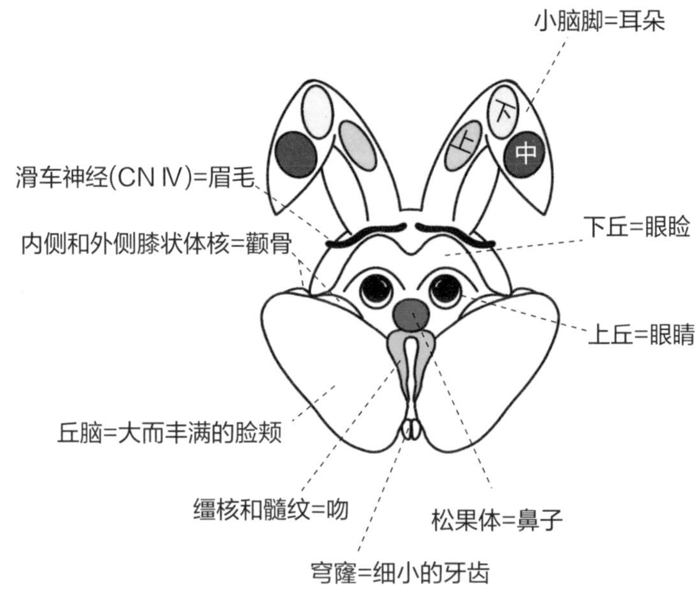

小脑脚=耳朵
下
上
中
滑车神经(CN Ⅳ)=眉毛
内侧和外侧膝状体核=颧骨
下丘=眼睑
上丘=眼睛
丘脑=大而丰满的脸颊
缰核和髓纹=吻
松果体=鼻子
穹窿=细小的牙齿

图3-48 三叉神经与脑桥的“胖子”造型

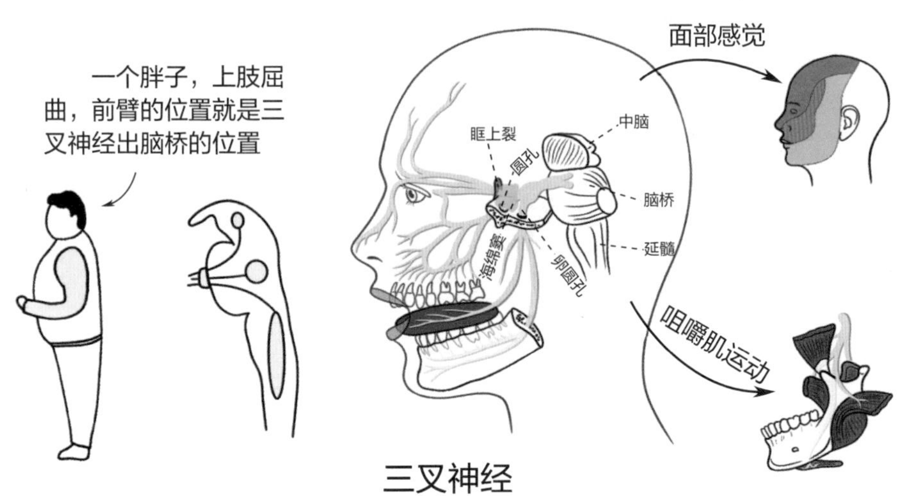

一个胖子，上肢屈曲，前臂的位置就是三叉神经出脑桥的位置
面部感觉
眶上裂
圆孔
中脑
脑桥
延髓
海绵窦
卵圆孔
咀嚼肌运动
三叉神经

图3-49 脑干与后循环动脉的关系

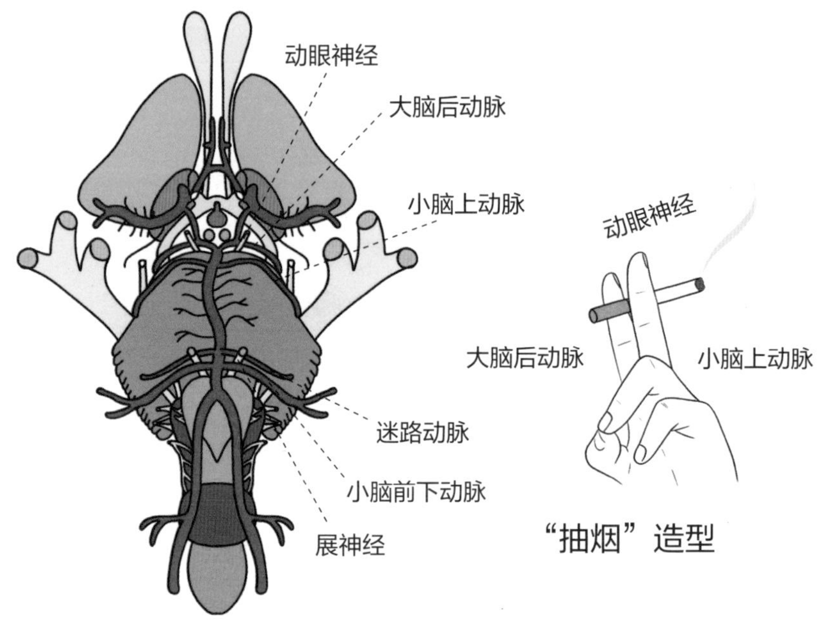
动眼神经
大脑后动脉
小脑上动脉
迷路动脉
小脑前下动脉
展神经
动眼神经
大脑后动脉
小脑上动脉
“抽烟”造型

图3-50 中脑顶盖位置及上丘切面

四叠体，亦叫“顶盖”。位于中脑的背侧，由两对圆形隆起组成。上方一对称上丘，是皮质下视觉反射中枢；下方一对称下丘，是皮质下听觉反射中枢

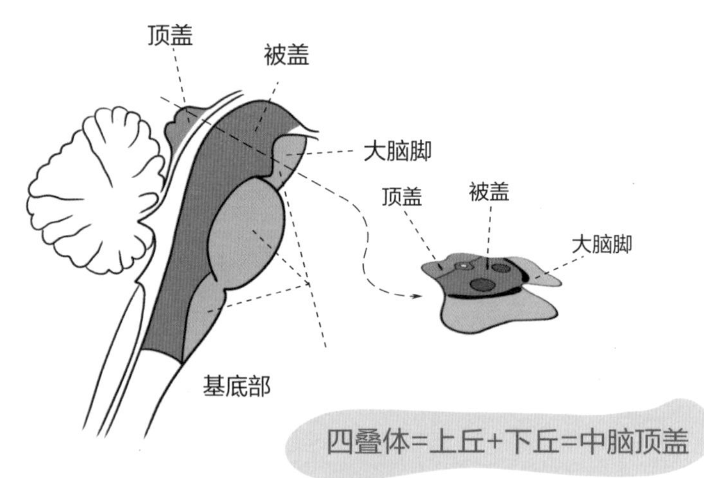
顶盖
被盖
大脑脚
顶盖
被盖
大脑脚
基底部
四叠体=上丘+下丘=中脑顶盖

顶盖：限于中脑，中脑内部大脑导水管背侧屋顶的部分

被盖：中脑、脑桥、延髓都有，导水管及腹侧深面部分

基底部：中脑（大脑脚）、脑桥（纵－横纤维区域）和延髓（锥体腹侧浅面）

图3-51 去大脑强直和去皮质强直的损伤平面以“中脑”为界，去大脑强直更严重

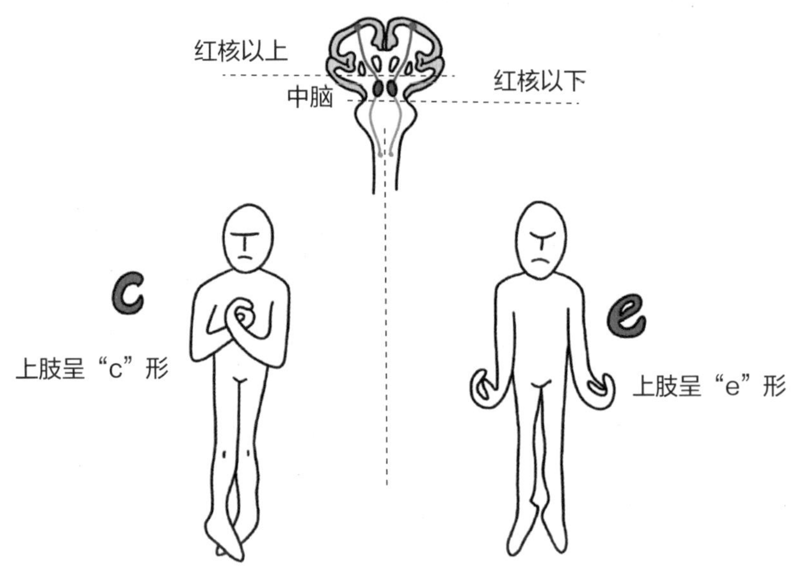
红核以上
中脑
红核以下
c
上肢呈“c”形
e
上肢呈“e”形

图3-52 环池——环绕中脑的脑池

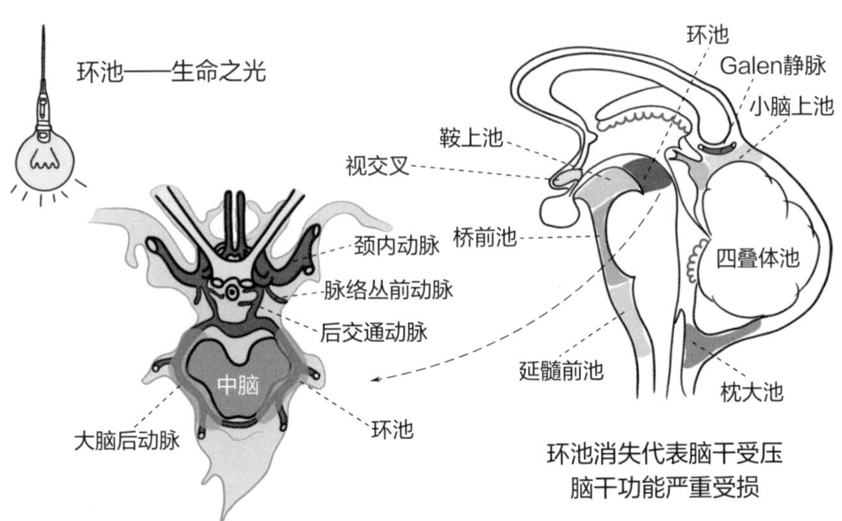
环池——生命之光
颈内动脉
脉络丛前动脉
后交通动脉
中脑
大脑后动脉
环池
环池
Galen静脉
小脑上池
鞍上池
视交叉
桥前池
四叠体池
延髓前池
枕大池
环池消失代表脑干受压
脑干功能严重受损

环池，位于中脑外侧，前连脚间池，后连四叠体池，内有大脑后动脉、小脑上动脉、基底动脉、滑车神经；四叠体池、环池、脚间池共同勾勒出脑桥的轮廓

图3-53 中脑的大脑脚外形及结构

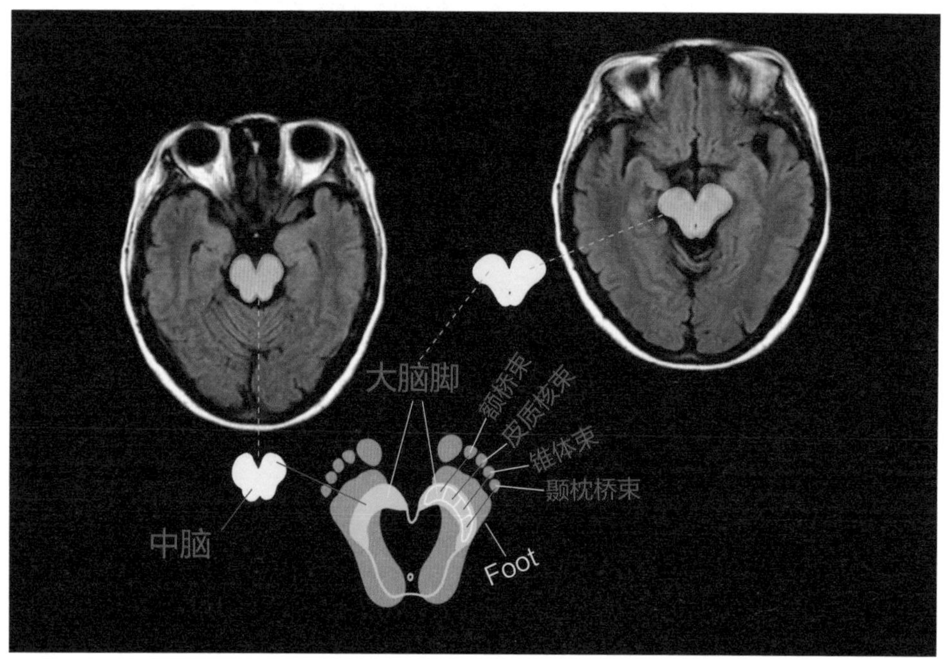

大脑脚
额桥束
皮质核束
锥体束
颞枕桥束
中脑
Foot

图3-54 Weber（大脑脚）综合征

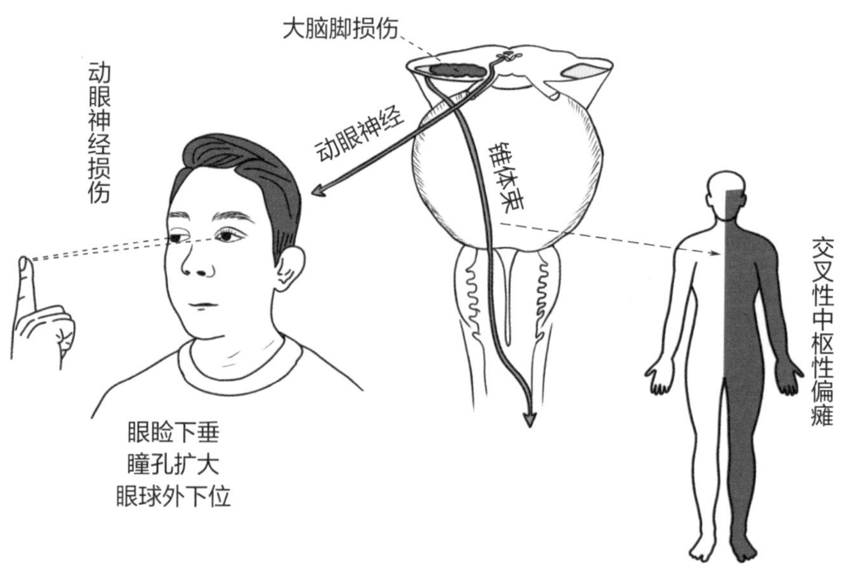

大脑脚损伤
动眼神经损伤
动眼神经
锥体束
交叉性中枢性偏瘫
眼睑下垂
瞳孔扩大
眼球外下位

四、边缘系统

边缘系统，是由边缘叶、附近皮质和有关的皮质下组织构成的一个统一的功能系统。边缘系统包含的结构相当广泛，如梨状皮质、内嗅区、眶回、扣带回、胼胝体下回、海马回、脑岛、颞极、杏仁核群、隔区、视前区、下丘脑、海马以及乳头体都属于边缘系统。边缘系统的主要部分环绕大脑两半球内侧形成一个闭合的环，故此得名。边缘系统内部互相连接，与脑的其他部分也有广泛联系，参与感觉、内脏活动的调节，并与情绪、行为、学习和记忆等心理活动密切相关。

五、三级脑概念

作为一个整体，我们的大脑由下向上分为三级：年代久远的古脑、相对古老的哺乳脑和非常年轻的新脑（图3-55、图3-56）。

1. 古脑

控制着身体的肌肉、平衡，以及维持呼吸、心跳、消化、体温、睡眠等生命活动。

2. 哺乳脑

位于“边缘系统”，哺乳脑和古脑在功能上密切配合，使“情绪意识”和“身体意识”相通，形成“主动记忆”和“当下意识”。

3. 新脑

左侧大脑皮质控制着身体的右侧，右侧大脑皮质控制着身体的左侧。右脑更多地决定了空间感、抽象思维、音乐感与艺术性，而左脑则更多地决定了线性逻辑、理性思考与言语能力。

图3-55 三级脑概念及功能

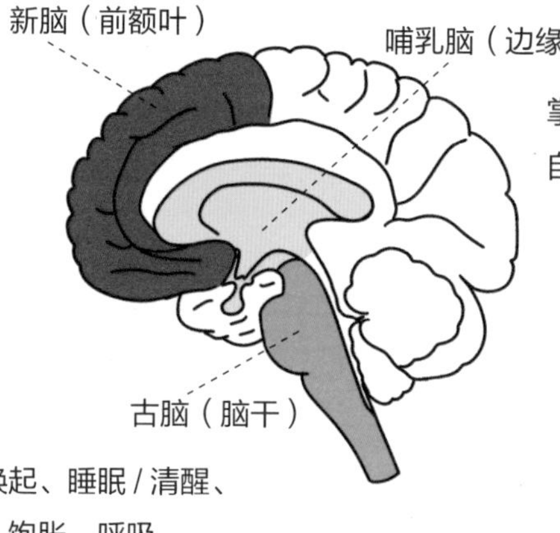
负责计划和预测、感知时间和情景、抑制不恰当的行动、同情和理解
新脑（前额叶）
哺乳脑（边缘系统）
掌管社交、处理交际、自身定位、问题导向等
古脑（脑干）
负责唤起、睡眠/清醒、饥饿、饱胀、呼吸

图3-56 乳头体、海马和前额叶功能

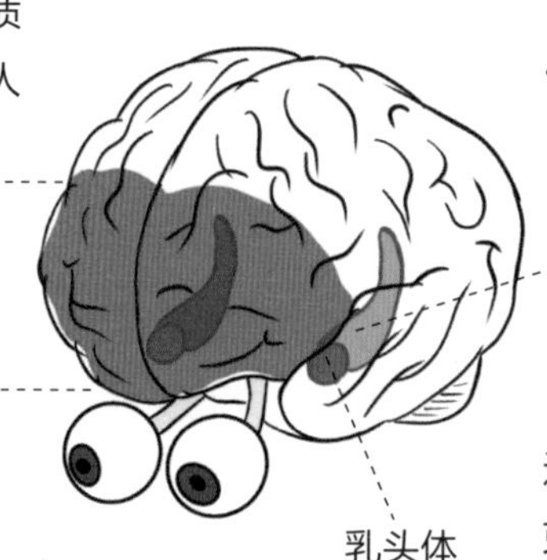
与短期记忆、长期记忆，以及空间定位有关。海马体中的位置细胞与内嗅皮质中的网格细胞在脑部进行空间定位和导航时扮演重要角色
· 位于大脑额叶的前部、运动皮质和前运动皮质的前方前额叶皮质与人生存的欲望和性格有关
前额叶（属于新脑）
海马（属于哺乳脑）
乳头体
通过乳头丘脑束和乳头被盖束至丘脑前核、中脑的背盖背侧、腹侧核，对于情节记忆很重要

六、觉醒、植物状态和脑死亡

1. 觉醒

觉醒是一种脑的功能状态，它保证了某些高级脑功能如行为、认识和情绪活动的进行。觉醒的维持需要自上而下的三级结构：大脑皮质、上行投射系统（特异性和非特异性）和脑干网状上行激活系统（图3-57、图3-58）。

（1）大脑皮质　相当于大脑神经细胞的CPU（中央处理器），具有高度复杂的神经功能。大脑皮质不仅对皮质下组织起调节、控制作用，而且是主动调节行动、对信息进行选择的重要器官。

（2）上行投射系统

①特异性投射系统：其功能是产生特定的感觉，并激发大脑皮质发出传出冲动。

②非特异性投射系统：主要是丘脑非特异性投射系统，即丘脑非特异性核团向大脑皮质广泛区域的弥散性投射。非特异性投射系统是各种不同感觉的共同上行道路，由于经过脑干网状结构神经元错综复杂的换元传递，于是失去了专一的感觉性质及定位特征。因此，非特异性投射系统的功能是维持和改变大脑皮质的兴奋状态，但不能产生特定的感觉。

上行投射系统在影像上形成两个特征性征象：放射冠和半卵圆中心。

①放射冠，属于丘脑非特异性投射系统，是指从内囊到大脑皮质间呈放射状的纤维束。放射冠的部分纤维会穿过半卵圆中心。

②半卵圆中心，是一个区域白质的统称，位于胼胝体上方；因在水平切面上呈半个卵圆形（两侧合成卵圆形）而得名。放射冠范围比半卵圆中心广，二者为包含关系（图3-59 ～图3-61）。半卵圆中心，由豆纹动脉、大脑中动脉或大脑前动脉的皮质支等供血，是腔隙性脑梗死的好发部位。

（3）脑干网状上行激活系统　是脑干腹侧中心部分神经细胞和神经纤维相混杂的结构，是感觉传导的重要旁路，把体内、外的各种刺激广泛地传递到大脑皮质，以保持大脑皮质的觉醒状态。

2. 植物状态

植物状态是一种“醒而不觉”的状态，是由各种病因导致严重大脑皮质损伤后，有觉醒但无觉知的状态。“植物”指此类患者有基本的生理功能，如维持呼吸、心跳、血压、体温、消化等功能，但对自我和外界环境无觉知。为减少“植物”给人的消极印象，目前推荐使用“无反应觉醒综合征”这一名称取代“植物状态”。1995年，美国康复协会提出“最小意识状态”的概念，最小意识状态是指具有微小明确的行为证据证明能感知自我和环境的一种状态。最小意识状态，同样是一种严重的意识障碍，但有别于植物状态（图3-62、图3-63）。

3. 脑死亡

脑死亡是指包括脑干在内的全脑功能不可逆转的丧失，就是死亡。大脑、脑干是人体信号接收与传出过程的重要器官组织，两者的功能一旦丧失，人体的其他器官就无法继续协同运作。脑死亡与植物状态的最大区别在于：脑死亡患者没有自主呼吸，植物状态患者有自主呼吸（图3-64）。目前，中国的脑死亡判定指南（2019年版）已应用于临床。

图3-57 **与觉醒相关的信息传导**

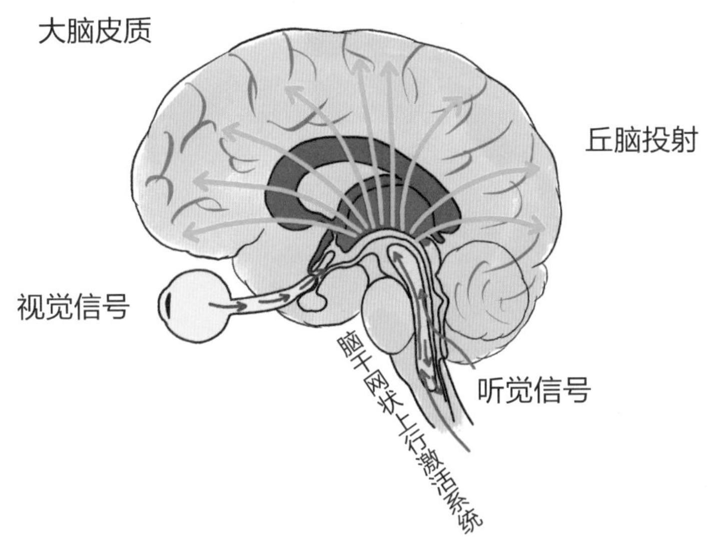
大脑皮质
丘脑投射
视觉信号
脑干网状上行激活系统
听觉信号

图3-58 **意识的维持结构**

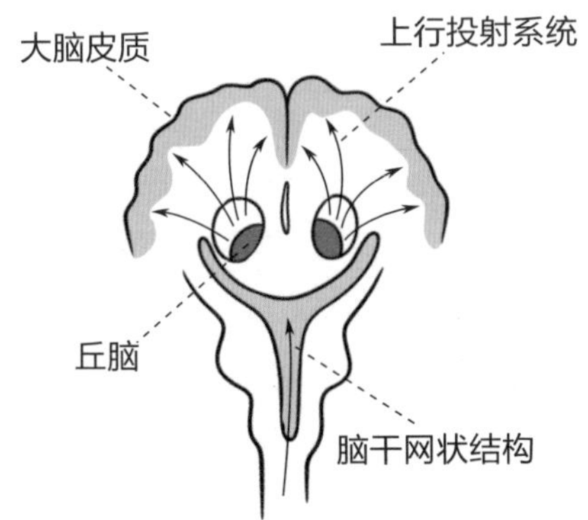
大脑皮质
上行投射系统
丘脑
脑干网状结构

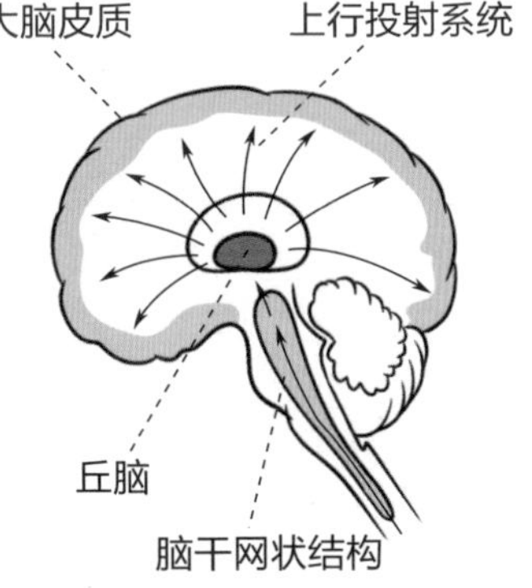
大脑皮质
上行投射系统
丘脑
脑干网状结构

意识清楚：对自身和周围环境可感知的状态，可通过语言及行动来表达

意识障碍：对自身和环境的感知发生障碍，或赖以感知环境的精神活动发生障碍的一种状态

图3-59 半卵圆中心和放射冠

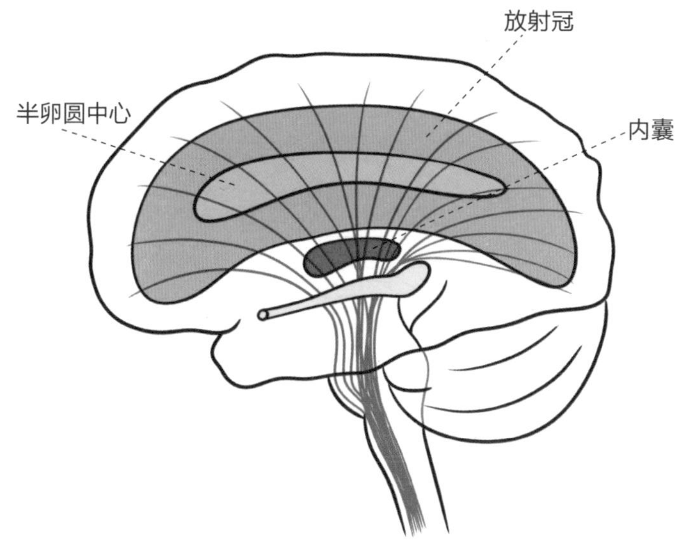

放射冠
半卵圆中心
内囊

图3-60 MR上的放射冠和半卵圆中心

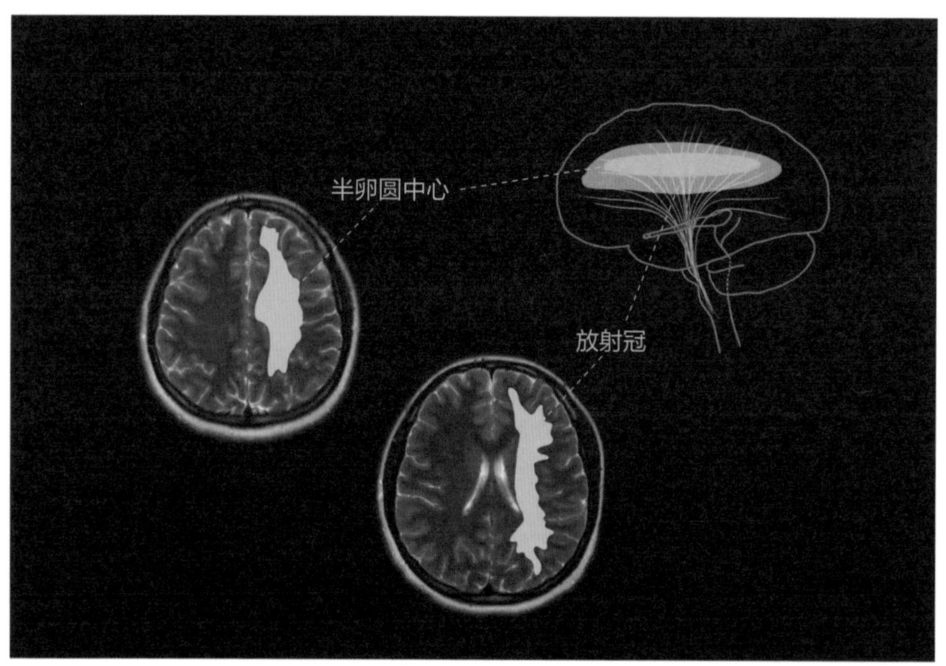

半卵圆中心
放射冠

图3-61 半卵圆中心

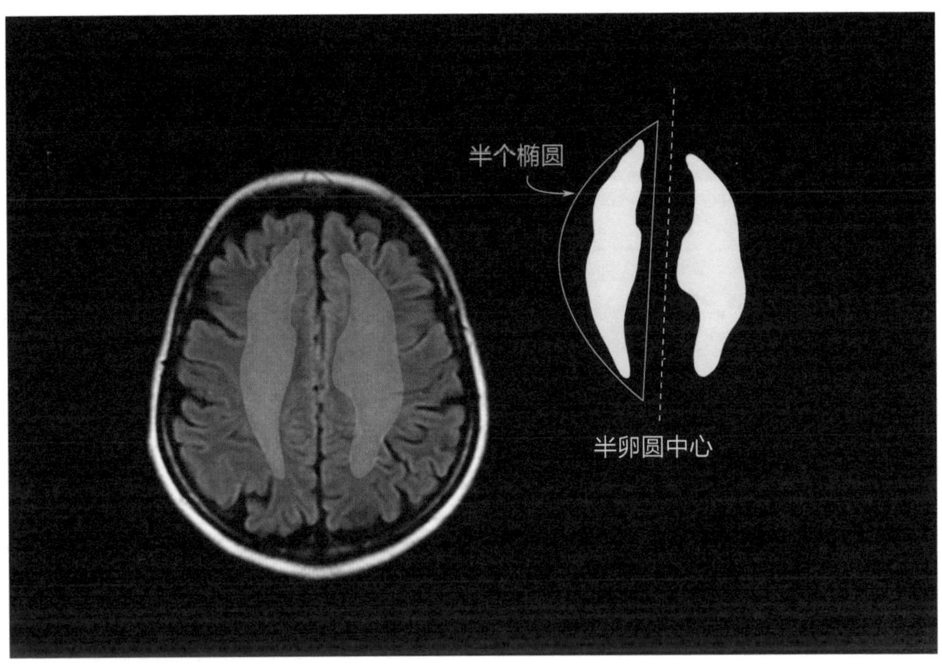
半个椭圆
半卵圆中心

图3-62 植物状态与最小意识状态

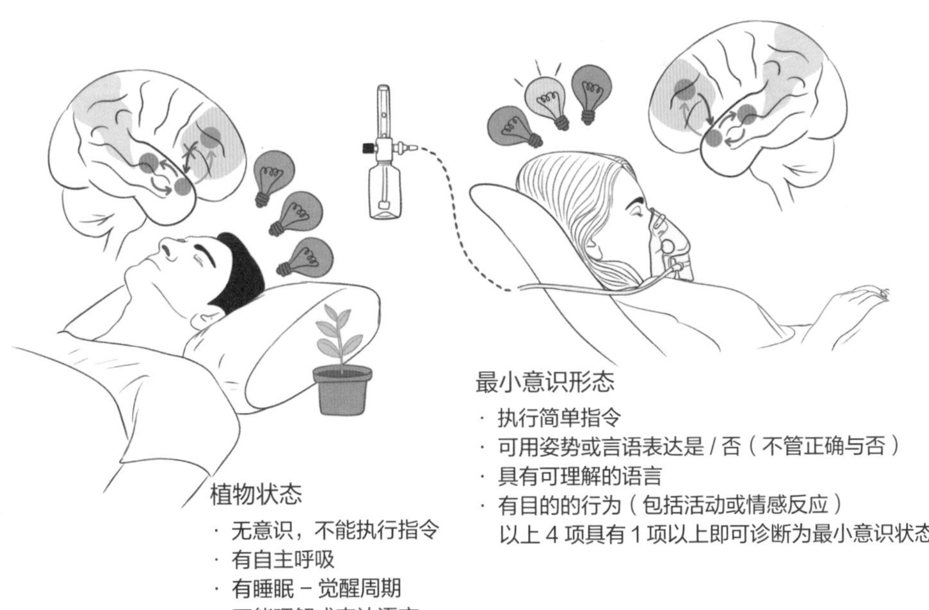
最小意识形态
· 执行简单指令
· 可用姿势或言语表达是 / 否（不管正确与否）
· 具有可理解的语言
· 有目的的行为（包括活动或情感反应）
以上 4 项具有 1 项以上即可诊断为最小意识状态
植物状态
· 无意识，不能执行指令
· 有自主呼吸
· 有睡眠 – 觉醒周期
· 不能理解或表达语言

图3-63 脑不同损伤层面的归转

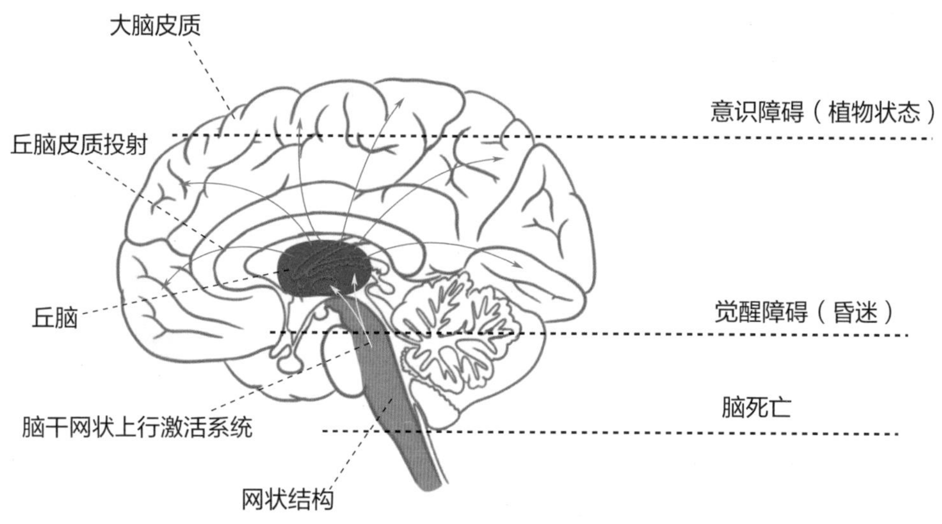
大脑皮质
丘脑皮质投射
丘脑
脑干网状上行激活系统
网状结构
意识障碍（植物状态）
觉醒障碍（昏迷）
脑死亡

图3-64 脑死亡和植物状态的区别

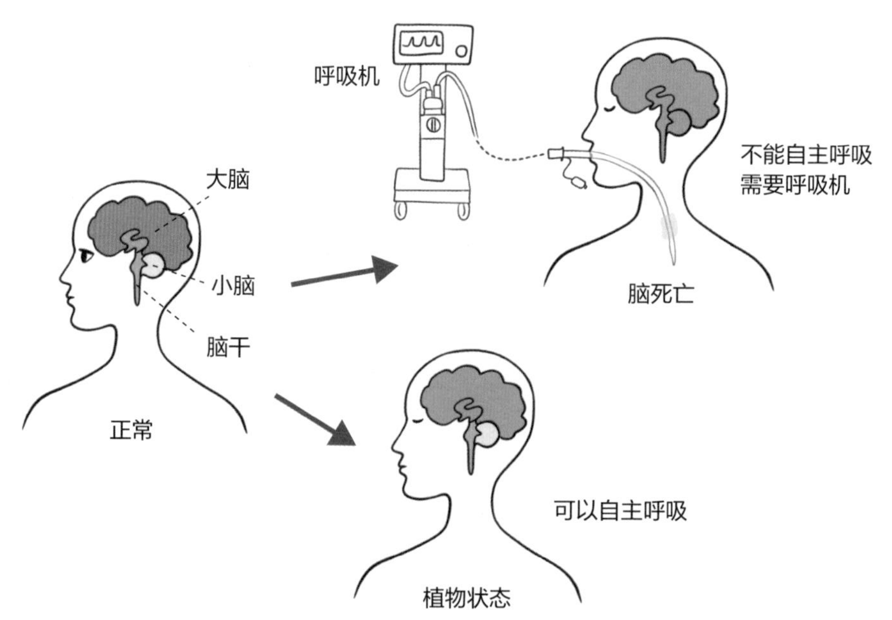
呼吸机
不能自主呼吸
需要呼吸机
脑死亡
大脑
小脑
脑干
正常
可以自主呼吸
植物状态

第 4 章

脑室系统和核心脑池

一、脑室系统

脑室系统是脑内部充满脑脊液的一组腔隙结构，由4个相互连通的脑室组成，最终延伸至脊髓形成中央管。部分人还存在第五脑室和第六脑室。脑室系统内表面覆盖室管膜。两个大脑半球内有两个侧脑室，间脑（位于中脑之上、两大脑半球之间的脑组织）内有第三脑室；小脑和延髓及脑桥之间有第四脑室；各脑室之间有小孔和管道相通（图4-1 ~ 图4-3）。基于脑脊液的循环途径（图4-4），让人更容易理解脑积水、分流手术和相关症状。

1. 侧脑室

侧脑室，由额角、体部、颞角、枕角和三角区（也称为房部）组成，额角和体部的内侧壁为透明隔（图4-5）。

胼胝体和额角密切相关，胼胝体的下方和膝部形成了脑侧室额角的顶部和侧壁，室间孔为侧脑室额角的后界。侧脑室额角位于额下回的深面，侧脑室三角区位于缘上回深面，颞角在颞中回的深面，中央前回和中央后回的深面是侧脑室的体部。在颅脑影像水平位上，内囊膝部位于Moron孔（室间孔）的外侧（图4-5、图4-6）。

2. 第三脑室

第三脑室是脑中线上、左右丘脑之间、侧脑室体部下方一个狭长的矢状窄腔。在矢状位上，第三脑室近似为四边形，高2.5 ~ 3cm，前后径稍长；通过室间孔与双侧脑室相通，向后通过中脑导水管与第四脑室相通。

第三脑室有顶、底、前壁、后壁和外侧壁：顶由海马连合、穹窿、大脑内静脉、脉络丛后动脉组成，底从视交叉到中脑导水管上口，前部为下丘脑，后部为丘脑（图4-5、图4-7、图4-8）。

3. 第四脑室

第四脑室，状如尖端向上的帐篷。其尖端由前髓帆、后髓帆构成，背侧为小脑，腹侧为桥脑和延髓。第四脑室上接中脑导水管，下端以侧孔与蛛网膜下腔相通（桥小脑角处），以正中孔与枕大池相通（图4-5、图4-8、图4-9）。

4.第五脑室和第六脑室

（1）第五脑室　从解剖位置上，将位于两个侧脑室之间的透明隔间腔，称为第五脑室（图4-10）。其上界为胼胝体干，前下方为胼胝体膝、嘴和前连合，底部和后方为穹窿。

第五脑室是人脑发育过程中的正常结构，通常在出生后的几个月内闭合，但少数成人该结构仍存在。然而，透明隔间腔内壁未衬有室管膜细胞，与脑室系统不相通，其内含的液体也与脑室系统不同。

从组织学上来看，将第五脑室定义为位于脊髓圆锥并由室管膜包绕、内含脑脊液的囊腔，也称为终室。

（2）第六脑室　第六脑室又称韦尔加（Vergae）腔，由海马连合闭合不全所致，常由第五脑室向后扩展形成，也可单独存在（图4-10）。其上界是胼胝体干与压部，前方和侧方是穹隆柱和体部，向后下延伸止于穹隆脚附近，与脑室系统相通。

5.脑脊液循环

脑脊液由各脑室内的脉络丛产生，从侧脑室经室间孔流入第三脑室，再经中脑导水管流入第四脑室。此后，可继续流入脊髓中央管，或经第四脑室正中孔和外侧孔流入蛛网膜下腔。脑脊液最后经上矢状窦旁的蛛网膜颗粒回流到上矢状窦，回流至颈内静脉（图4-11）。成年人颅内压正常值为70 ~ 200mmH_2O（或80 ~ 180mm H_2O），儿童颅内压正常值为40 ~ 100mmH_2O（图4-12、图4-13）。

图4-1 脑室系统的“三方位”展示

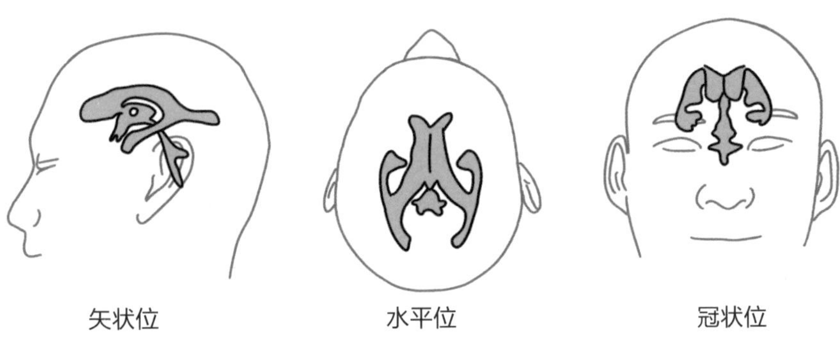
矢状位
水平位
冠状位

图4-2 脑室系统的体表投影

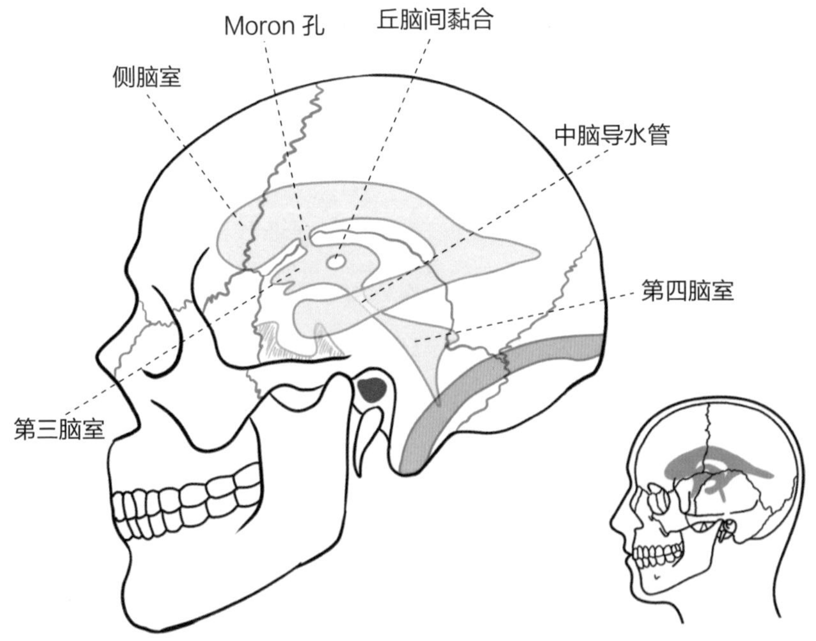
Moron 孔
丘脑间黏合
侧脑室
中脑导水管
第四脑室
第三脑室

图4-3 矢状位：脑室系统构成及其毗邻

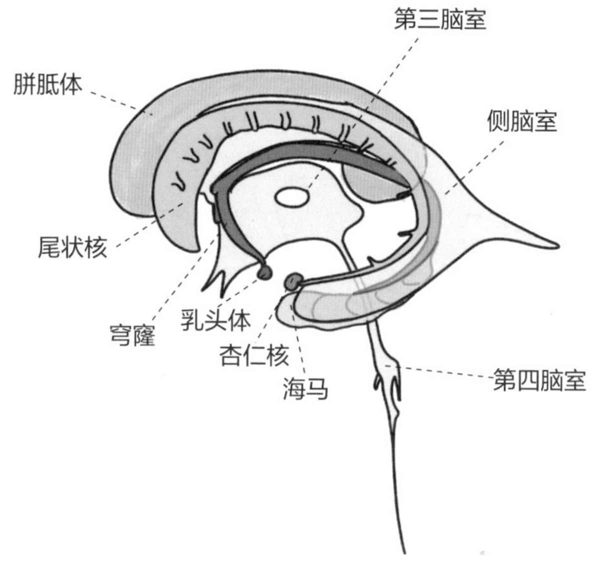
第三脑室
胼胝体
侧脑室
尾状核
穹窿
乳头体
杏仁核
海马
第四脑室

图4-4 头颅MR矢状位脑脊液循环

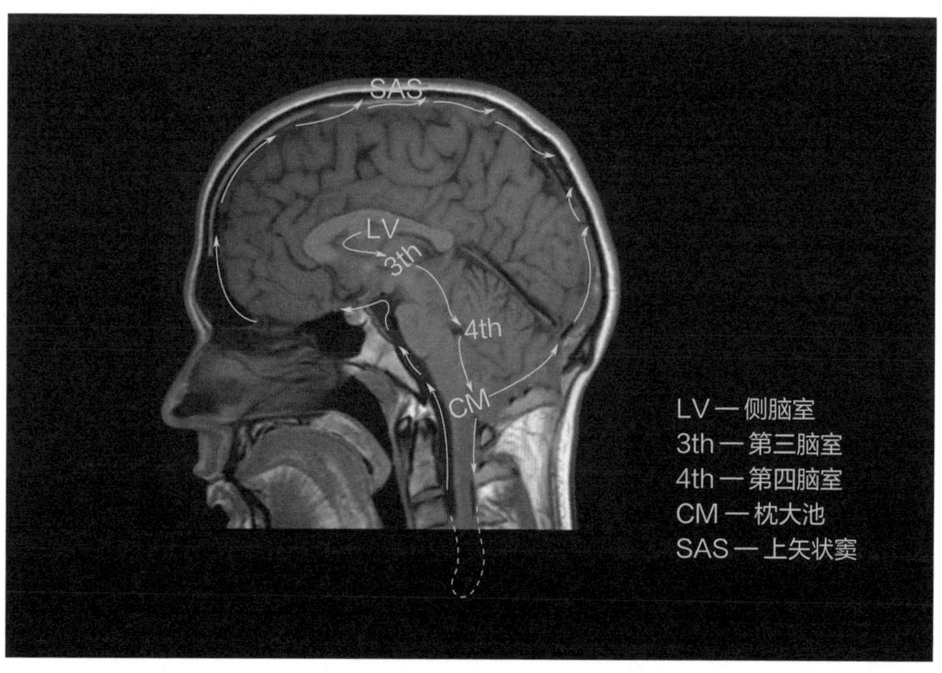
SAS
LV
3th
4th
CM
LV一侧脑室
3th一第三脑室
4th一第四脑室
CM一枕大池
SAS一上矢状窦

图4-5 矢状位：侧脑室的构成及连通

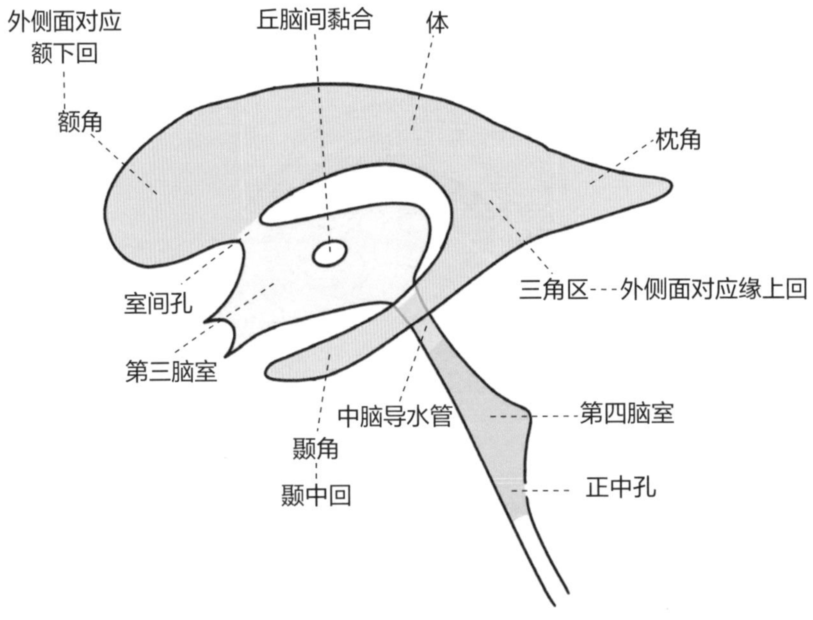
外侧面对应
额下回
丘脑间黏合
体
额角
枕角
室间孔
三角区---外侧面对应缘上回
第三脑室
中脑导水管
第四脑室
颞角
正中孔
颞中回

图4-6 基底核与侧脑室、第三脑室的位置关系

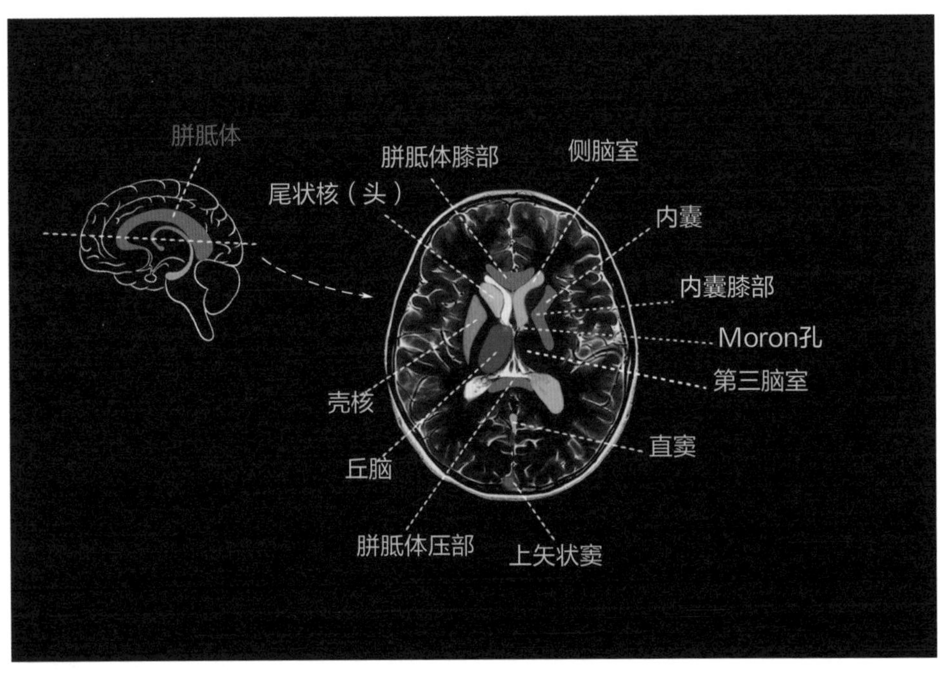
胼胝体
胼胝体膝部
侧脑室
尾状核（头）
内囊
内囊膝部
Moron孔
第三脑室
壳核
直窦
丘脑
胼胝体压部
上矢状窦

图4-7 冠状位：第三脑室的毗邻关系

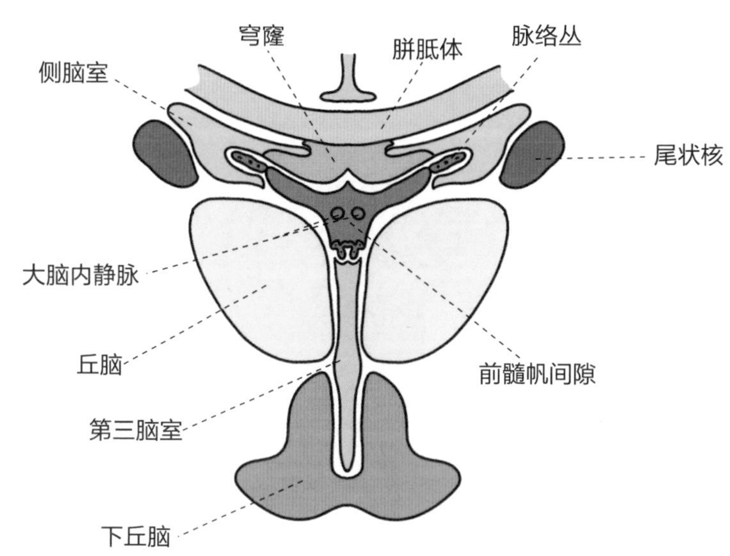
穹窿
胼胝体
脉络丛
侧脑室
尾状核
大脑内静脉
丘脑
前髓帆间隙
第三脑室
下丘脑

图4-8 脑室系统的立体示意图

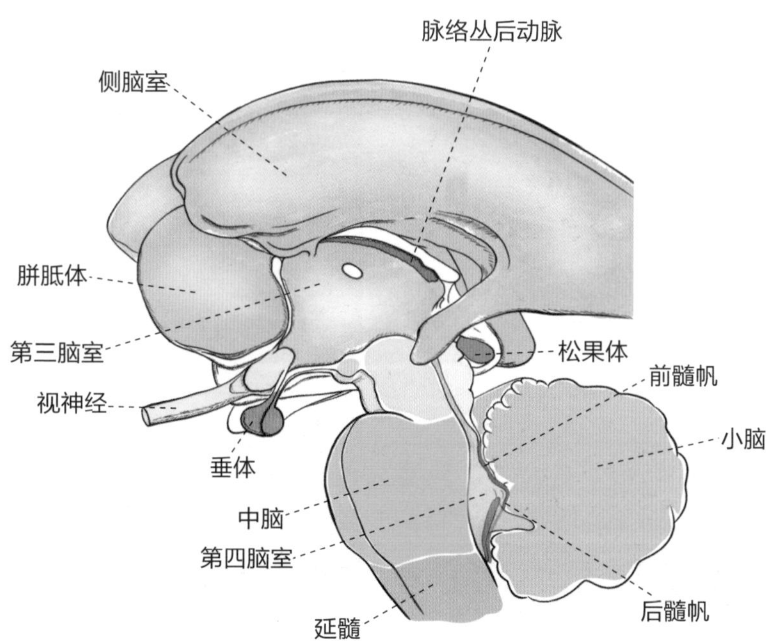
脉络丛后动脉
侧脑室
胼胝体
第三脑室
松果体
前髓帆
视神经
小脑
垂体
中脑
第四脑室
后髓帆
延髓

图4-9 脑室系统与脑脊液循环

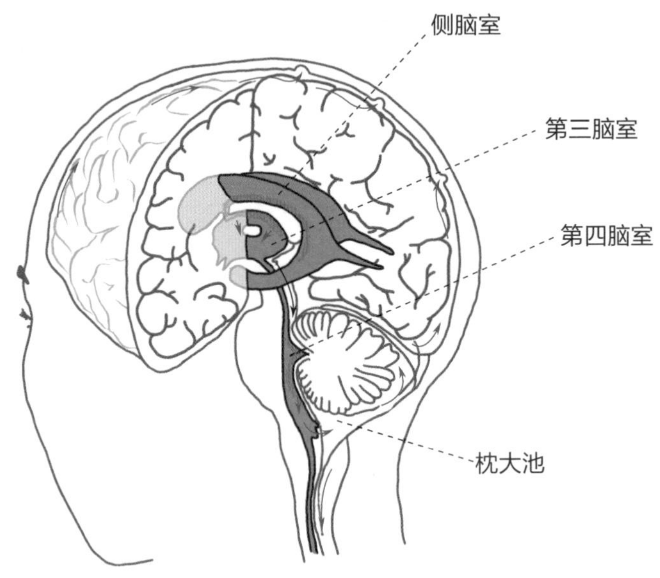
侧脑室
第三脑室
第四脑室
枕大池

图4-10 第五、第六脑室示意图

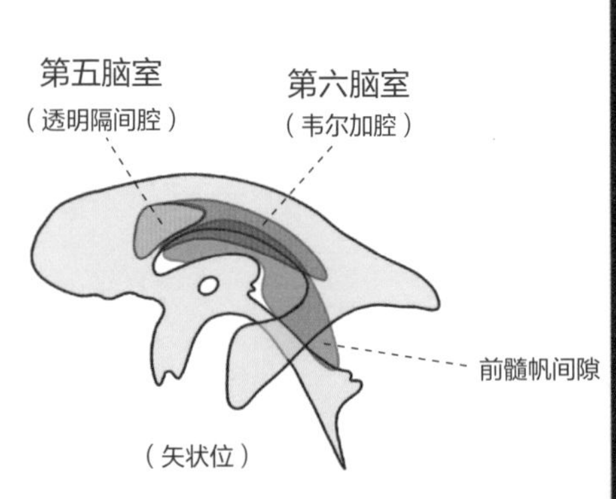
第五脑室
（透明隔间腔）
第六脑室
（韦尔加腔）
前髓帆间隙
（矢状位）

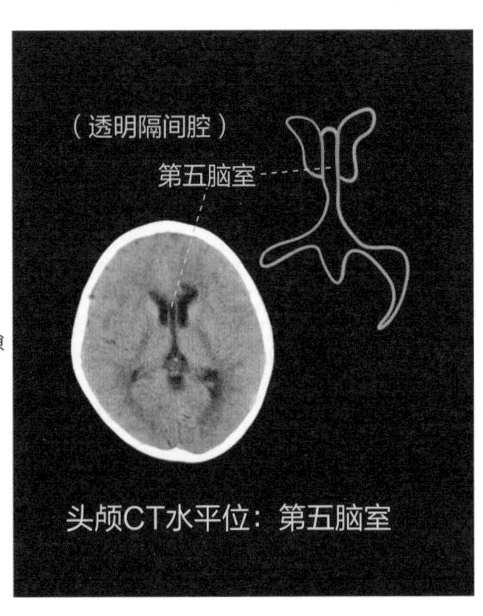
（透明隔间腔）
第五脑室
头颅CT水平位：第五脑室

图4-11 脑脊液循环路径示意图

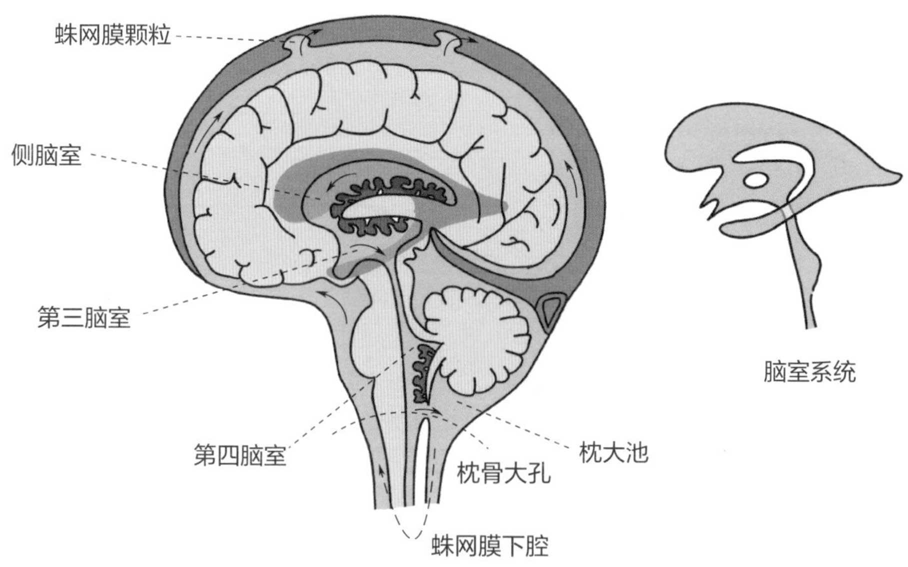

蛛网膜颗粒
侧脑室
第三脑室
第四脑室
枕骨大孔
枕大池
蛛网膜下腔
脑室系统

图4-12 脑脊液的量及压力

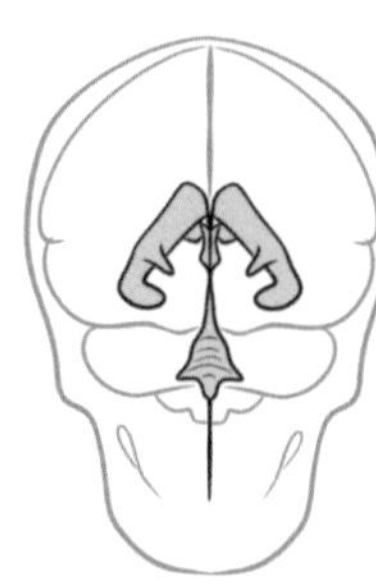

1.脑脊液的量及分布

(1)正常成人脑脊液总量为100~160ml,婴儿为50ml，其中约1/4在脑室系统内，约3/4在脑和脊髓表面的蛛网膜下腔内。

（2）正常成人每个侧脑室约含脑脊液15ml，第三、第四脑室约各含5ml，脑底池和脑表面蛛网膜下腔约含25ml，脊髓蛛网膜下腔约含75ml。

（3）每分钟产生0.3ml脑脊液,每日产生400~500ml，每6~8小时更新一次

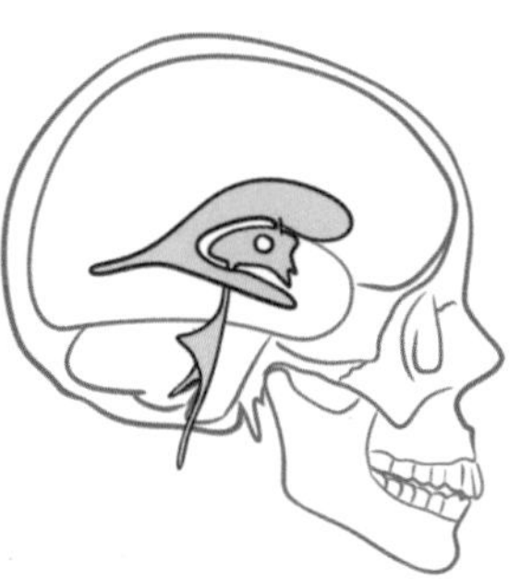

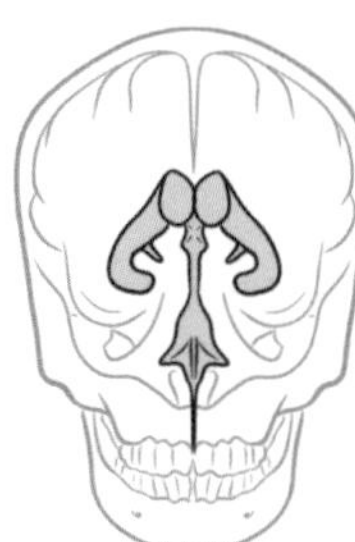

2.脑脊液压力

（1）正常成人侧卧位腰穿时或平卧时侧脑室内的压力70～200mmH_2O（或80～180mmH_2O）。

（2）用20号腰穿针，正常成人每分钟滴出60滴。

（3）儿童的正常脑脊液压力为40～100mmH_2O，新生儿为30~80mmH_2O

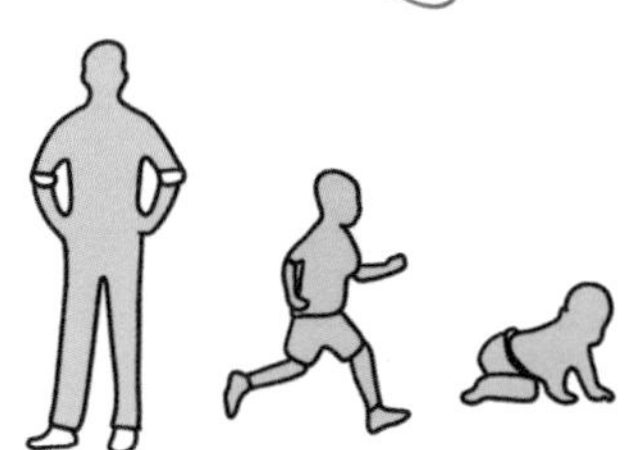

正常成人：60 滴 / 分

图4-13 **颅内探头类型与颅内压监测**

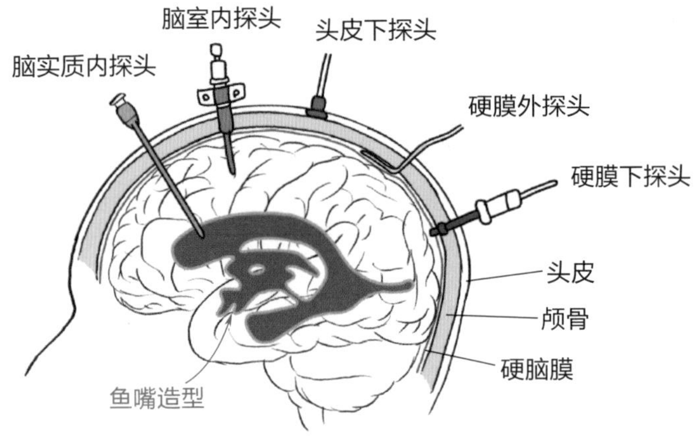
脑室内探头
头皮下探头
脑实质内探头
硬膜外探头
硬膜下探头
头皮
颅骨
硬脑膜
鱼嘴造型

二、脑积水

脑室中的脉络丛产生脑脊液，脑脊液在各脑室与蛛网膜下腔之间循环。如脑室通道发生阻塞，则脑室中的脑脊液越来越多，并扩大形成脑积水。基于脑积水的形成机制，分为交通性与梗阻性（非交通性）两类，这两类都有先天性和后天性之分（图4-14 ~图4-16）。

1. 交通性脑积水

可由脑脊液流动减慢、再吸收减少，或脑脊液产生过多导致。

2. 梗阻性脑积水

梗阻性脑积水由脑脊液流动的通路（脑室系统和蛛网膜下腔）发生梗阻所致。最常见的是连通第三和第四脑室的中脑导水管，由于其孔径非常小，易因炎症粘连、出血阻塞和肿瘤压迫等导致梗阻性脑积水。

3. 正常压力脑积水

正常压力脑积水是一种特殊类型的脑积水，腰穿测量脑脊液压力在正常范围内，但间中有颅内压增高（图4-17、图4-18）。

对于急性脑积水，以脑室外引流为主（图4-19、图4-20）；对于慢性脑积水，以分流术为主（图4-21、图4-22）。

图4-14 脑积水导致脑室系统扩张

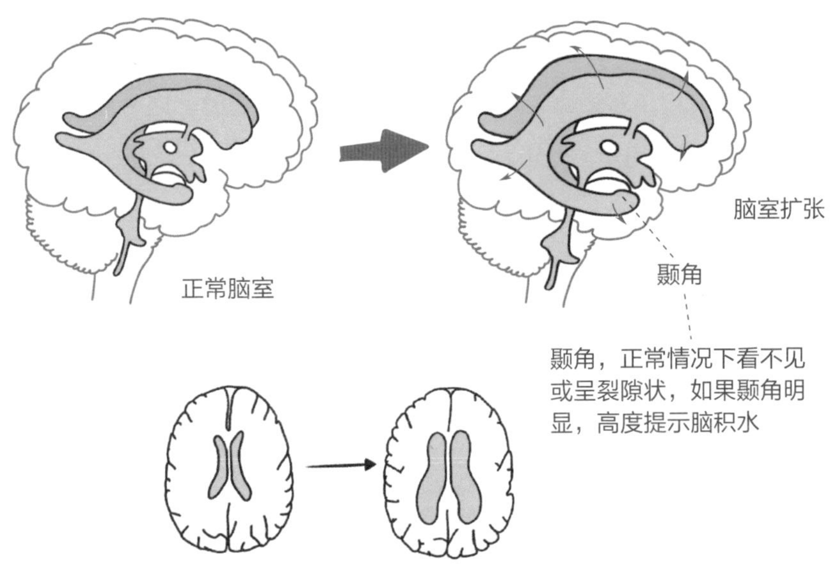
正常脑室
脑室扩张
颞角
颞角，正常情况下看不见
或呈裂隙状，如果颞角明
显，高度提示脑积水

图4-15 儿童脑积水的典型临床体征

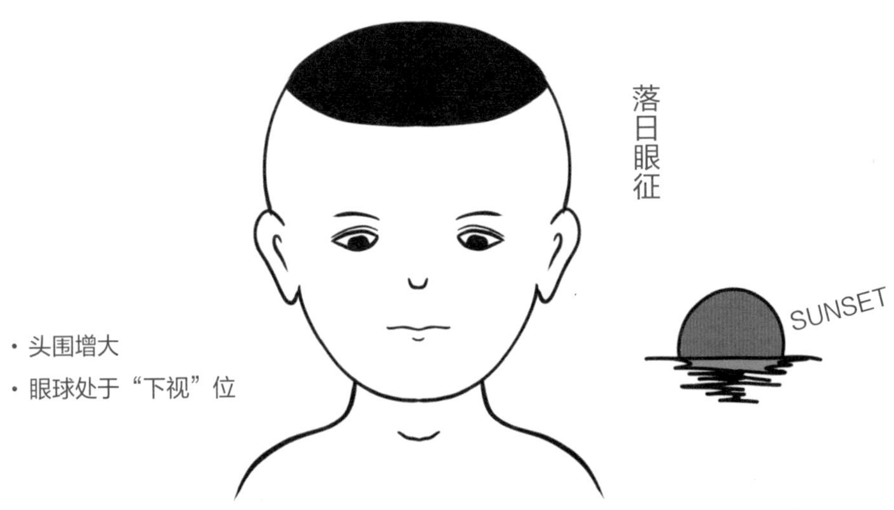
落日眼征
SUNSET
· 头围增大
· 眼球处于“下视”位

图4-16 成人“高颅压性”脑积水的表现

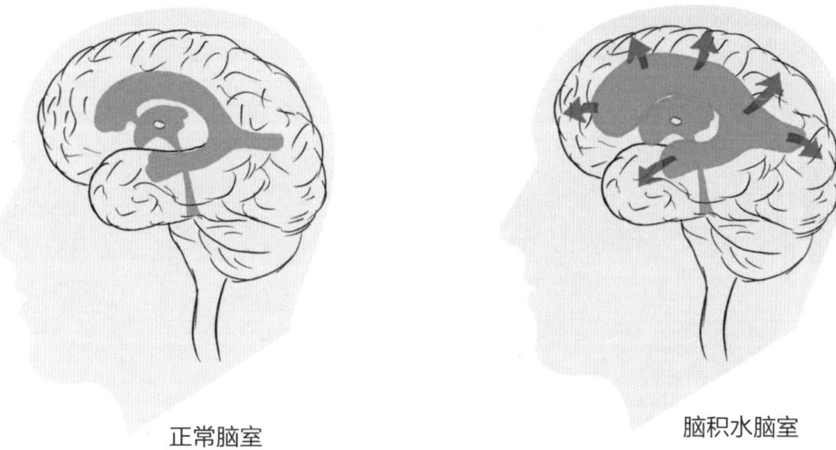
正常脑室
脑积水脑室

成人脑积水患者很少表现为“落日眼征”，但会导致视力下降或失明

图4-17 成人正常压力脑积水的临床表现

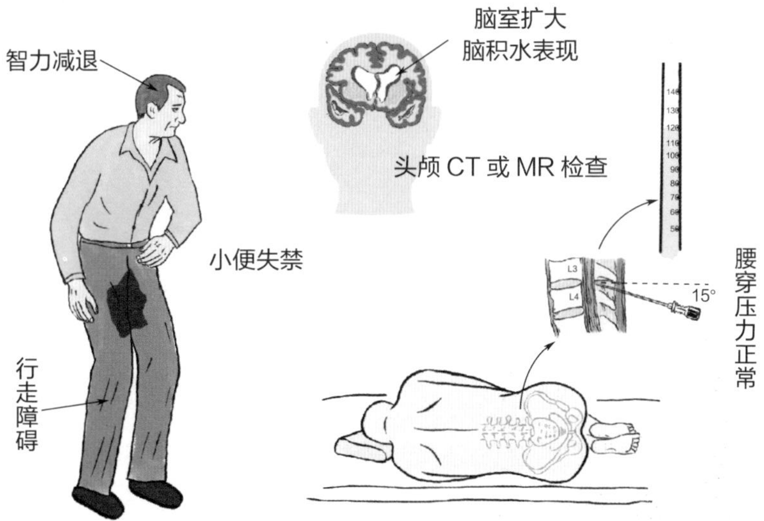
智力减退
脑室扩大
脑积水表现
头颅 CT 或 MR 检查
小便失禁
行走障碍
L3
L4
15°
腰穿压力正常

图4-18 正常压力脑积水的相关改变

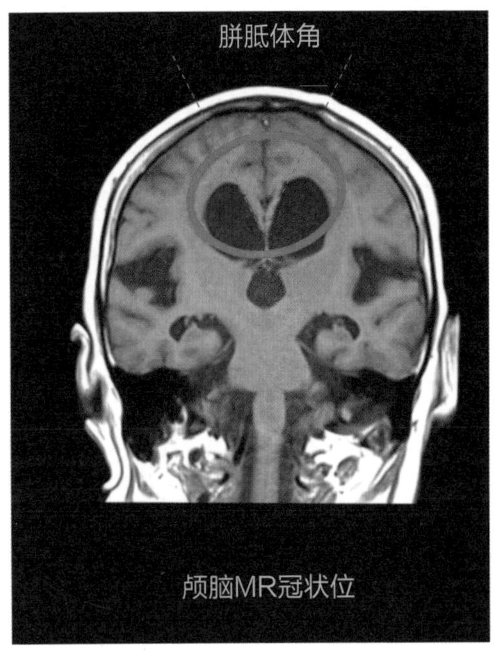
胼胝体角
颅脑MR冠状位

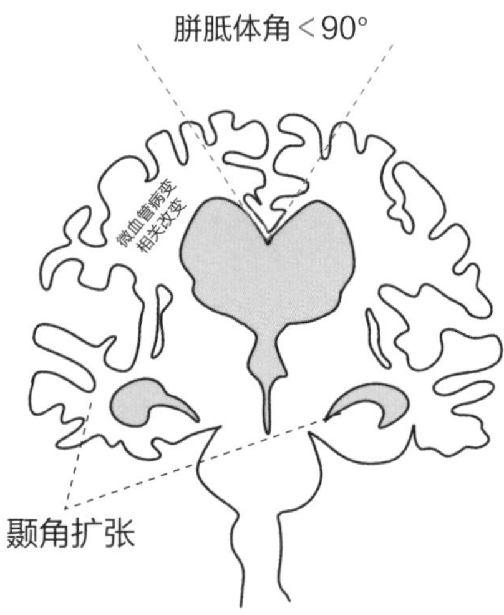
胼胝体角<90°
微血管病变
相关改变
颞角扩张

图4-19 侧脑室额角穿刺术

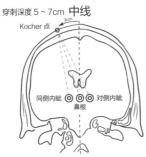

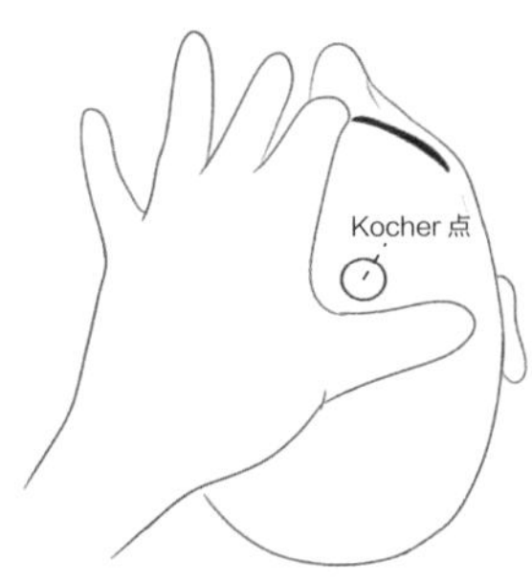
Kocher 点
穿刺深度 5~7cm 中线
3cm
同侧内眦
对侧内眦
鼻根

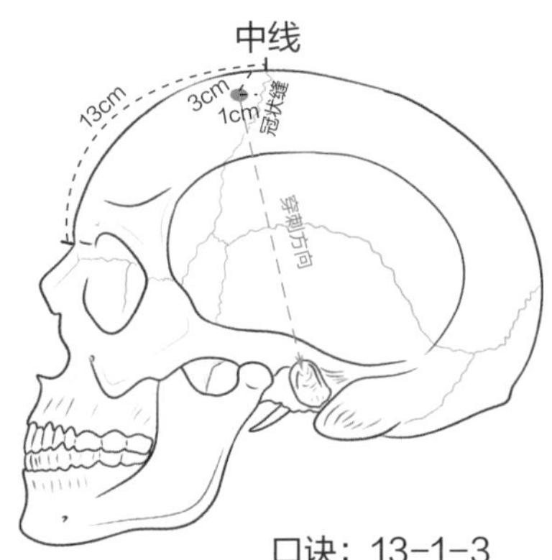
中线
13cm
3cm
1cm
冠状缝
穿刺方向
口诀：13-1-3

Kocher 点（中线旁开 3cm，冠状缝前 1cm）

图4-20 侧脑室额角置管外引流术

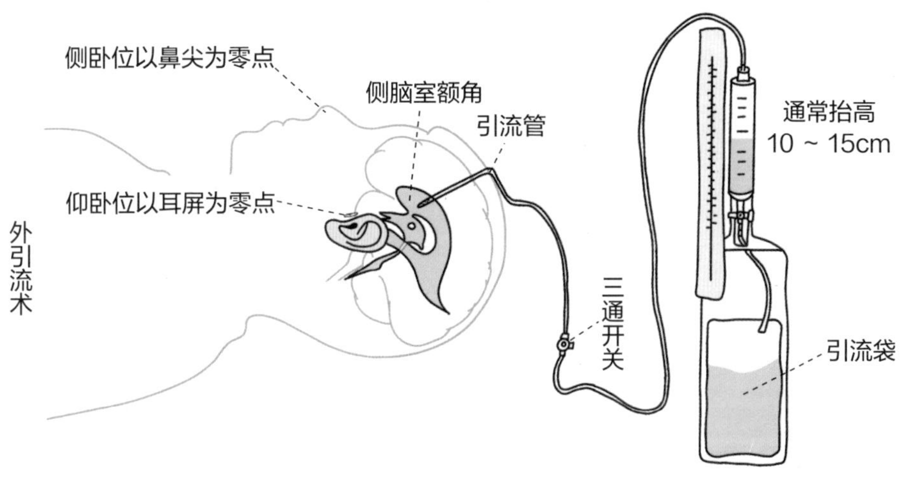
侧卧位以鼻尖为零点
侧脑室额角
引流管
通常抬高
10 ~ 15cm
仰卧位以耳屏为零点
外引流术
三通开关
引流袋

图4-21 脑室-腹腔分流术（一）

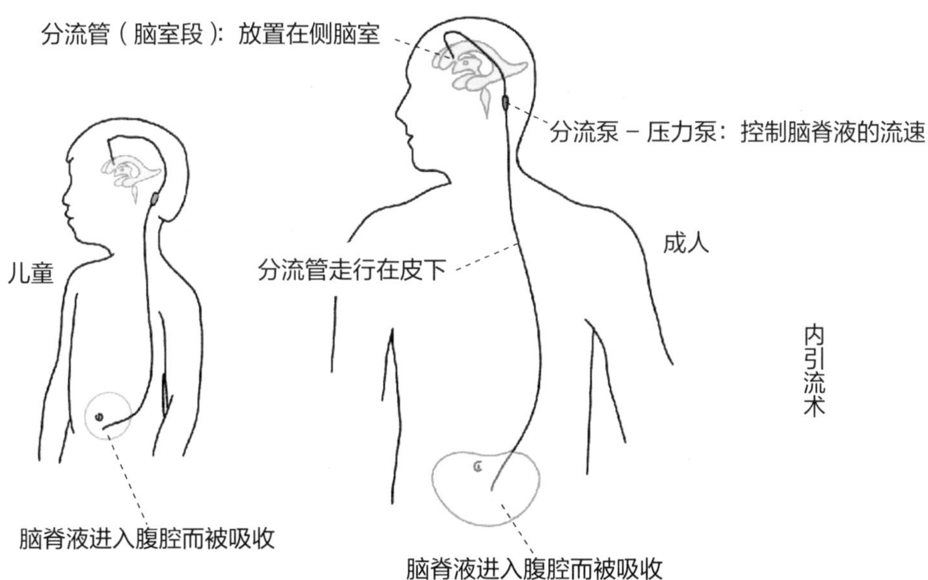
分流管（脑室段）：放置在侧脑室
分流泵 - 压力泵：控制脑脊液的流速
成人
儿童
分流管走行在皮下
内引流术
脑脊液进入腹腔而被吸收
脑脊液进入腹腔而被吸收

图4-22 脑室-腹腔分流术（二）

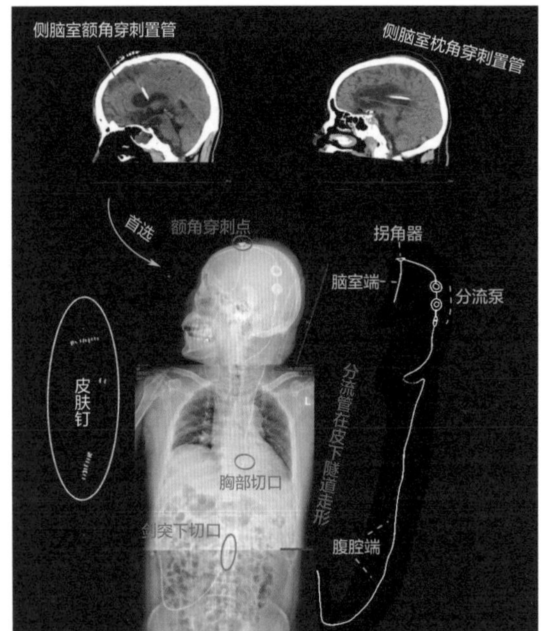
侧脑室额角穿刺置管
侧脑室枕角穿刺置管
首选
额角穿刺点
拐角器
脑室端
分流泵
皮肤钉
分流管在皮下隧道走形
胸部切口
剑突下切口
腹腔端

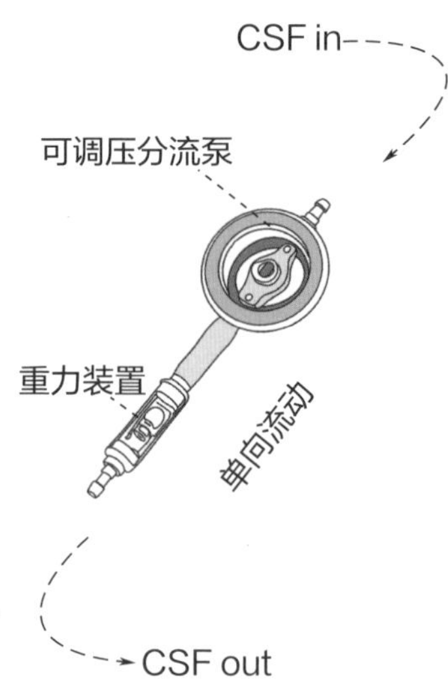
CSF in
可调压分流泵
重力装置
单向流动
CSF out

三、核心脑池

蛛网膜与软脑膜之间的腔隙，称为蛛网膜下腔，内充脑脊液。蛛网膜下腔，在某些部位扩大为蛛网膜下池，由于蛛网膜下池主要位于脑周围，故称为脑池。脑表面有较浅的“沟”和较深的“裂”，沟相当于小溪，裂当于小河，脑池相当于湖泊，沟和裂处的脑脊液最终都汇入脑池，脑池还可作为手术进入脑深部的通道（图4-23）。核心脑池的定义为位于脑中线处，在临床上有重要、特定意义的脑池，包括纵裂池、鞍上池、环池、四叠体池、桥小脑角池、枕大池和外侧裂池（图4-24、图4-25）等。

1. 纵裂池

纵裂池位于两侧大脑半球之间的纵裂内，内有大脑镰插入。纵裂池底部绕于胼胝体周围，称为胼胝体周池，向前下延为终板池，向后下续于大脑大静脉池（图4-26）。

纵裂池，在头颅CT/MR水平位的不同层面上，征象不同：在胼胝体以上层面，可见纵裂池全长；在胼胝体层面，纵裂池分为前后两段；在鞍上池层面，则只见纵裂池前段（图4-27、图4-28）。终板池，位于终板前方、胼胝体嘴下方，两侧为大脑半球的旁嗅区和胼胝体下回（图4-29）。

2. 外侧裂池

外侧裂池，也叫侧裂池，位于大脑外侧裂内。在头颅CT/MR水平位上，外侧裂池的典型征象为横置的“Y”，主干伸至岛叶表面，分为前、后两支，前支较短，后支较长，即前、后支内侧对应岛叶（图4-30）。外侧裂池内有大脑中动脉的岛叶段和大脑中浅静脉（也称侧裂静脉）走行，外侧裂池在年轻人中可以不明显，老年人则较清晰，脑萎缩者明显增宽。

3. 环池

环池分为本部和翼部。本部围绕中脑的大脑脚两侧，前连脚间池，后连四叠体池；脚间池、环池和四叠体池共同勾画出中脑的轮廓（图4-31）。翼部向外伸向丘枕后下方，又称为丘脑后池。环池内有大脑后动脉、小脑上动脉、脉络丛前动脉和后动脉、基底静脉和滑车神经。

颞叶钩回疝，又被称为小脑幕裂孔疝，是因各种原因导致颅内高压，大脑颞叶钩回受挤压，而凸入小脑幕裂孔，导致环池变窄或消失，造成动眼神经、大脑后动脉、基底动脉和皮质脊髓束受压。其临床表现为意识障碍、烦躁、头痛呕吐、同侧瞳孔散大、对侧肢体偏瘫，伴有血压升高、心率减慢等症状，需急诊行外科手术治疗，以挽救生命（图4-32）。

4. 鞍上池

鞍上池，是影像学用词，位于蝶鞍上方，是视交叉池、脚间池或桥前池在轴位扫描时的共同显影。视交叉池，位于视交叉周围，外界为颈内动脉，前方有大脑前动脉和前交通动脉；脚间池，位于脚间窝，内有动眼神经、大脑后动脉水平段等；桥前池，位于斜坡与脑桥基底部之间，内有基底动脉，向两侧与桥小脑角池延续。在影像上，因扫描层面的不同，鞍上池可呈六角形、五角形和四角形等不同形态。

六角形鞍上池（图4-33），由视交叉池和脚间池组成，前角伸向两额叶之间，并延续为纵裂池；前外侧角伸向额、颞叶之间，延续为外侧裂池；后外侧角伸向颞叶与中脑之间，延续为环池；后角为脚间池（图4-34、图4-35）。前角和前外侧角之间的鞍上池前方为额叶的直回；前、后外侧角之间的鞍上池侧方为海马旁回钩；后外侧角和后角之间的鞍上池后方为大脑脚底。六角形鞍上池内主要有视交叉或视束、颈内动脉、垂体柄、乳头体、动眼神经和大脑后动脉水平段。

若头呈后伸位，则为五角形的鞍上池。五角形鞍上池由交叉池和桥前池组成，后方为脑桥基底部，其他毗邻关系同六角形鞍上池。池内主要有视交叉、颈内动脉、垂体柄、鞍背和基底动脉末端等。

扫描层面上移时，后外侧角不显影，则出现四角形鞍上池。池内主要有视交叉和视束、漏斗和乳头体。四角形鞍上池前为额叶直回，后为脚间窝，两侧为海马旁回钩。

鞍上池是Willis环所在处，是动脉瘤性蛛网膜下腔出血的好发部位（图4-35、图4-36）。

5. 四叠体池

四叠体池位于中脑四叠体后与小脑蚓部前缘之间，两端向外连于环池，四叠体池和环池位于小脑幕切迹内，内有大脑后动脉、脉络丛后动脉、小脑上动脉和滑车神经走行（图4-25、图4-37）。

6. 桥小脑角池

桥小脑角池，为桥前池（图4-24）向外侧的延续；其前外侧界为颞骨岩部的后内侧壁，后界为小脑中脚和小脑半球，内侧界为脑桥基底部或延髓上外侧部。第四脑室外侧孔开口于此池，面神经和前庭蜗神经经此池进入内听道；患听神经瘤时，桥小脑角池内出现肿块影并伴有内耳门、内耳道扩大，呈现典型的“喇叭征”。小脑下前动脉和迷路动脉亦越经此池。

7. 枕大池

枕大池也叫小脑延髓池，位于小脑半球后下方、延髓背面和枕鳞（枕骨大孔后方的贝壳状骨板）下部前方。池内有小脑下后动脉走行。矢状位上，枕大池为位于小脑扁桃体与枕内隆凸之间的三角形区，其两侧为小脑半球的后下部（图4-38）。

图4-23 脑脊液循环与脑池

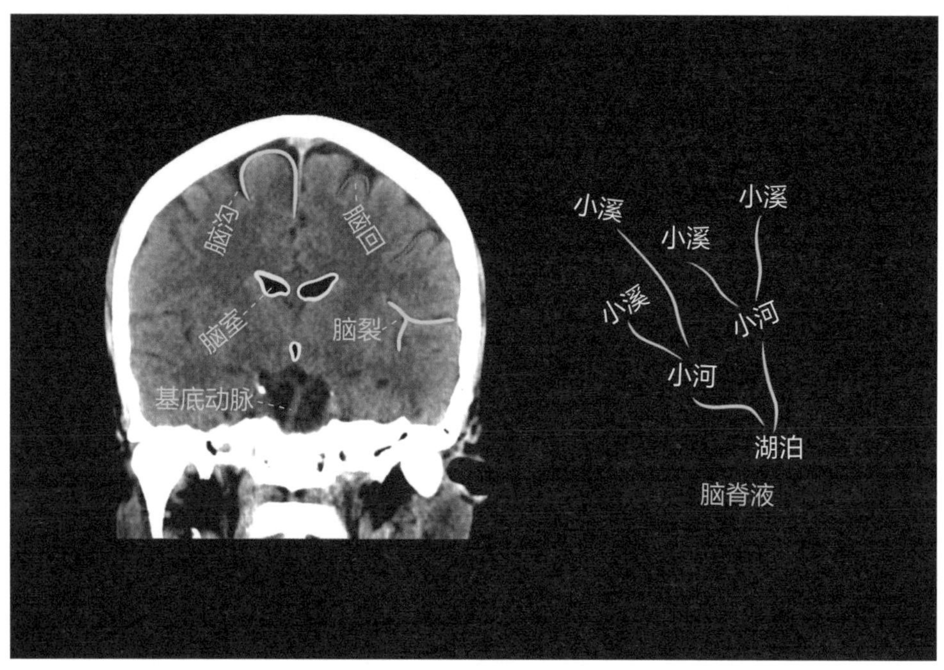

脑沟
脑回
脑室
脑裂
基底动脉
小溪
小溪
小溪
小溪
小河
小河
湖泊
脑脊液

图4-24 颅脑水平位影像：重要脑池

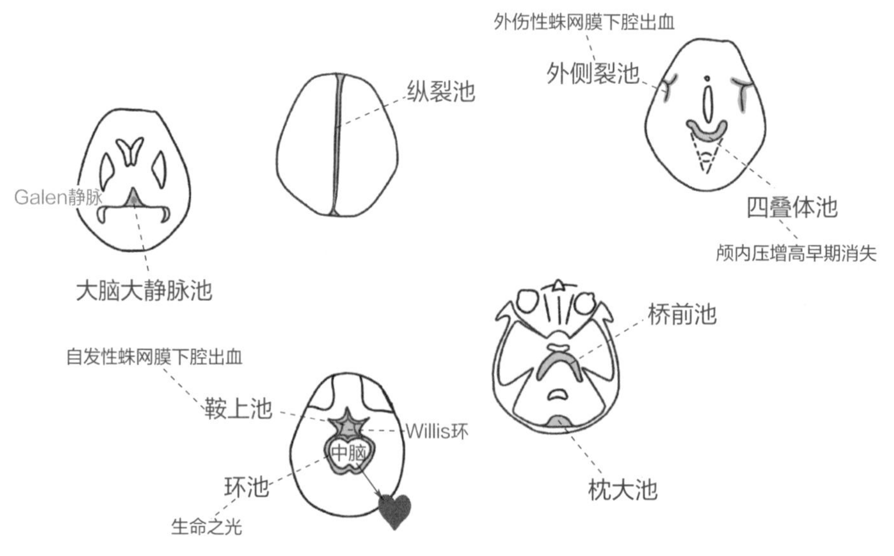

外伤性蛛网膜下腔出血
纵裂池
外侧裂池
Galen静脉
四叠体池
颅内压增高早期消失
大脑大静脉池
桥前池
自发性蛛网膜下腔出血
鞍上池
Willis环
中脑
环池
生命之光
枕大池

掌握重要脑池的影像表现，对病情和预后的评估至关重要

图4-25 矢状位：重要脑池的分布与沟通

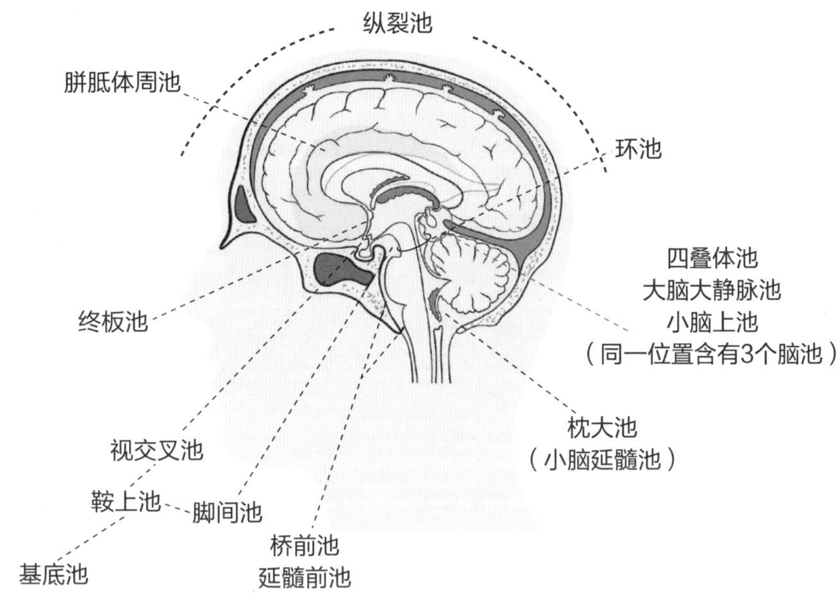
纵裂池
胼胝体周池
环池
四叠体池
大脑大静脉池
小脑上池
（同一位置含有3个脑池）
终板池
枕大池
（小脑延髓池）
视交叉池
鞍上池
脚间池
基底池
桥前池
延髓前池

图4-26 纵裂池的延续与沟通

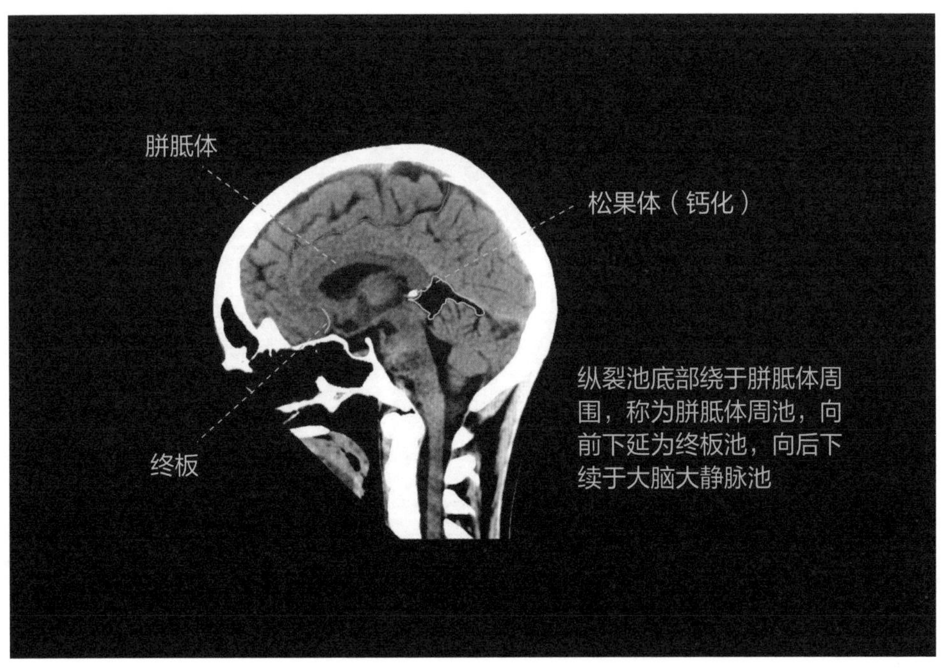
胼胝体
松果体（钙化）
纵裂池底部绕于胼胝体周围，称为胼胝体周池，向前下延为终板池，向后下续于大脑大静脉池
终板

图4-27 纵裂池

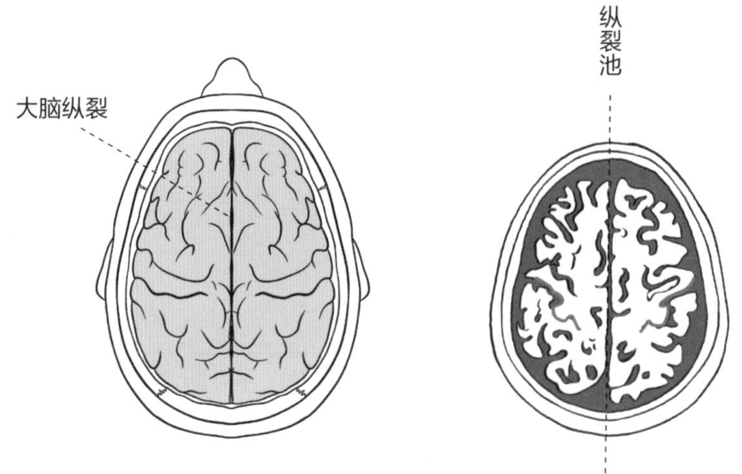
大脑纵裂
纵裂池

两侧大脑半球之间的纵裂内，大脑镰插入，分为左右两部

作为一个裂隙，内含脑脊液、大脑前动脉和大脑后动脉的一些中线分支

图4-28 纵裂池在不同水平位上的表现不同

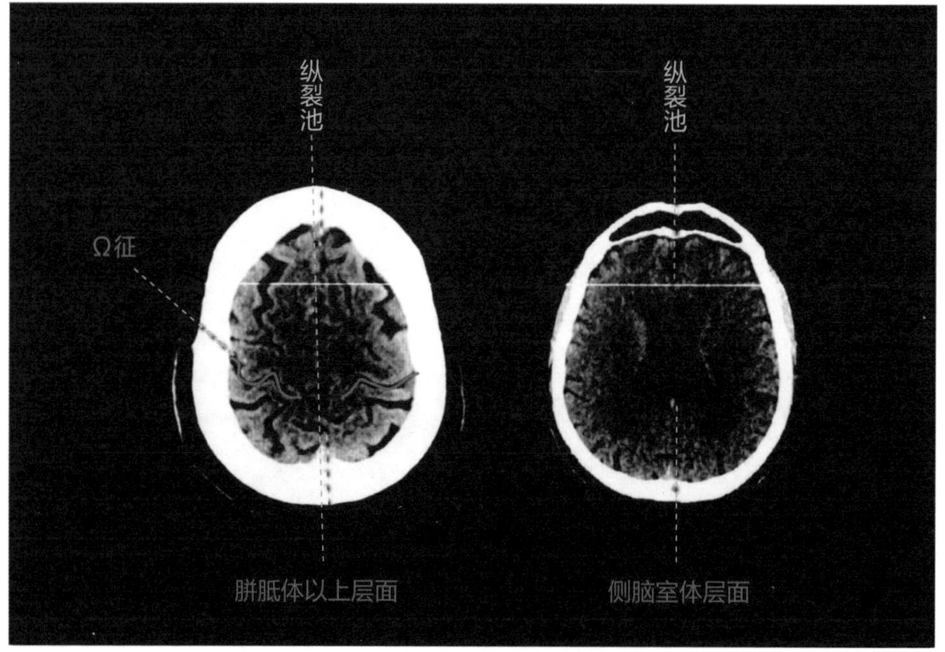
纵裂池
Ω征
胼胝体以上层面
纵裂池
侧脑室体层面

图4-29 终板池

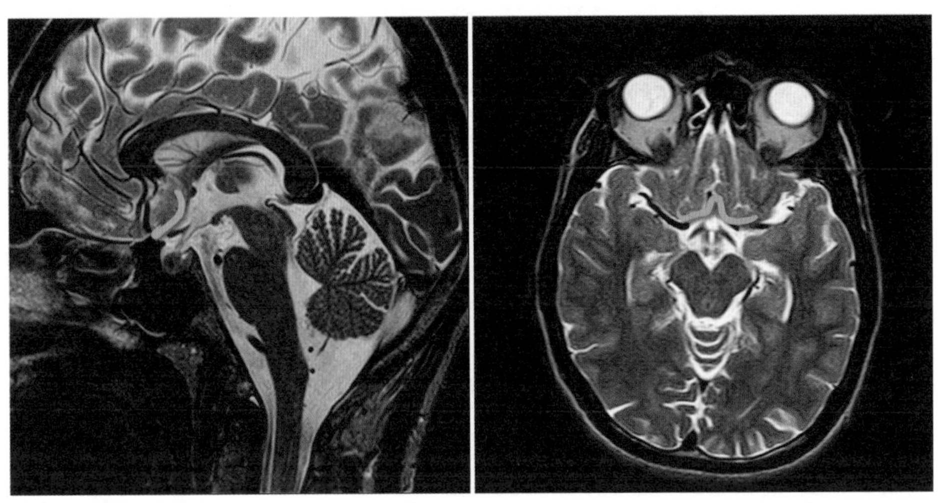

终板池位于中线第三脑室前壁的前面，看起来像一个高顶帐篷

图4-30 蛛网膜下腔出血导致外侧裂池着色

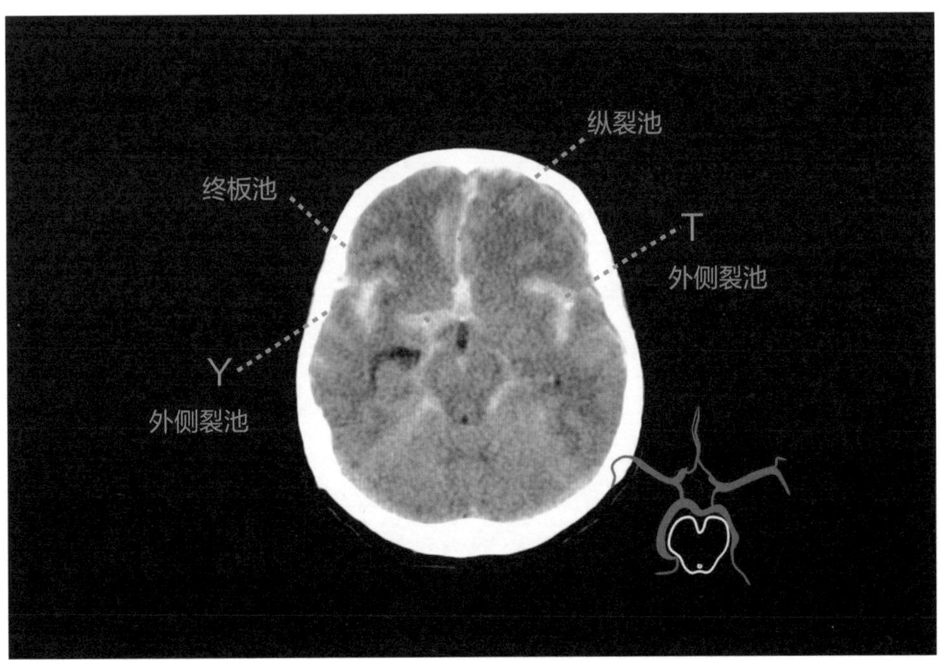
纵裂池
终板池
T
外侧裂池
Y
外侧裂池

图4-31 环池

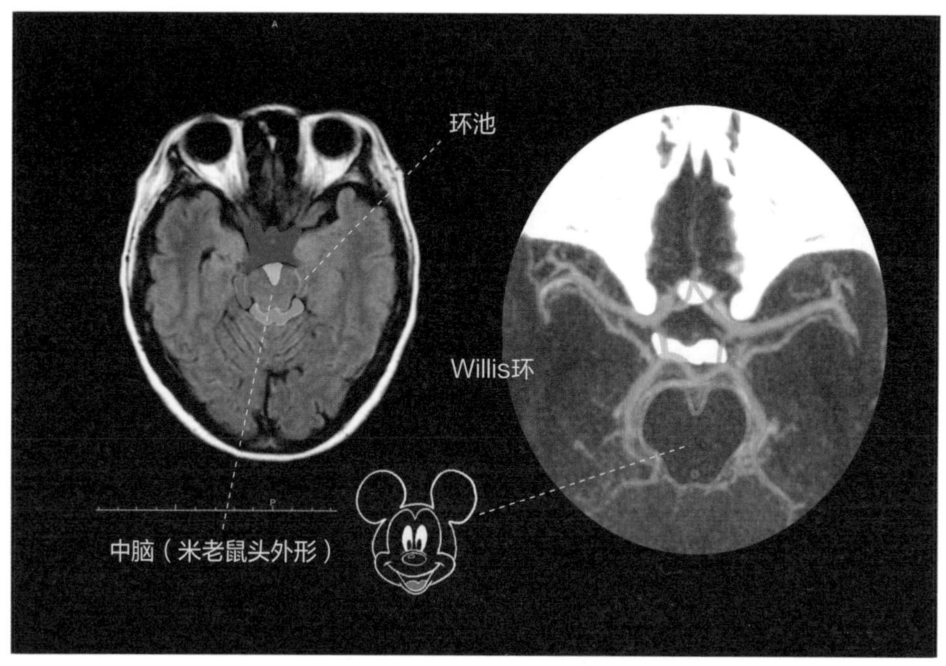

环池
Willis环
中脑（米老鼠头外形）

图4-32 颞叶钩回疝导致环池变窄

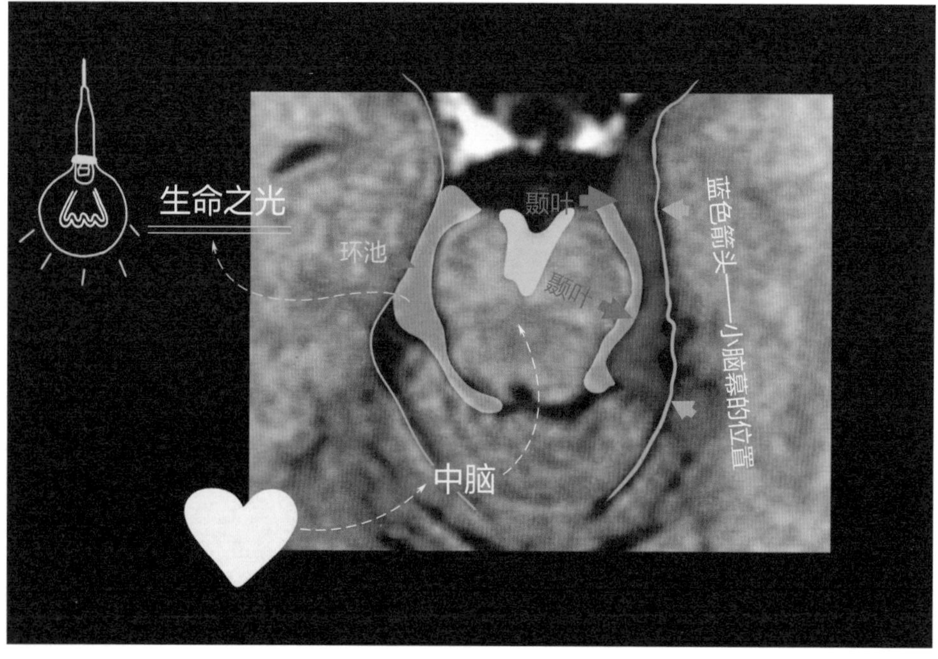

生命之光
环池
颞叶
颞叶
中脑
蓝色箭头——小脑幕的位置

图4-33 鞍上池（一）

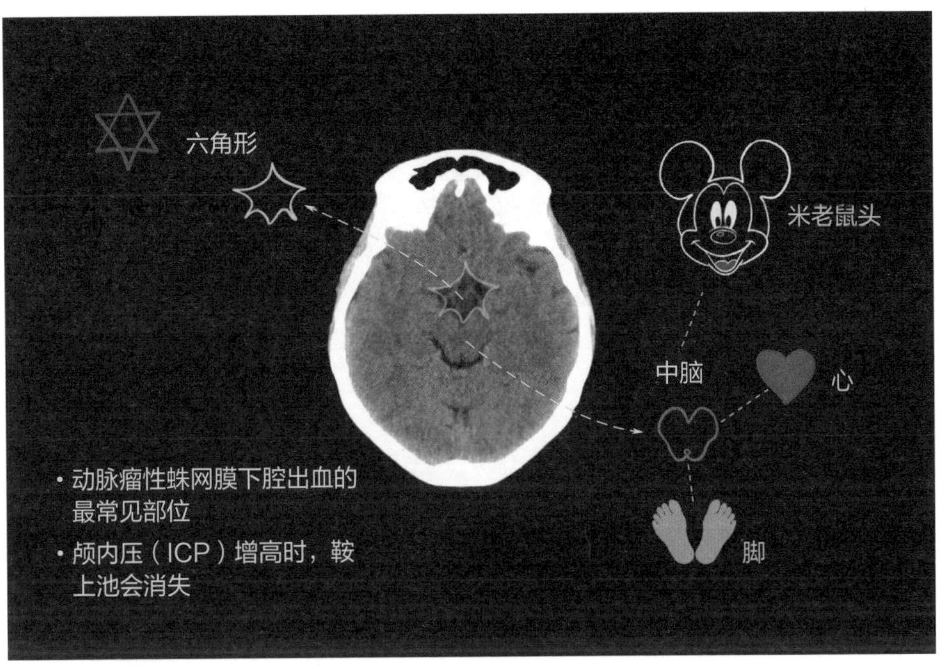
六角形
米老鼠头
中脑
心
脚
· 动脉瘤性蛛网膜下腔出血的最常见部位
· 颅内压（ICP）增高时，鞍上池会消失

图4-34 脚间池

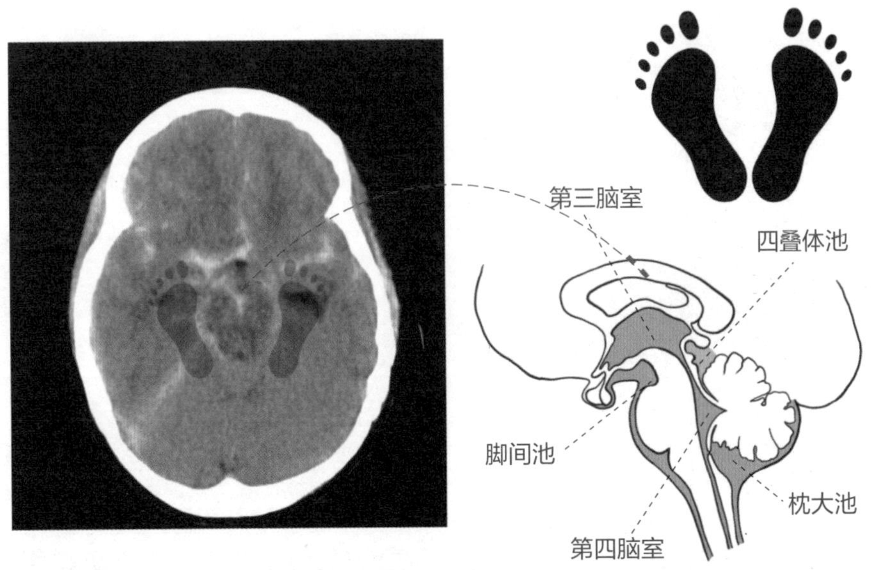
第三脑室
四叠体池
脚间池
枕大池
第四脑室

位于视交叉后方、脚间窝前方，内有动眼神经、大脑后动脉 P_1 段等

图4-35 鞍上池（二）

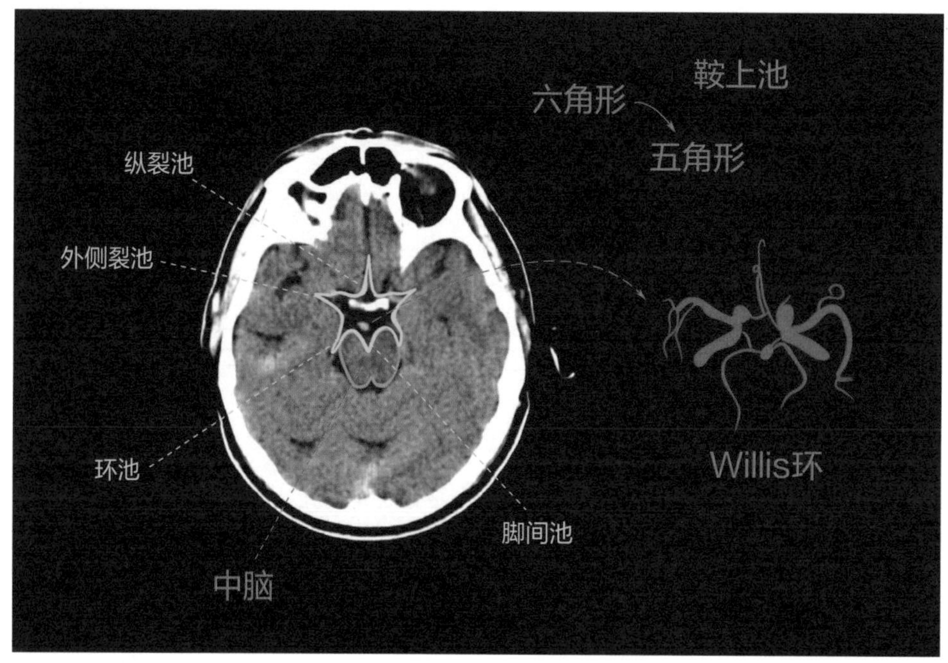
鞍上池
六角形
五角形
纵裂池
外侧裂池
环池
脚间池
中脑
Willis环

图4-36 鞍上池——动脉瘤性蛛网膜下腔出血的好发部位

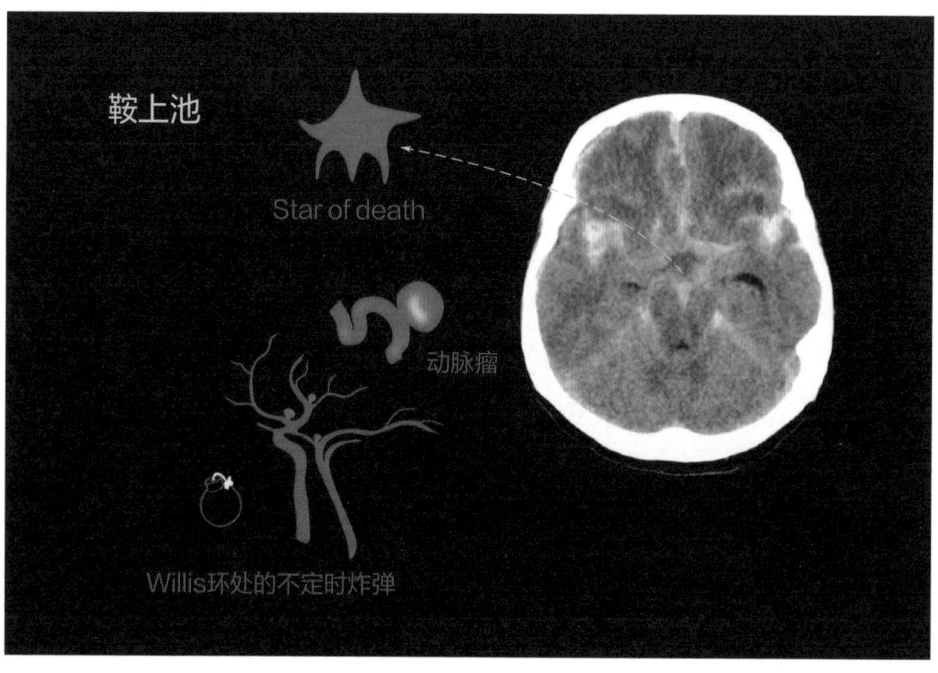
鞍上池
Star of death
动脉瘤
Willis环处的不定时炸弹

图4-37 呈“笑脸”的四叠体池

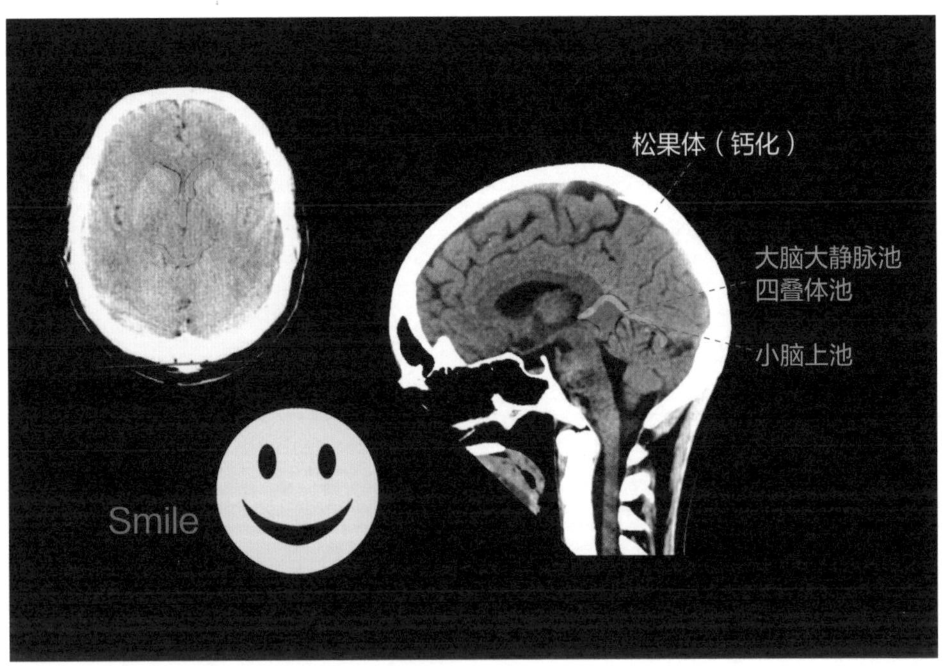

松果体（钙化）
大脑大静脉池
四叠体池
小脑上池
Smile

图4-38 枕大池（小脑延髓池）

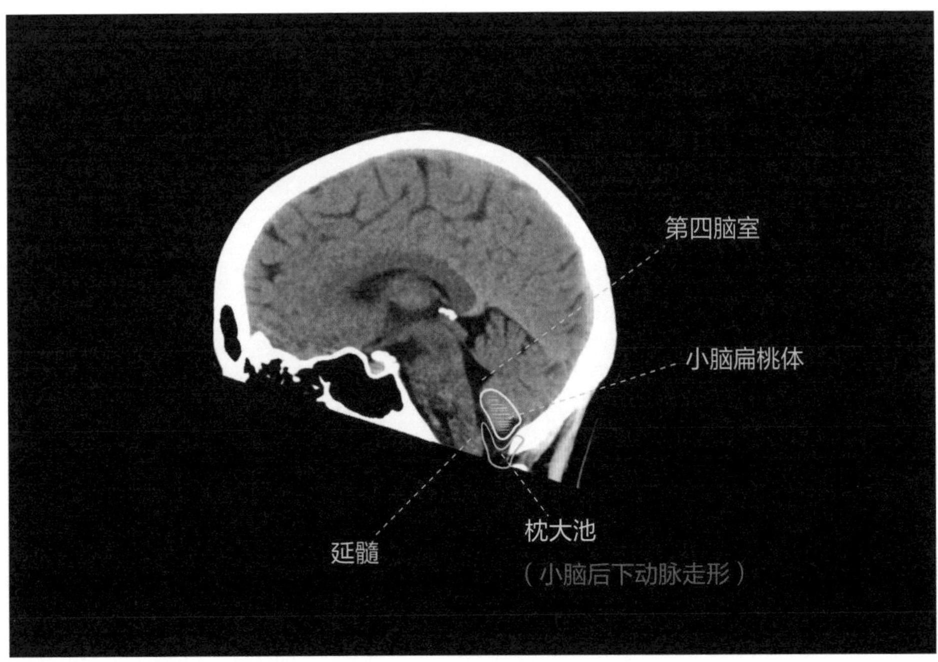

第四脑室
小脑扁桃体
延髓
枕大池
（小脑后下动脉走形）

四、核心脑池的临床意义

1. 脑池是蛛网膜下腔出血的好发部位

脑池是蛛网膜下腔出血的好发部位，脑池外形的变化与颅内压相关。同时，基于核心脑池，可以对颅内的脑脊液进行评估和手术入路设计（图4-39）。

2. 破入脑室和脑室铸型的脑出血

脑出血，是神经专业急症，高血压、动脉瘤和脑血管畸形等是其常见原因。如出血破入脑室，会引起脑脊液循环通路梗阻，导致急性梗阻性脑积水（图4-40）。如出血破入脑室或脑室自发性出血量大，充满脑室，称为脑室铸型。脑室铸型是病情严重的头颅CT征象，多需急诊手术治疗（图4-41、图4-42）。

图4-39 **核心脑池及临床意义**

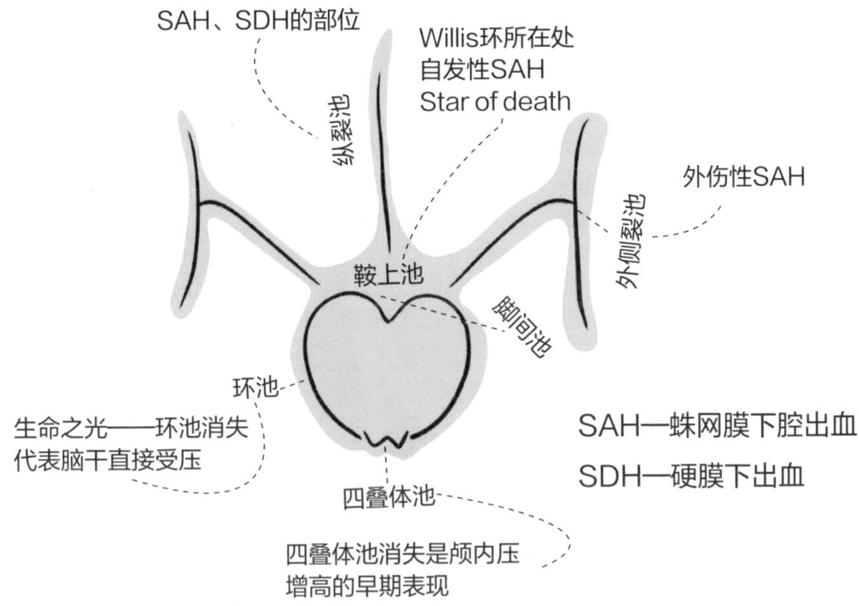
SAH、SDH的部位
Willis环所在处
自发性SAH
Star of death
纵裂池
外伤性SAH
外侧裂池
鞍上池
脚间池
环池
生命之光——环池消失
代表脑干直接受压
四叠体池
四叠体池消失是颅内压
增高的早期表现
SAH—蛛网膜下腔出血
SDH—硬膜下出血

图4-40 **右尾状核头出血并破入脑室**

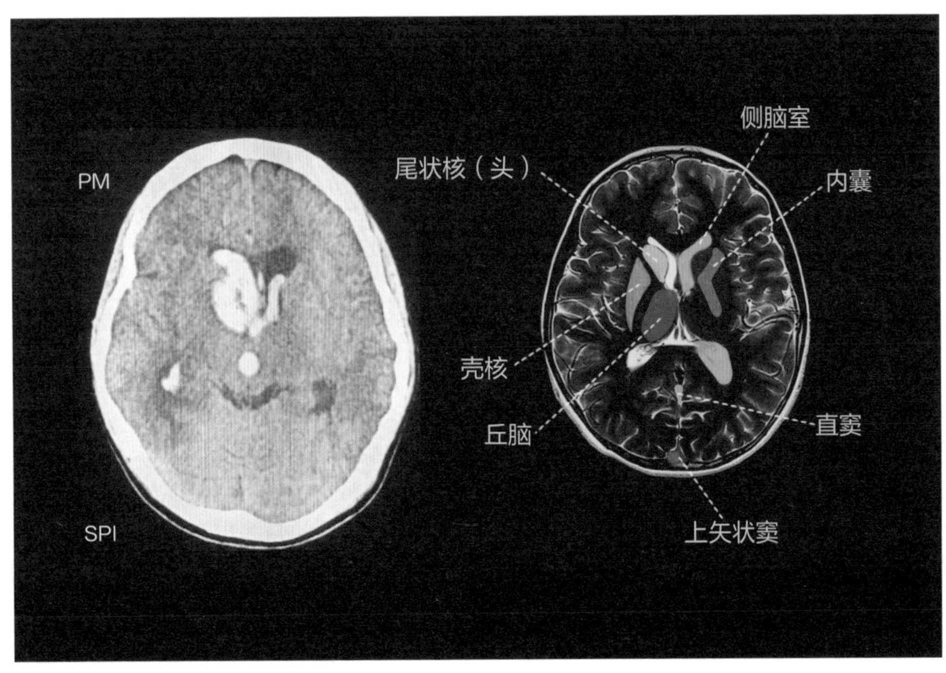
PM
SPI
侧脑室
尾状核（头）
内囊
壳核
丘脑
直窦
上矢状窦

图4-41 脑室铸型

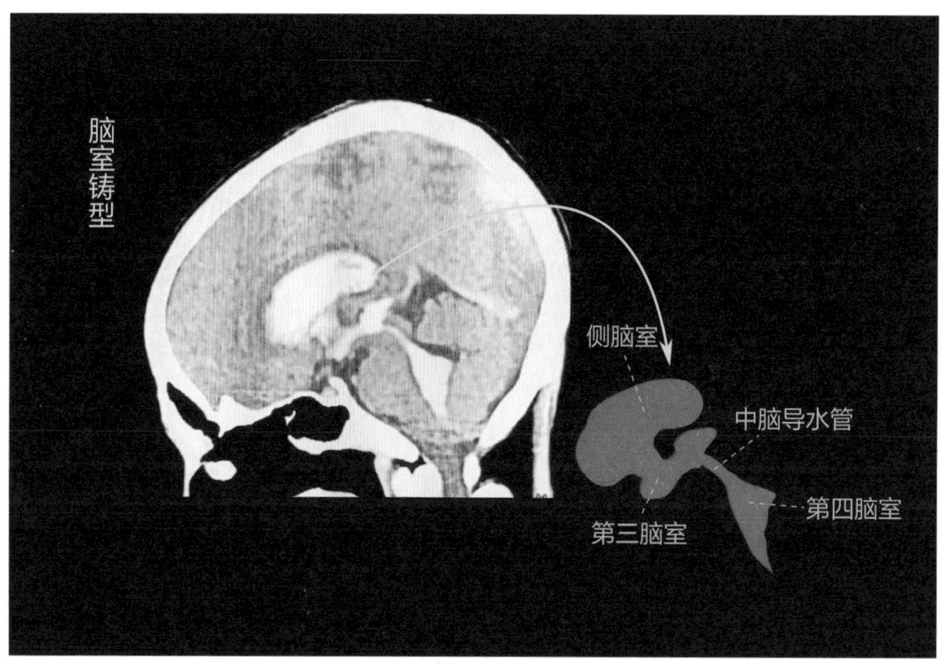
脑室铸型
侧脑室
中脑导水管
第四脑室
第三脑室

图4-42 脑室铸型及梗阻性脑积水表现

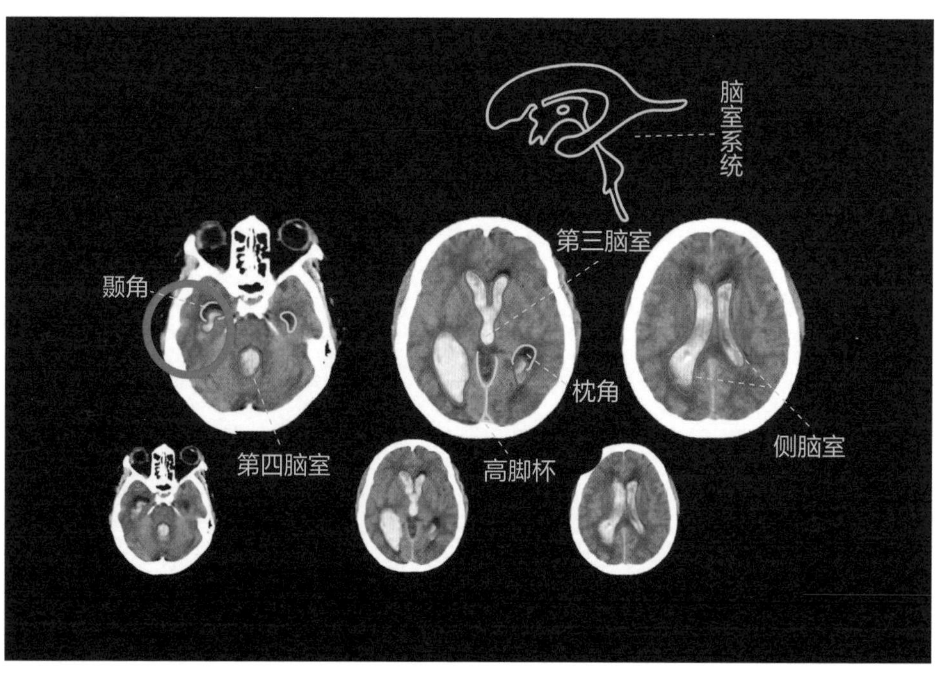
脑室系统
第三脑室
颞角
枕角
侧脑室
第四脑室
高脚杯

五、中脑周围池

中脑周围池包括脚间池，在中脑大脑脚之间；脚间池的前、外侧是鞍上池，多呈五角形；环池，在大脑脚和颞叶钩回之间；四叠体池，在中脑四叠体（顶盖）外侧；在水平位上，脚间池-环池-四叠体池共同勾勒出中脑的外形图（图4-43）。

对于中脑周围池的评估，主要观察其开放还是闭合：闭合则是颅内压升高的早期表现，是评估患者预后的重要指标。

图4-43 **勾勒中脑外形的脑池**

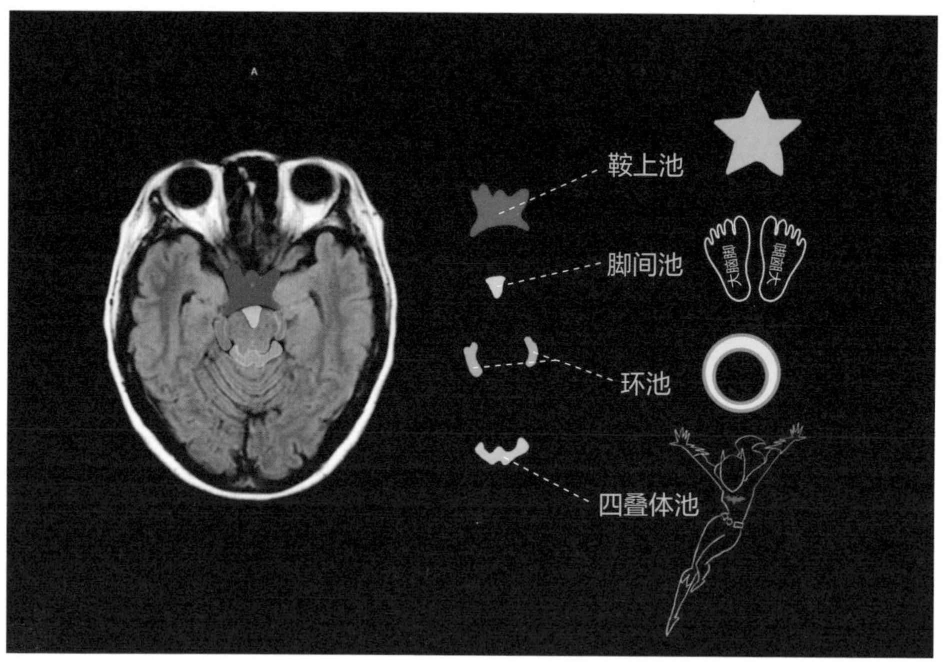
A
鞍上池
脚间池
大脑脚
大脑脚
环池
四叠体池

六、颅内蛛网膜病变

1. 颅内蛛网膜囊肿

蛛网膜囊肿由蛛网膜样囊壁和脑脊液样囊液构成，是颅内一种囊肿性的改变（绝大多数不属于病变）。囊肿位于脑表面，与蛛网膜下腔关系密切，不侵入脑内（图4-44）。多见于儿童，男孩较多，左侧多于右侧。按病因可分为先天性蛛网膜囊肿、外伤性蛛网膜囊肿及感染后蛛网膜囊肿三种类型。

2. 颅内“意外”蛛网膜囊肿

平时，因外伤或其他原因做头部CT或MR时，一些人会“意外”发现蛛网膜囊肿，称为颅内“意外”蛛网膜囊肿（图4-45）。

（1）好发部位　多为单发，少数为多发，好发部位为外侧裂处（图4-46）和枕大池处（图4-47）。位于颅后窝的病变，如丹迪-沃克（Dandy-Walker）综合征，要与蛛网膜囊肿进行鉴别（图4-48）。

（2）张力评估　张力评估是对蛛网膜囊肿治疗与否的重要指导原则（图4-49 ~ 图4-51）。对于没有蛛网膜相关临床症状、囊肿处于静止或增长缓慢状态者，不需要特殊处理，随访即可。在随访期间，出现蛛网膜囊肿明显增大、破裂、出血等症状时，要积极进行处理。

图4-44 蛛网膜与蛛网膜囊肿

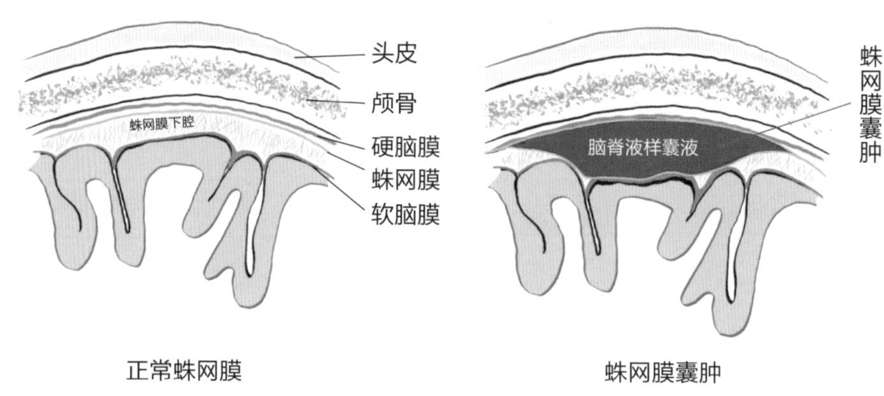
头皮
颅骨
蛛网膜下腔
硬脑膜
蛛网膜
软脑膜
脑脊液样囊液
蛛网膜囊肿
正常蛛网膜
蛛网膜囊肿

图4-45 颅内“意外”蛛网膜囊肿

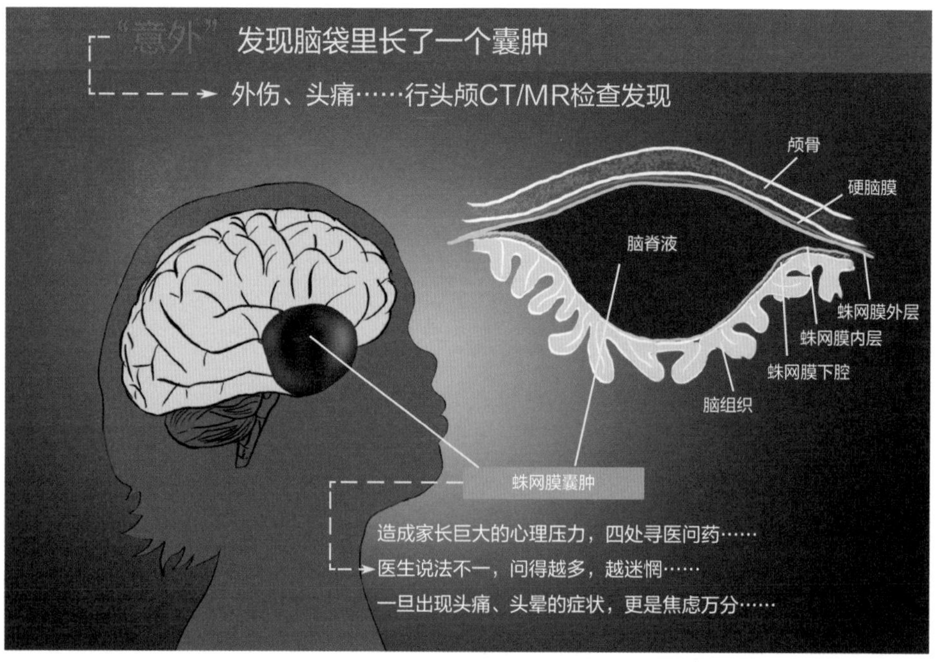
“意外”发现脑袋里长了一个囊肿
外伤、头痛……行头颅CT/MR检查发现
颅骨
硬脑膜
脑脊液
蛛网膜外层
蛛网膜内层
蛛网膜下腔
脑组织
蛛网膜囊肿
造成家长巨大的心理压力，四处寻医问药……
医生说法不一，问得越多，越迷惘……
一旦出现头痛、头晕的症状，更是焦虑万分……

图4-46 颞叶囊肿的Galassi分型

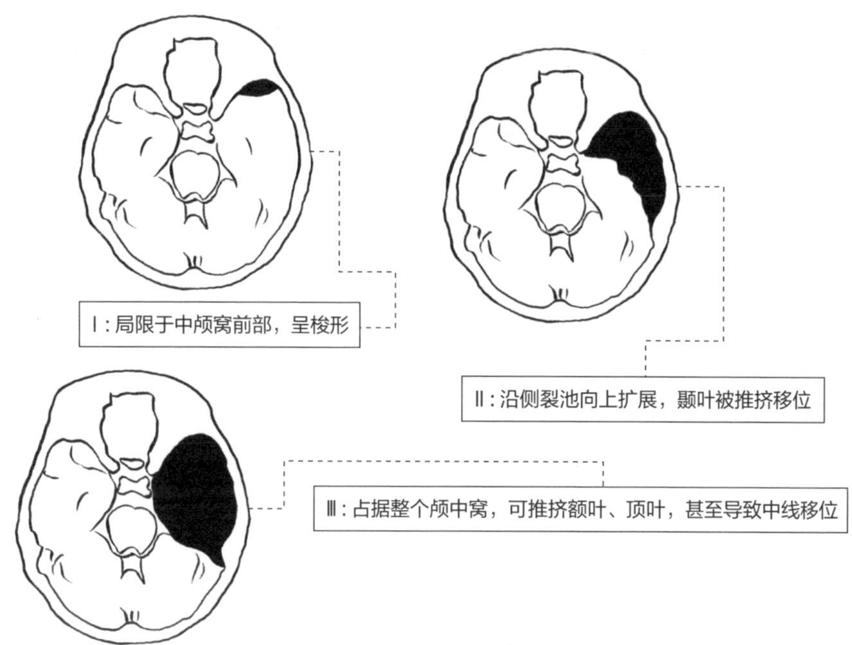
Ⅰ：局限于中颅窝前部，呈梭形
Ⅱ：沿侧裂池向上扩展，颞叶被推挤移位
Ⅲ：占据整个颅中窝，可推挤额叶、顶叶，甚至导致中线移位

图4-47 枕大池蛛网膜病变

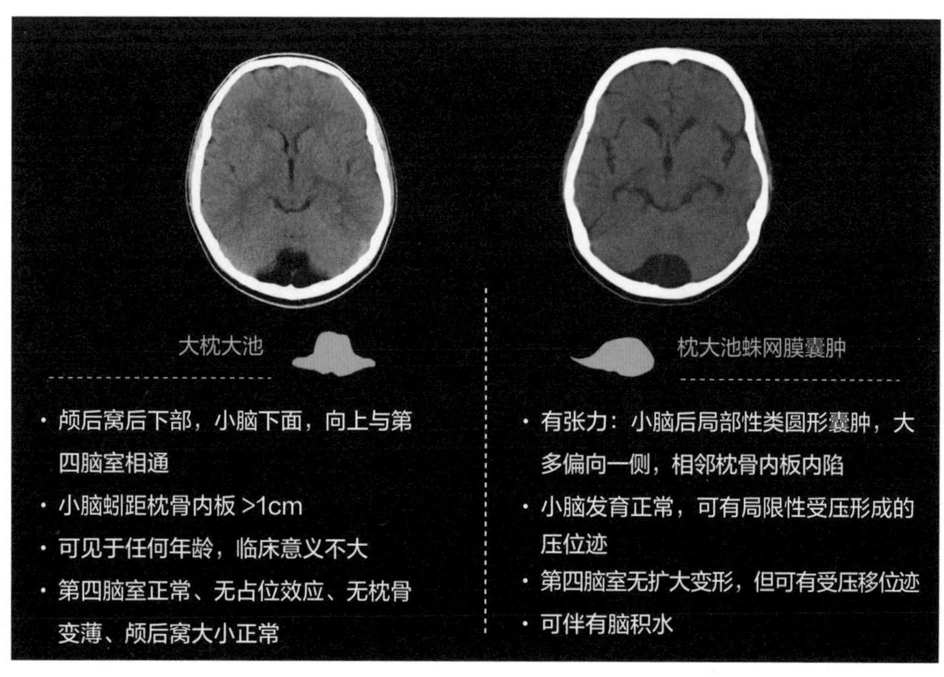
大枕大池
• 颅后窝后下部，小脑下面，向上与第四脑室相通
• 小脑蚓距枕骨内板 >1cm
• 可见于任何年龄，临床意义不大
• 第四脑室正常、无占位效应、无枕骨变薄、颅后窝大小正常
枕大池蛛网膜囊肿
• 有张力：小脑后局部性类圆形囊肿，大多偏向一侧，相邻枕骨内板内陷
• 小脑发育正常，可有局限性受压形成的压位迹
• 第四脑室无扩大变形，但可有受压移位迹
• 可伴有脑积水

图4-48 丹迪-沃克综合征

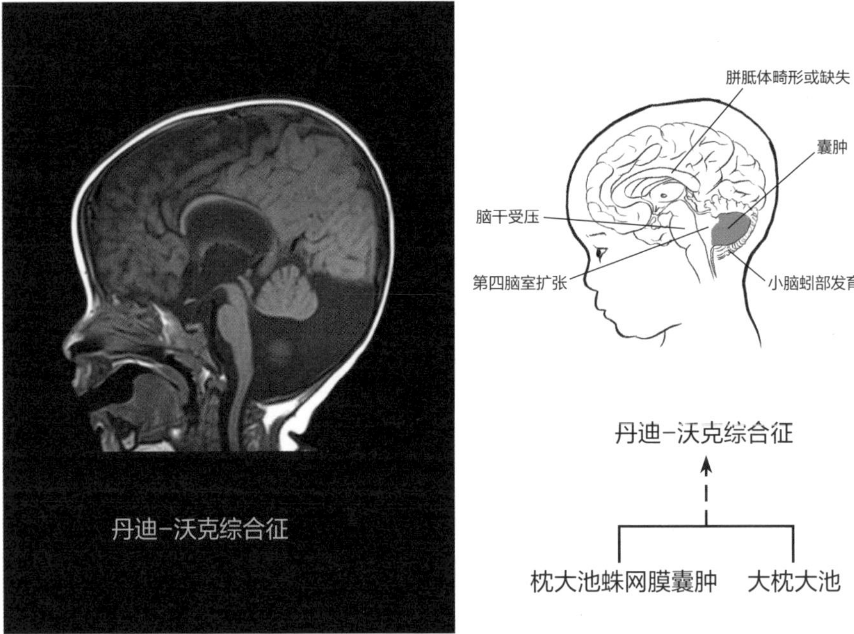
丹迪-沃克综合征
胼胝体畸形或缺失
囊肿
脑干受压
第四脑室扩张
小脑蚓部发育不良
丹迪-沃克综合征
枕大池蛛网膜囊肿
大枕大池

图4-49 蛛网膜囊肿的张力评估（一）

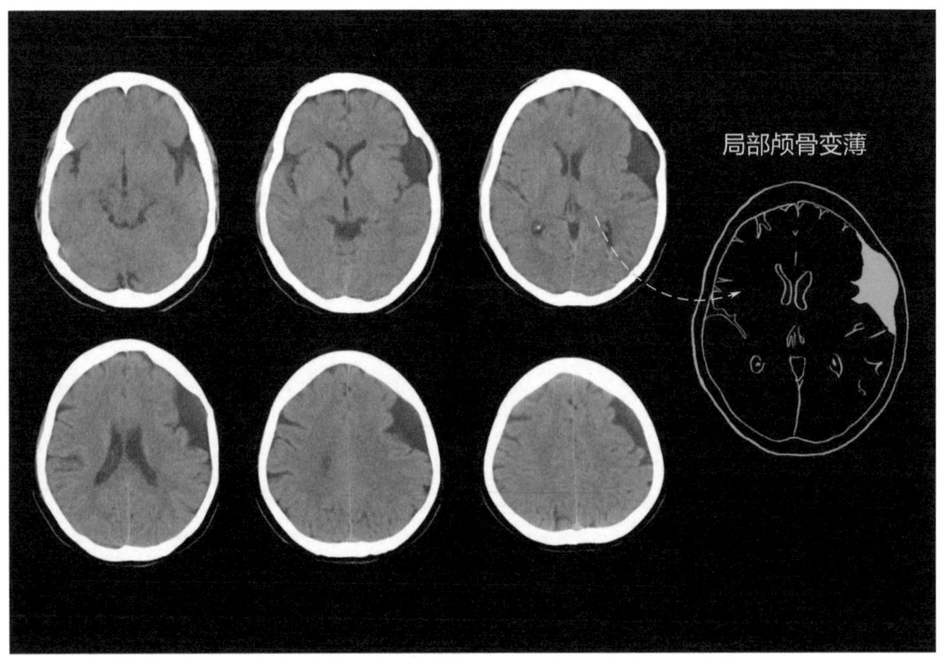
局部颅骨变薄

图4-50 蛛网膜囊肿的张力评估（二）

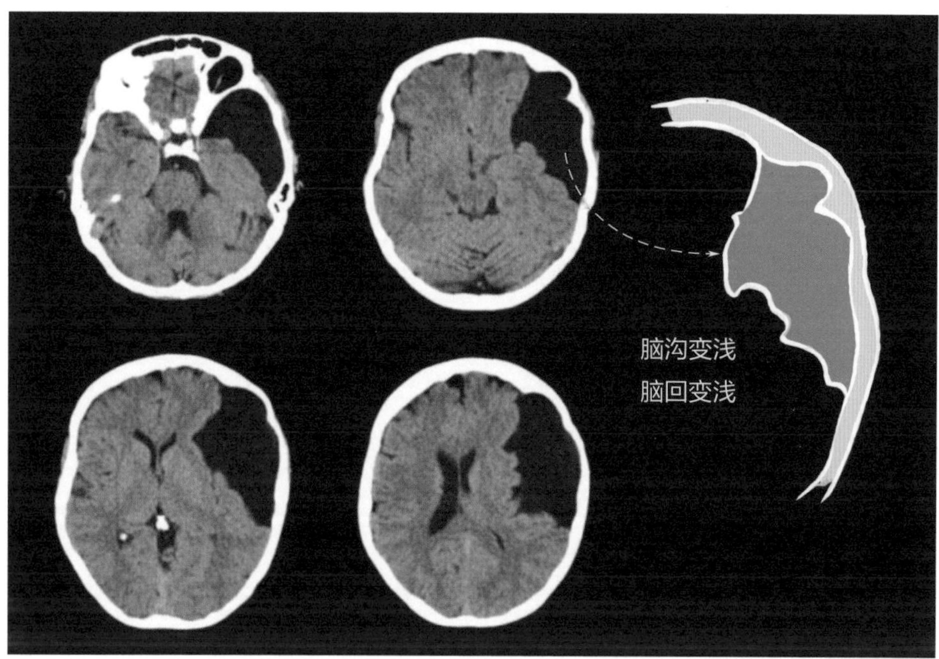
脑沟变浅
脑回变浅

图4-51 蛛网膜囊肿的张力评估（三）

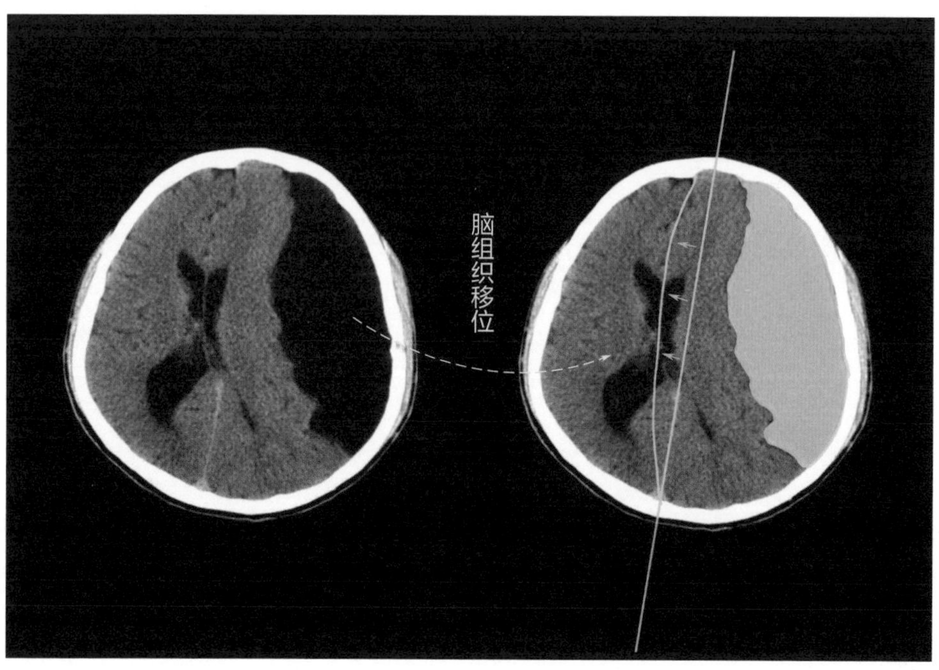
脑组织移位

NEUROLOGIST'S HAND DRAWN CLINICAL BRAIN BOOK

神经科医生的手绘临床脑书

第 5 章

脑的动脉和静脉

脑动脉系统，包括颈内动脉系统和椎-基底动脉系统，实现血液“从心到脑”（图5-1）。两大动脉系统互相衔接成大脑动脉环（Willis环），Willis环是脑动脉系统的重要调节枢纽，通过前交通动脉调节左、右半球的供血；通过后交通动脉调节大脑前、后循环的供血（图5-2、图5-3）。脑动脉壁较薄，类似颅外同等大小的静脉。

脑静脉壁缺乏平滑肌、无瓣膜，多不与同名动脉伴行，所收集的静脉血先进入静脉窦再汇入颈内静脉；脑静脉系统的血液循环在保障脑血液流通、血供稳定上具有重要作用。

图5-1 **血流从心到脑**

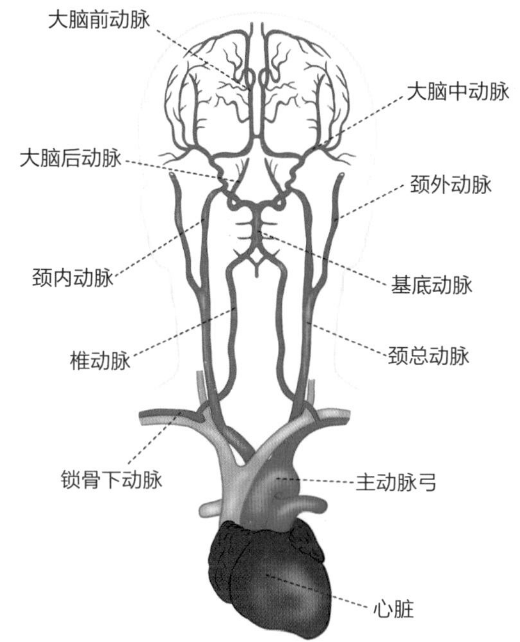
大脑前动脉
大脑中动脉
大脑后动脉
颈外动脉
颈内动脉
基底动脉
椎动脉
颈总动脉
锁骨下动脉
主动脉弓
心脏

图5-2 **矢状位：脑两大动脉供血系统**

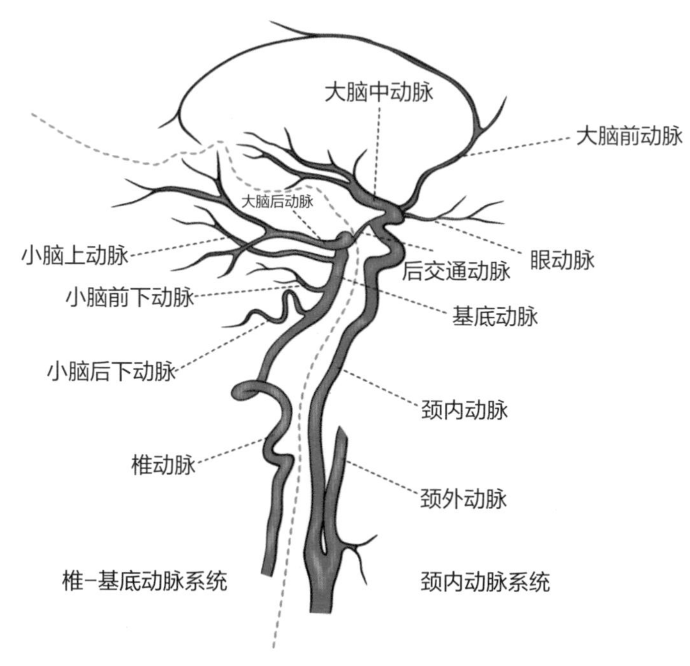
大脑中动脉
大脑前动脉
大脑后动脉
小脑上动脉
眼动脉
后交通动脉
小脑前下动脉
基底动脉
小脑后下动脉
颈内动脉
椎动脉
颈外动脉
椎-基底动脉系统
颈内动脉系统

图5-3 两大动脉系统在颅底相互交通

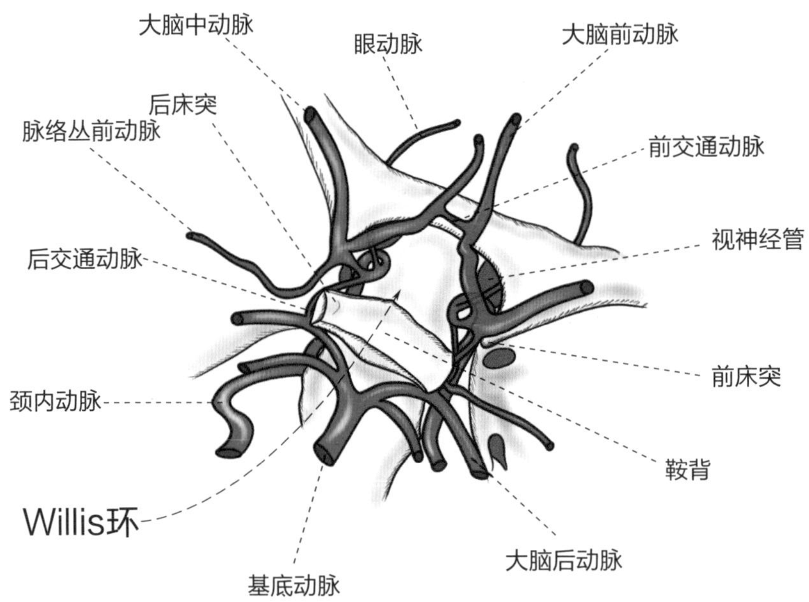
大脑中动脉
眼动脉
大脑前动脉
后床突
脉络丛前动脉
前交通动脉
视神经管
后交通动脉
前床突
颈内动脉
鞍背
Willis环
大脑后动脉
基底动脉

一、脑动脉系统

（一）颈内动脉系统

1. 颈内动脉

颈内动脉位于头颈部，是颈总动脉上行至甲状软骨上缘后（图5-4）延伸而成的分支；其供应大脑的前3/5，顺血流方向分成7段5分支（图5-5、图5-6）。

（1）颈段　约在第4颈椎水平，相当于甲状软骨上缘处，颈内动脉从颈总动脉分叉向颅底走行，止于颈动脉管颅外口。这段颈内动脉和其外侧的颈内静脉、后外侧的迷走神经共同位于颈动脉鞘内。

（2）岩段　这段颈内动脉走行于颈动脉管（位于颞骨岩部）内，起于颈动脉管颅外口，终止于破裂孔后缘。岩段颈内动脉在颈动脉管骨膜内行走，周围绕以结缔组织、静脉丛和节后交感神经。

（3）破裂孔段　破裂孔，准确定义应为“破裂窝”（图5-7），由两部分组成。破裂孔段起于颈动脉管末端，在破裂窝内垂直上行，止于岩舌韧带上缘。

（4）海绵窦段　此段始于岩舌韧带上缘，止于近侧硬膜环，呈“S”形，走行于海绵窦内，按其行走方向可分为垂直部、后弯、水平部和前弯；该段颈内动脉的分支有小脑幕动脉、垂体下动脉和脑膜背侧动脉（图5-8）。

（5）前床突段　此段起于近侧硬膜环，止于远侧硬膜环，长4 ~ 6mm，斜行于前床突和颈动脉沟之间，经前床突内侧，转而走向上后外走行。在矢状位上，前床突段呈楔形（图5-9）。颈内动脉前床突段上部、大脑前动脉及大脑后动脉成为垂体上动脉血液的共同来源。

（6）眼段　该段起于远侧硬膜环，止于后交通动脉起点。颈内动脉穿过远侧硬膜环后，即进入硬膜内，远侧硬膜环是颈内动脉硬膜内、外部分的分界线；此段发出眼动脉，眼动脉穿入视神经管（图5-10）。

（7）交通段　此段起始范围为交通动脉起点至脉络丛前动脉起点。此段发出后交通动脉、大脑前动脉和脉络丛前动脉（图5-5），在脉络丛前动脉之后延伸为大脑中动脉（图5-11）。

2. 大脑中动脉

大脑中动脉如同一双手将大脑托起（图5-12），是颈内动脉的最终延续，顺血流方向分为M_1、M_2、M_3和M_4四段（图5-13 ~图5-15）。

（1）M_1（水平段） 颈内动脉分叉起点延伸至外侧裂，由两部分组成：前分叉段和后分叉段。

（2）M_2（脑岛段） 大脑中动脉远端干转向外侧裂顶部，形成膝部，到达环状裂的末端。

（3）M_3（岛盖段） 从环形裂的顶部向外行走，结束于外侧裂表面。

（4）M_4（皮质段） 从外侧裂表面开始，然后延伸到大脑半球皮质面。

3. 大脑前动脉

大脑前动脉走行在纵裂内（图5-16），分为A_1、A_2、A_3、A_4和A_5五段（图5-17）。

（1）A_1（水平段） 大脑前动脉从颈内动脉发出，到前交通动脉之间的部分，呈水平走行。

（2）A_2（垂直段） 从前交通动脉发出后，向胼胝体膝部走行的部分，呈垂直上行。

（3）A_3（膝段） 从垂直段向远处延伸，沿着胼胝体膝部绕行的弧形阶段。

（4）A_4（胼周段） 在发出额极动脉后，大脑前动脉主干沿胼胝体的较长一段距离。

（5）A_5（终末段） 也称为终段，是大脑前动脉最后的分支部位，额叶、顶叶内部有终末分支（图5-18）。

4. 颈内动脉虹吸段概念

颈内动脉虹吸段，是颈内动脉在经过颅底骨颈动脉孔进入颅内后，形成的一条U形或者V形弯曲，其中海绵窦段和床突上段合称虹吸段。该结构有缓冲血压的作用，使脑部的血压不至于发生较大的波动，该部位的病变大多是动脉硬化或动脉瘤（图5-19、图5-20）。

（二）椎-基底动脉系统

椎-基底动脉系统包括2条椎动脉和1条基底动脉（图5-21）。椎动脉起自锁骨下动脉，双侧的椎动脉经枕骨大孔入颅后，合成一条基底动脉。椎-基底动脉系统供应大脑后2/5（包括枕叶、颞叶的基底面及丘脑等）、小脑和脑干。

1. 椎动脉

椎动脉起自锁骨下动脉，在颈部穿第6（C_6）到第1颈椎（C_1）横突孔（图5-22）。顺血流方向，椎动脉有两种分段法：5分法和4分法（图5-23）。本文以5分法为例，前4段为颅外段，第5段为颅内段。

（1）V_1（横突孔段） 在第6颈椎至第2颈椎（枢椎）横突孔内上升的一段。

（2）V_2（横段） 指椎动脉穿出枢椎横突孔后横行向外的一段。

（3）V_3（寰椎段） 指横段弯曲向上，再垂直上行至寰椎（第1颈椎）横突孔的一段。

（4）V_4（枕骨大孔段） 指寰椎段上端水平向内行一小段后，再弯曲向上行到枕骨大孔的一段。

（5）V_5（颅内段） 指入枕骨大孔后，斜向中线上行，在脑桥下缘，与对侧椎动脉汇合成基底动脉前的一段。该段有三个主要分支：脊髓前动脉、脊髓后动脉分布于脊髓；小脑下后动脉分布于小脑下部的后份及延髓的背外侧部（图5-24）。

2. 基底动脉

左、右椎动脉入颅后，在脑桥与延髓交界处的腹侧面，汇合成一条基底动脉。基底动脉沿脑桥腹侧的基底沟上行至脑桥上缘，最终分为左、右大脑后动脉（图5-16）。基底动脉按顺血流方向的主要分支（图5-21）如下。

（1）小脑下前动脉 发自基底动脉起始段经展神经、面神经和前庭蜗神经腹侧到达小脑下面，供应小脑下部的前份。

（2）迷路动脉　供应内耳迷路，经面神经和前庭蜗神经进入内耳道。

（3）脑桥动脉　供应脑桥基底部。

（4）小脑上动脉　发自基底动脉末端，绕大脑脚向后供应小脑上部。

（5）大脑后动脉　是基底动脉的终末分支，绕大脑脚转向后，沿海马旁回钩转至颞叶和枕叶的内侧面。顺血流方向，大脑后动脉分四段（图5-25）。

①P_1（交通前段）　指大脑后动脉在脚间池内沿大脑脚向外侧行走，从起始处到后交通动脉连接处。

②P_2（环池段）　大脑后动脉继续呈弓形绕大脑脚向后外侧行走，进入环池，在中脑外侧面发出颞下分支动脉。从后交通动脉起始到中脑后缘，称为P_2段，也称环池段。胚胎型大脑后动脉，表现为大脑后动脉交通后段延续，起自增粗的同侧后交通动脉。

③P_3（四叠体池段）　大脑后动脉继续绕顶盖而行，往后经过四叠体池旁，到丘脑枕及外侧膝状体下方，在距状沟前端发出顶枕动脉和距状沟动脉两个分支。从中脑后缘起到距状沟前缘，此段为P_3段或叫四叠体池段。

④P_4（皮质段）　自P_3末段开始在距状裂和顶枕沟内走行直到皮质。

大脑后动脉分出三种分支：中央支、脑室及脉络丛支和大脑支。

①中央支——丘脑的血供（图5-26、图5-27）

a.丘脑结节动脉。

b.丘脑穿动脉：起于P_1段，通过后穿质入脑。

c.丘脑膝状体动脉：起于P_2段。

d.脉络丛后动脉：起于P_2段。

②脑室及脉络丛支

a.脉络丛后内动脉：起自P_2段，绕过脑干转向上内前行进入介于两侧丘脑之间的第三脑室顶，通过室间孔进入侧脑室的脉络丛。

b.脉络丛后外动脉：起自P_2段，向外行，穿过脉络裂进入颞角及侧脑室三角区的脉络丛内。

③大脑支

a. 颞前动脉：始于P_2段，在海马回下前外行。

b. 颞后动脉：起自P_2段的中部，沿海马回向后外方行走。

（三）脑动脉的临床应用

1. 环池内的动脉

环池，环绕着中脑。环池内有大脑后动脉、小脑上动脉、脉络丛前动脉、脉络丛后动脉、基底静脉和滑车神经通过（图5-28）。

2. 基底动脉

基底动脉不一定在中线上，其位置与脑神经、小脑幕的关系密切（图5-29 ~ 图5-31）。

3. 大脑功能区的血供

中央前回、中央后回的血供主要来自大脑前动脉、大脑中动脉（图5-32、图5-33）。

（四）Willis环

Willis环，又称为基底动脉环、大脑动脉环，是指供血给脑组织的动脉在脑底形成的环状结构；位于脑底下方、蝶鞍上方，围绕视交叉、灰结节和乳头体周围（图5-34）。

Willis环是一个七边形，由前交通动脉、双侧大脑前动脉A_1段、双侧颈内动脉末段、双侧后交通动脉和双侧大脑后动脉P_1段吻合而成，是颅内最重要的侧支循环途径，将两侧半球和前后循环联系起来（图5-35 ~ 图5-37）。

1. Willis环变异

并不是每个人都有完整的Willis环，仅有 27% ~ 45.2% 的个体具有完整的 Willis 环。相对于西方人群，国人的 Willis 环结构变异率较高，且后循环变异率远远高于前循环（图5-38）。前循环变异以多支重复为主，后循环变异则主要为发育不良。同时由于Willis环血流复杂、血管分支众多，也使得此处成为颅内动脉瘤最高发的部位。在脑血管病治疗过程中一定要对Willis环的血流进行充分评估，既要充分利用代偿，更要避免高估代偿，盲目阻断血流。在临床诊治中，我们要有从宏观到微观的脑血流理念、血管神经单元的“整体”观和血管周间隙理念（图5-39 ~ 图5-41）。

2. Willis环与动脉瘤

Willis环解剖结构的变异，是颅内动脉瘤发生的危险因素之一。从颅内动脉瘤的好发部位来看，其多发生在脑动脉分支、分叉或急剧转弯处及其邻近区域，以Willis环区域最为常见（图5-42）。

（五）基底节区血供

基底节区是重要的神经功能区，该部位的血液供应比较复杂，是脑卒中常发生的部位，了解该部位具体的血液供应，有助于更好地理解脑卒中后表现出的临床症状（图5-43）。特别提出，Heubner动脉，是大脑前动脉在前交通动脉周围发出的一支较大的豆纹动脉，通常供应前纹状体（尾状核头和壳核）、苍白球、下丘脑前部和内囊前肢。该血管的损伤会导致舌和腭的功能障碍、对侧上肢中度轻瘫和对侧面部轻度轻瘫，此外优势半球受累可能导致表达性失语症（图5-44）。

图5-4 **颈内动脉走行及分支**

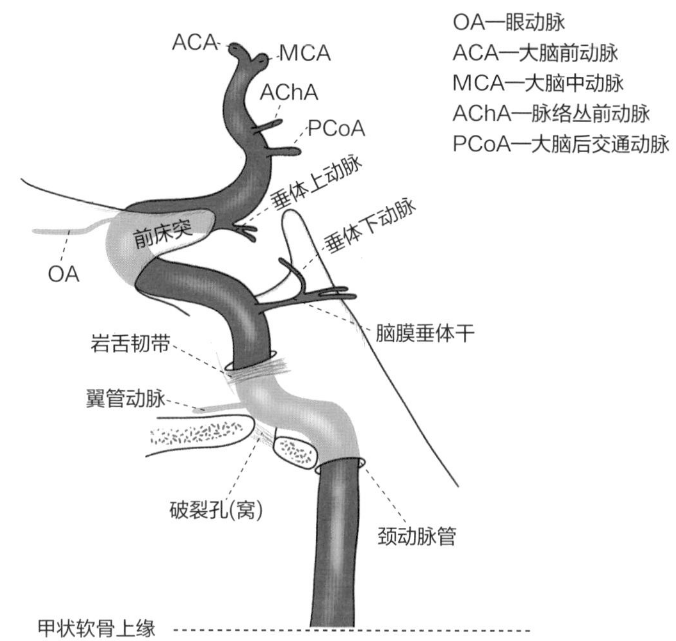
OA—眼动脉
ACA—大脑前动脉
MCA—大脑中动脉
AChA—脉络丛前动脉
PCoA—大脑后交通动脉
ACA
MCA
AChA
PCoA
垂体上动脉
前床突
垂体下动脉
OA
脑膜垂体干
岩舌韧带
翼管动脉
破裂孔(窝)
颈动脉管
甲状软骨上缘

图5-5 **颈内动脉的7段5分支立体示意图**

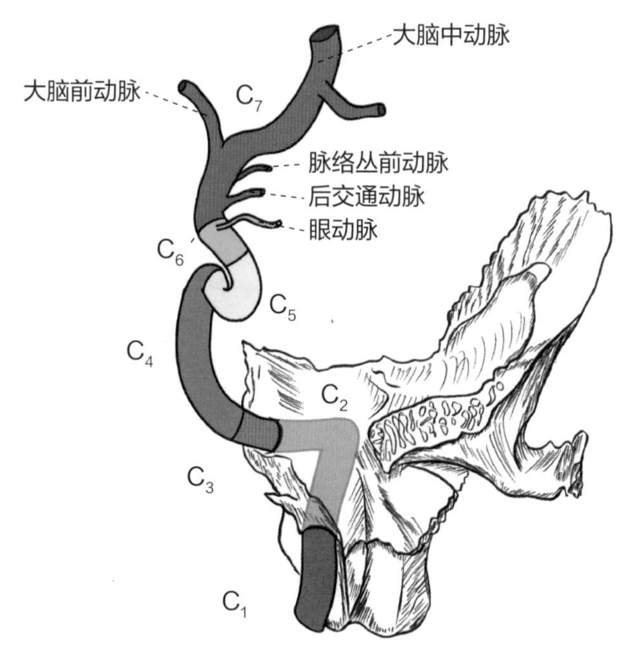
大脑中动脉
大脑前动脉
C7
脉络丛前动脉
后交通动脉
眼动脉
C6
C5
C4
C2
C3
C1

图5-6 颈内动脉“顺血流”7分法

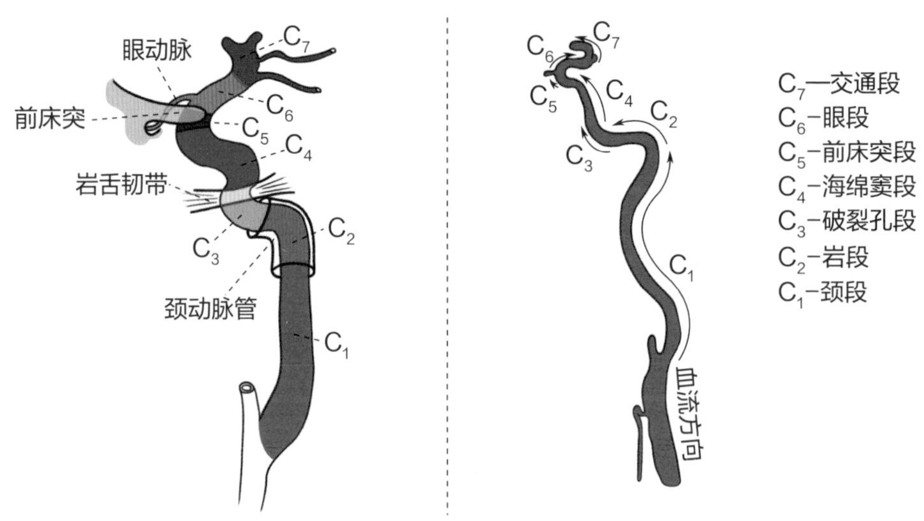

眼动脉
前床突
岩舌韧带
C_7
C_6
C_5
C_4
C_3
C_2
颈动脉管
C_1
C_7—交通段
C_6–眼段
C_5–前床突段
C_4–海绵窦段
C_3–破裂孔段
C_2–岩段
C_1–颈段
血流方向

图5-7 破裂孔段（C_3）颈内动脉

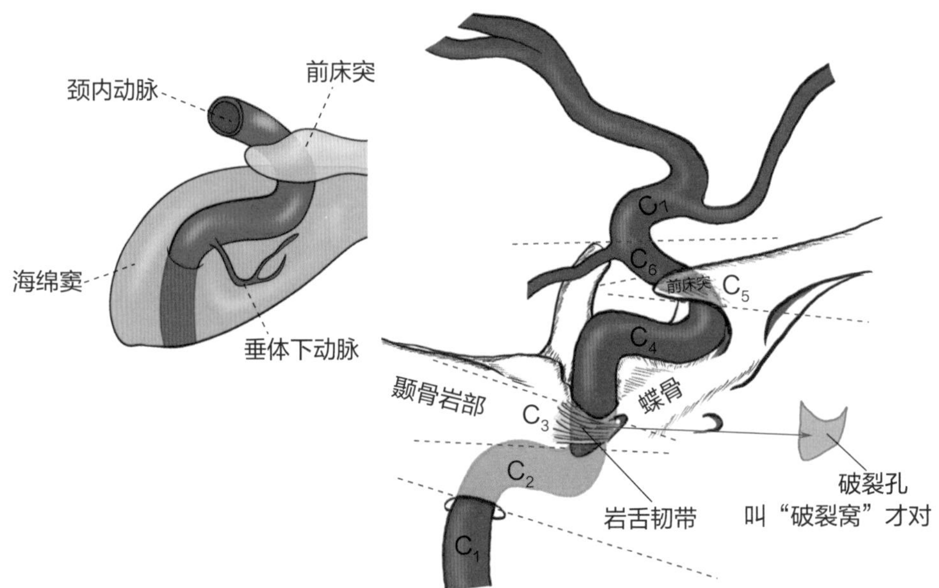

颈内动脉
前床突
海绵窦
垂体下动脉
C_7
C_6
前床突
C_5
C_4
颞骨岩部
蝶骨
C_3
C_2
C_1
岩舌韧带
破裂孔
叫“破裂窝”才对

图5-8 **海绵窦段（C_4）颈内动脉**

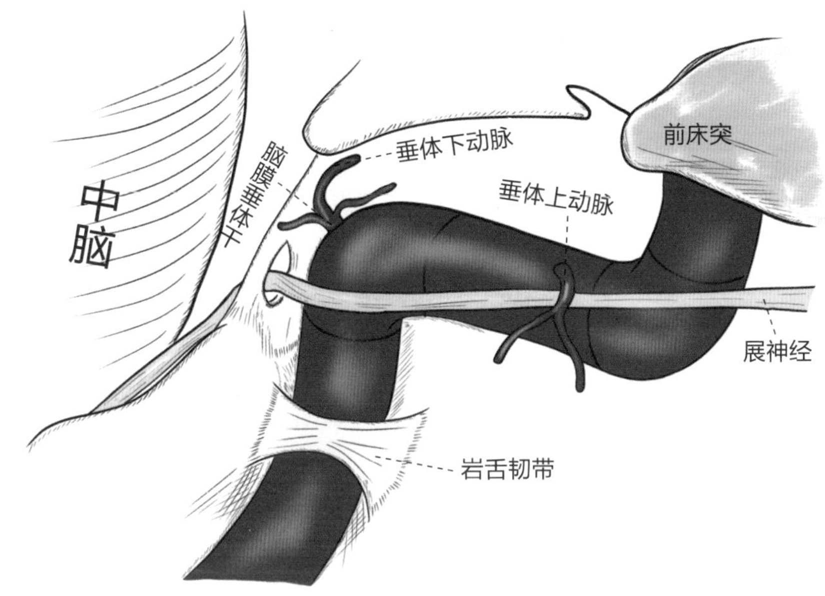
中脑
脑膜垂体干
垂体下动脉
前床突
垂体上动脉
展神经
岩舌韧带

图5-9 **DSA上的颈内动脉前床突段（C_5）**

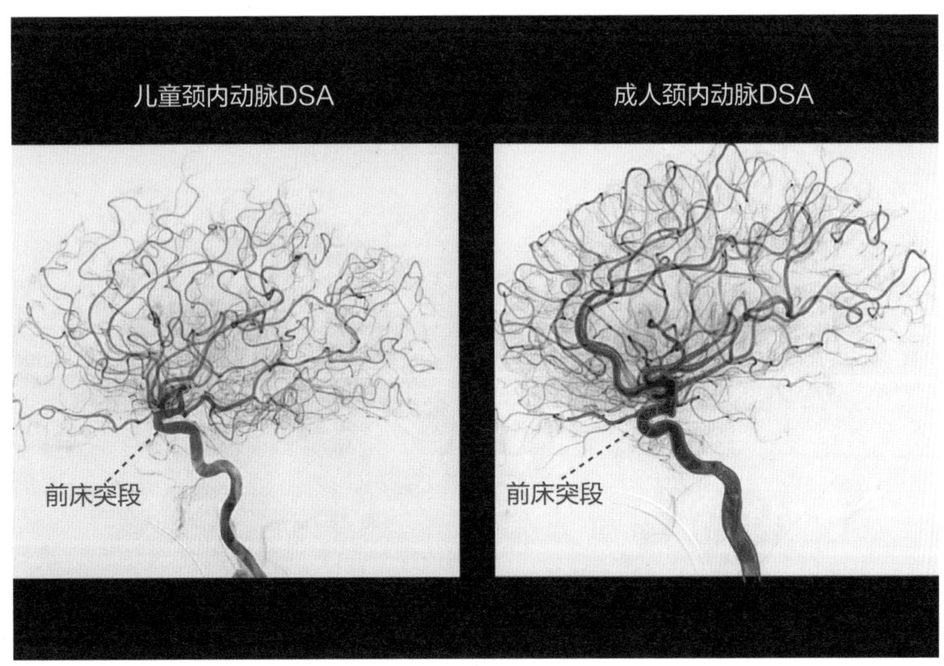
儿童颈内动脉DSA
成人颈内动脉DSA
前床突段
前床突段

图5-10 眼动脉来源及走行

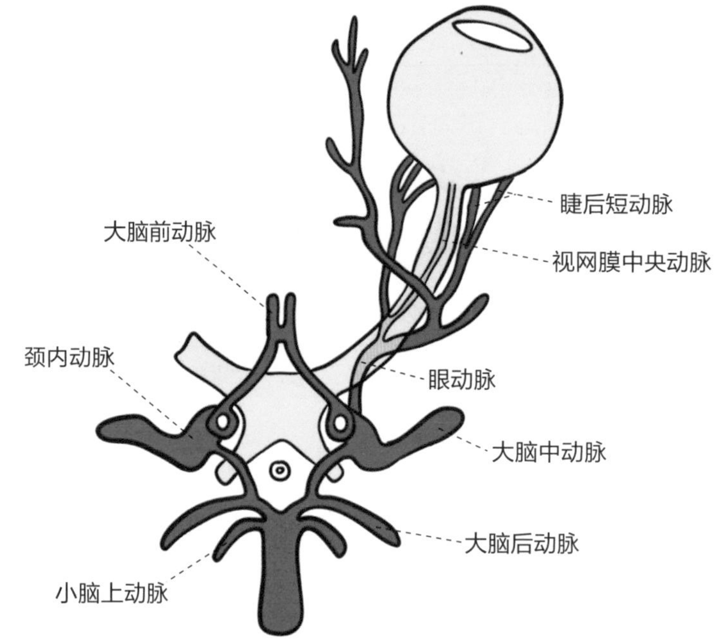
睫后短动脉
大脑前动脉
视网膜中央动脉
颈内动脉
眼动脉
大脑中动脉
大脑后动脉
小脑上动脉

图5-11 脉络丛前动脉及脉络丛

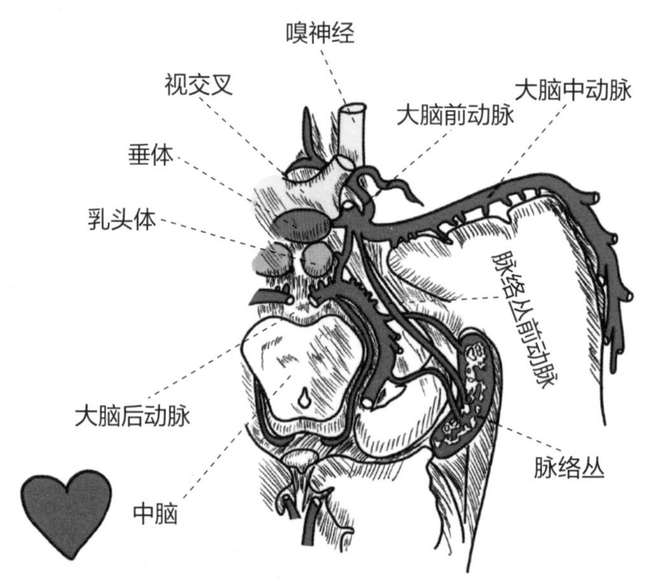
嗅神经
视交叉
大脑中动脉
大脑前动脉
垂体
乳头体
脉络丛前动脉
大脑后动脉
脉络丛
中脑

图5-12 大脑中动脉

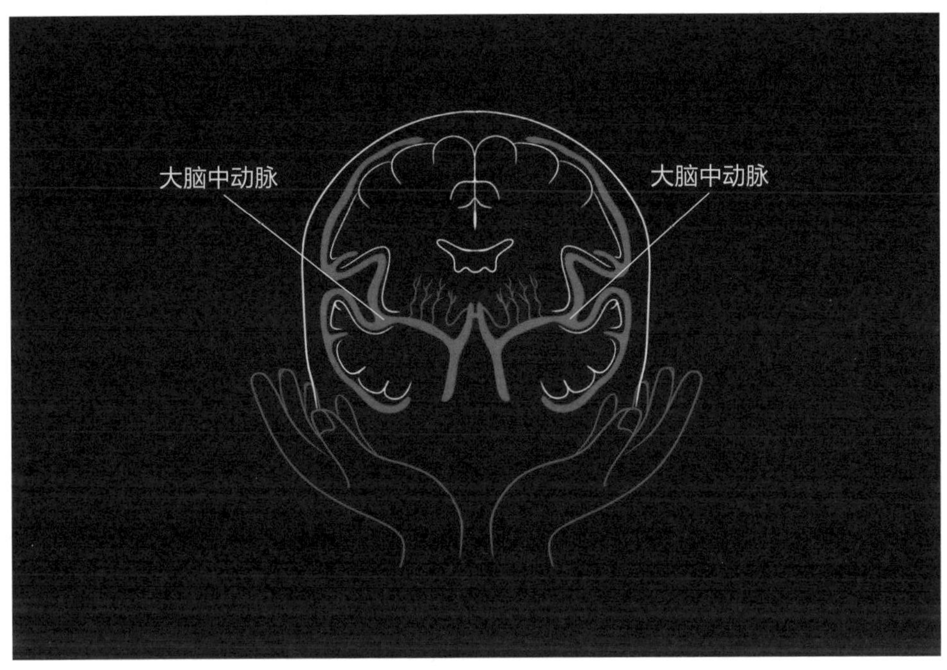

大脑中动脉
大脑中动脉

图5-13 冠状位：大脑中动脉分段

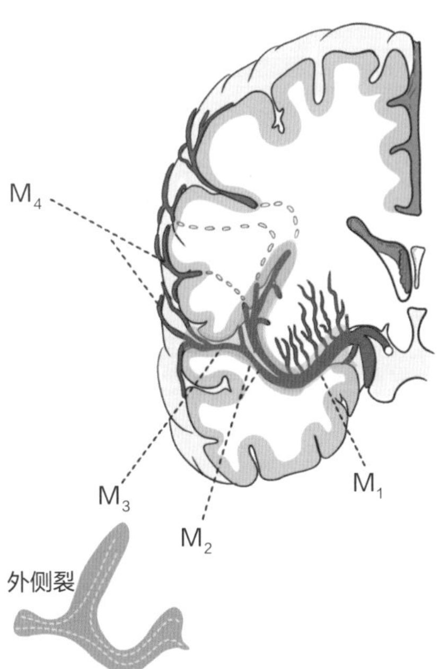

M_4
M_3
M_2
M_1
外侧裂

大脑中动脉作为颈内动脉的最大分支，其 M_1 段延伸至外侧裂，包括前分叉段及后分叉段；M_2 段自膝部至外侧裂顶及环状裂；M_3 段自环状裂的顶部通过外侧裂向外延伸；M_4 段弯曲分布在额叶、颞叶、顶叶。

M_1：水平段

M_2：脑岛段

M_3：岛盖段

M_4：皮质段

图5-14 大脑中动脉分段

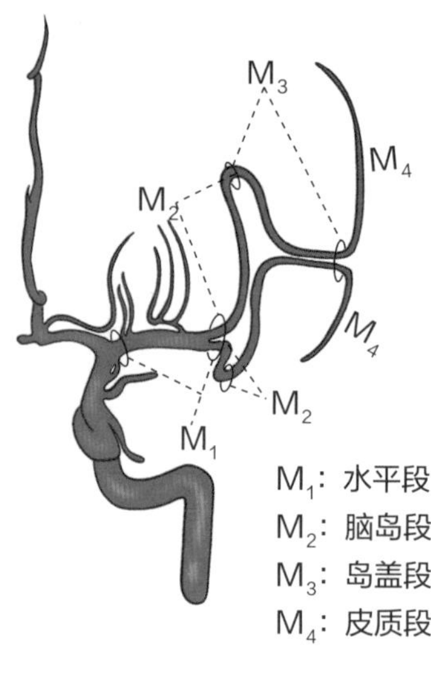

M3
M4
M2
M4
M2
M1
M1：水平段
M2：脑岛段
M3：岛盖段
M4：皮质段

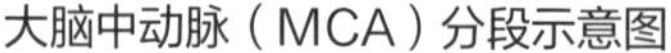
大脑中动脉（MCA）分段示意图

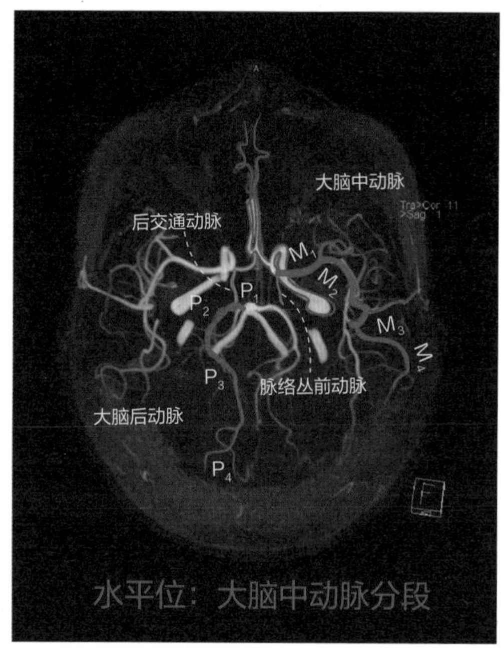

大脑中动脉
后交通动脉
M1
M2
P1
P2
M3
M4
P3
脉络丛前动脉
大脑后动脉
P4
水平位：大脑中动脉分段

图5-15 矢状位：大脑中动脉走行与分支

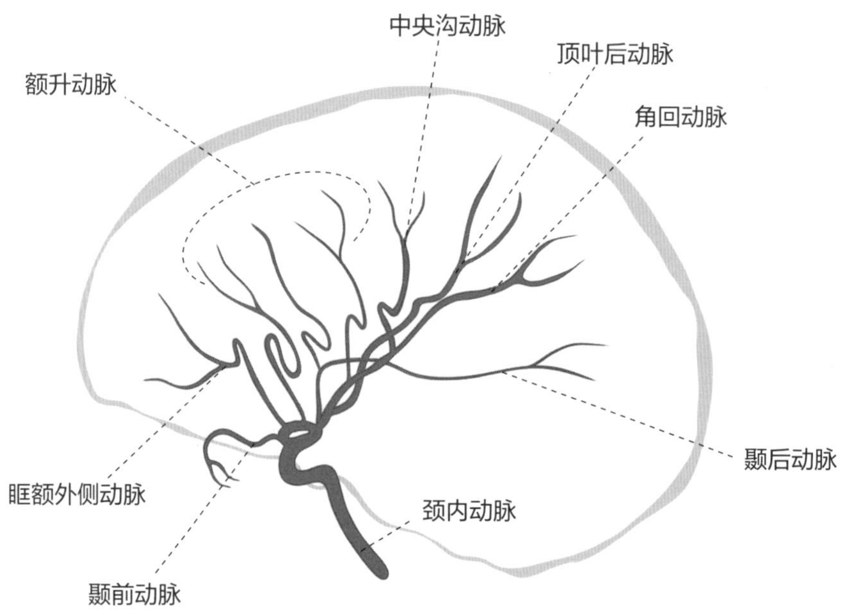

中央沟动脉
顶叶后动脉
额升动脉
角回动脉
颞后动脉
眶额外侧动脉
颈内动脉
颞前动脉

图5-16 正中矢状位：脑血管

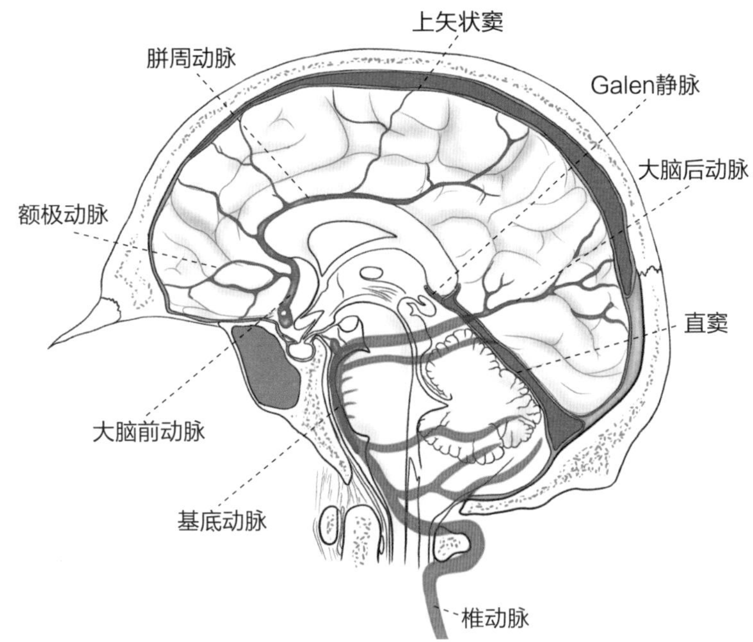
上矢状窦
胼周动脉
Galen静脉
大脑后动脉
额极动脉
直窦
大脑前动脉
基底动脉
椎动脉

图5-17 大脑前动脉走行与分支

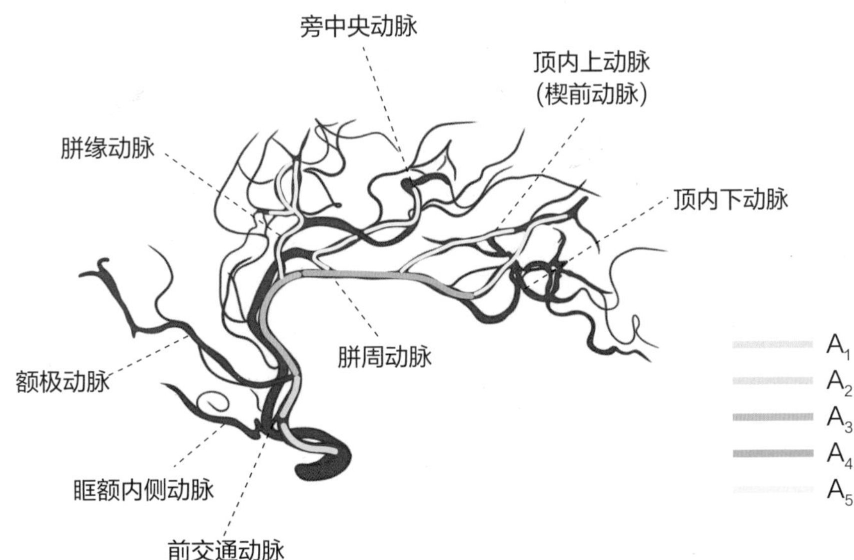
旁中央动脉
顶内上动脉
（楔前动脉）
胼缘动脉
顶内下动脉
胼周动脉
额极动脉
眶额内侧动脉
前交通动脉
A_1
A_2
A_3
A_4
A_5

图5-18 矢状位：大脑前动脉走行与分支

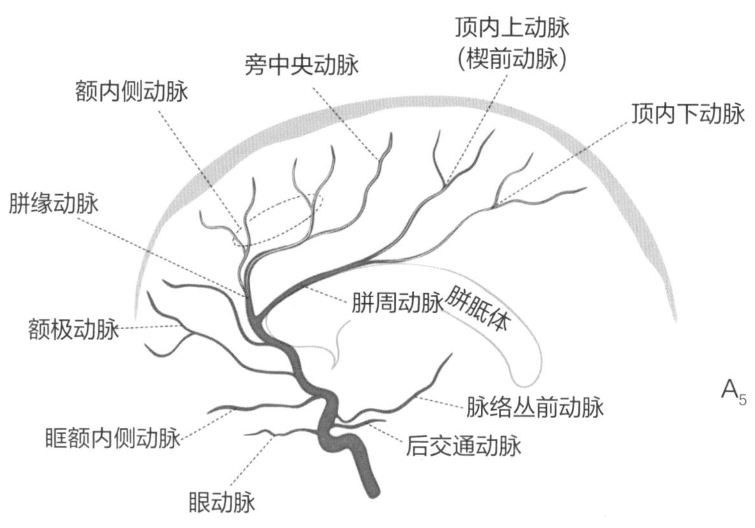
顶内上动脉
(楔前动脉)
旁中央动脉
额内侧动脉
顶内下动脉
胼缘动脉
胼周动脉
胼胝体
额极动脉
A_5
脉络丛前动脉
眶额内侧动脉
后交通动脉
眼动脉

图5-19 虹吸段

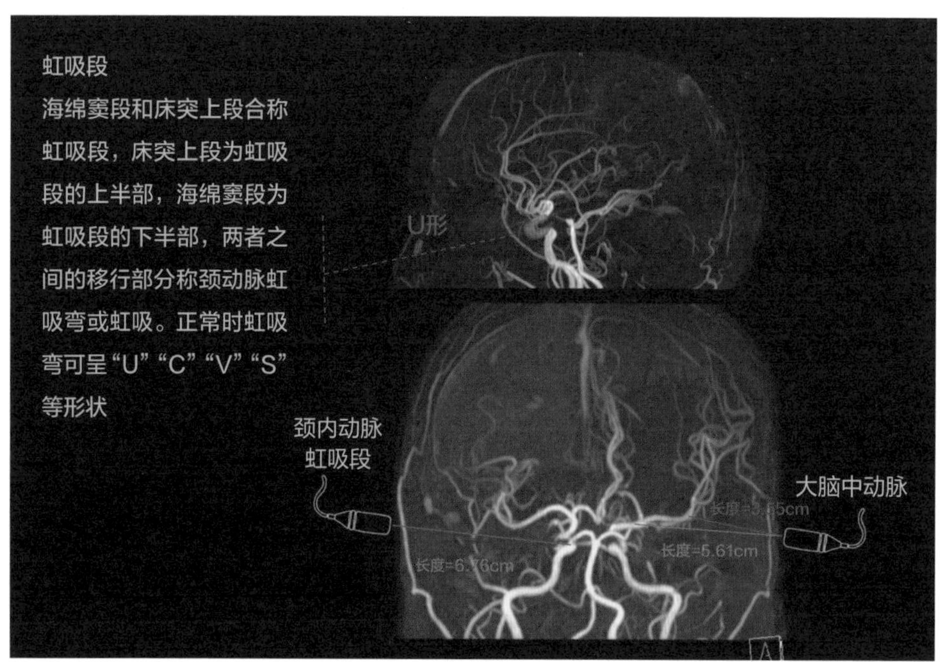
虹吸段
海绵窦段和床突上段合称虹吸段，床突上段为虹吸段的上半部，海绵窦段为虹吸段的下半部，两者之间的移行部分称颈动脉虹吸弯或虹吸。正常时虹吸弯可呈“U”“C”“V”“S”等形状
U形
颈内动脉
虹吸段
大脑中动脉
长度=5.61cm

图5-20 颈内动脉顺血流7分法

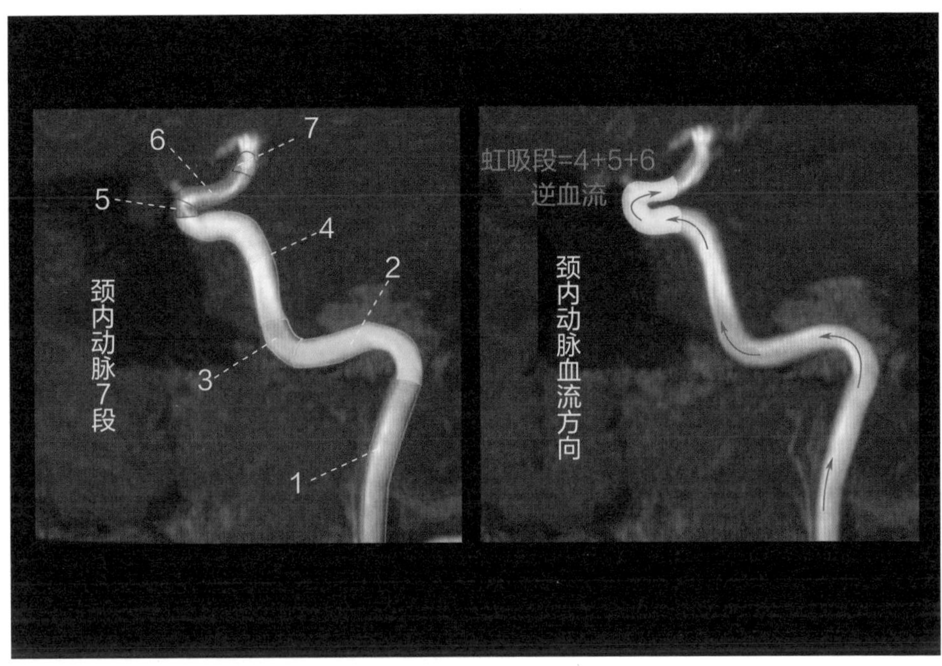

6
7
5
4
2
3
1
颈内动脉7段
虹吸段=4+5+6
逆血流
颈内动脉血流方向

图5-21 椎-基底动脉走行简图

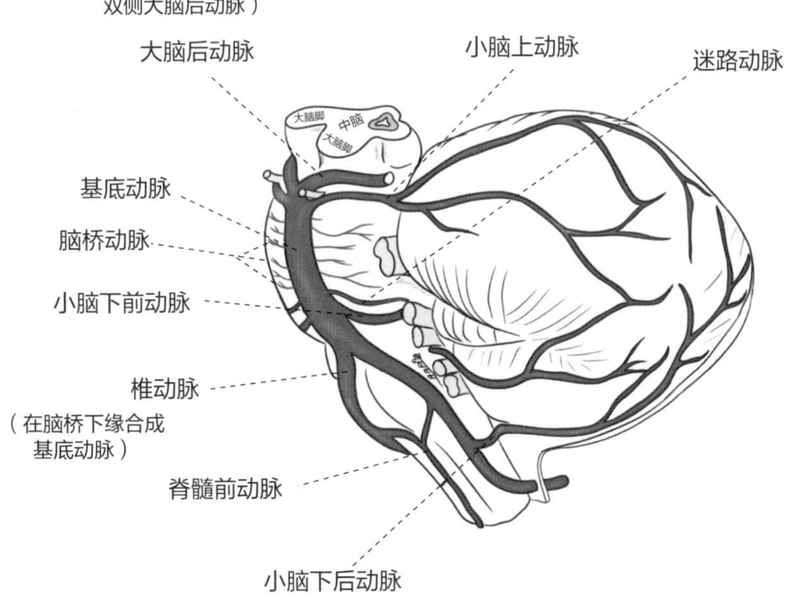

（基底动脉在脚间窝水平分成
双侧大脑后动脉）
大脑后动脉
小脑上动脉
迷路动脉
大脑脚
中脑
大脑脚
基底动脉
脑桥动脉
小脑下前动脉
椎动脉
（在脑桥下缘合成
基底动脉）
脊髓前动脉
小脑下后动脉

图5-22 矢状位：椎-基底动脉走行

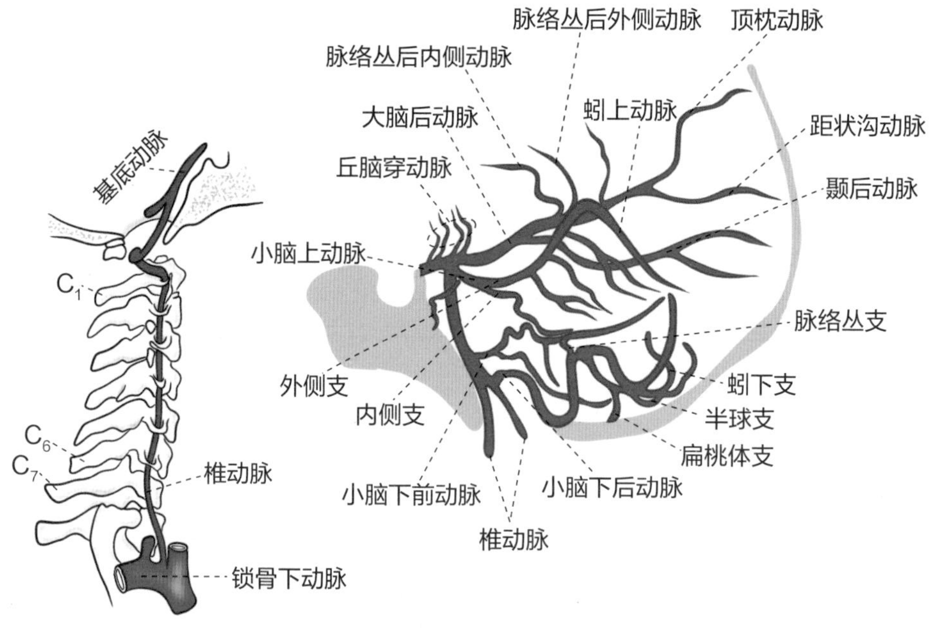

脉络丛后外侧动脉
顶枕动脉
脉络丛后内侧动脉
大脑后动脉
蚓上动脉
距状沟动脉
基底动脉
丘脑穿动脉
颞后动脉
小脑上动脉
C1
脉络丛支
外侧支
蚓下支
内侧支
半球支
C6
扁桃体支
C7
椎动脉
小脑下前动脉
小脑下后动脉
椎动脉
锁骨下动脉

图5-23 椎动脉两种分段法：5分法和4分法

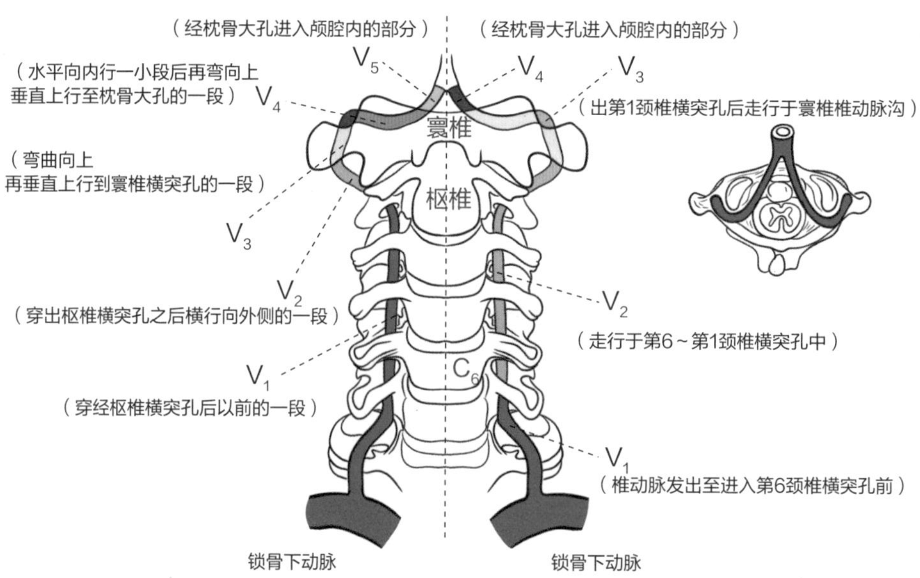

（经枕骨大孔进入颅腔内的部分）
（经枕骨大孔进入颅腔内的部分）
V5
V4
V3
（水平向内行一小段后再弯向上
垂直上行至枕骨大孔的一段）
V4
（出第1颈椎横突孔后走行于寰椎椎动脉沟）
寰椎
（弯曲向上
再垂直上行到寰椎横突孔的一段）
枢椎
V3
V2
V2
（穿出枢椎横突孔之后横行向外侧的一段）
（走行于第6～第1颈椎横突孔中）
C6
V1
（穿经枢椎横突孔后以前的一段）
V1
（椎动脉发出至进入第6颈椎横突孔前）
锁骨下动脉
锁骨下动脉

图5-24 **椎动脉经枕骨大孔入颅（颅内段）**

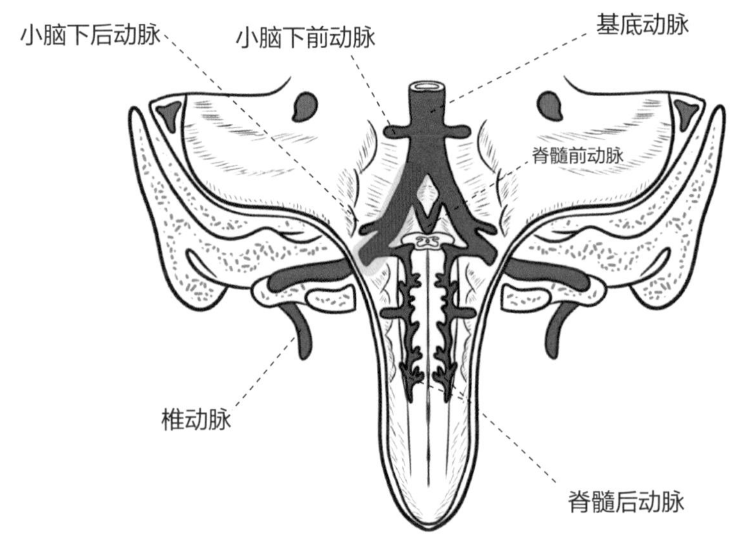
小脑下后动脉
小脑下前动脉
基底动脉
脊髓前动脉
椎动脉
脊髓后动脉

图5-25 **大脑后动脉的4分段**

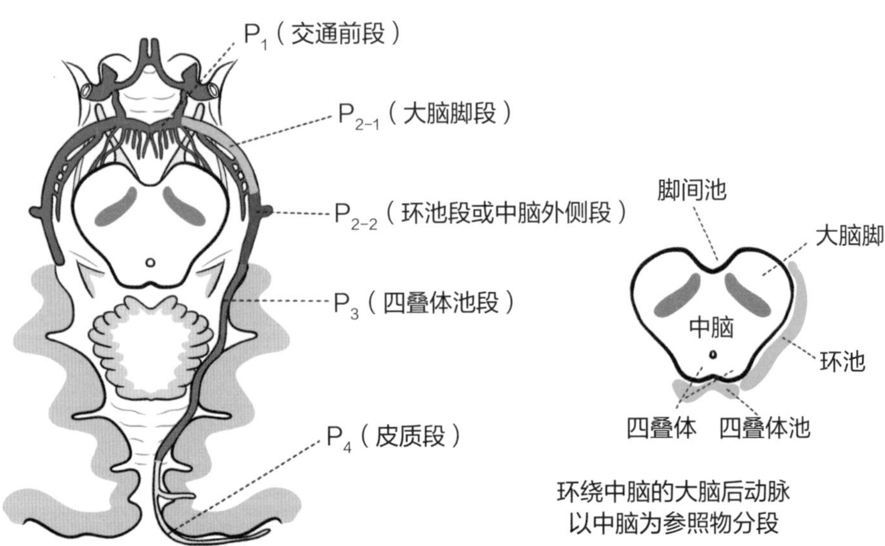
P_1（交通前段）
P_{2-1}（大脑脚段）
P_{2-2}（环池段或中脑外侧段）
P_3（四叠体池段）
P_4（皮质段）
脚间池
大脑脚
中脑
环池
四叠体
四叠体池
环绕中脑的大脑后动脉
以中脑为参照物分段

图5-26 丘脑血供示意图（一）

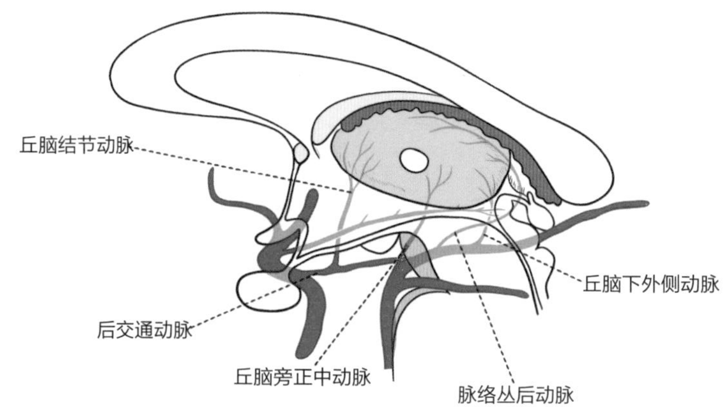
丘脑结节动脉
丘脑下外侧动脉
后交通动脉
丘脑旁正中动脉
脉络丛后动脉

矢状位

（1）丘脑结节动脉（极动脉）←— 后交通动脉

（2）丘脑旁正中动脉（丘脑穿动脉）←— 大脑后动脉 P_1 段

（3）丘脑下外侧动脉（丘脑膝状体动脉）←— 大脑后动脉 P_2 段

（4）脉络丛后动脉←— 大脑后动脉 P_2 段

图5-27 丘脑血供示意图（二）

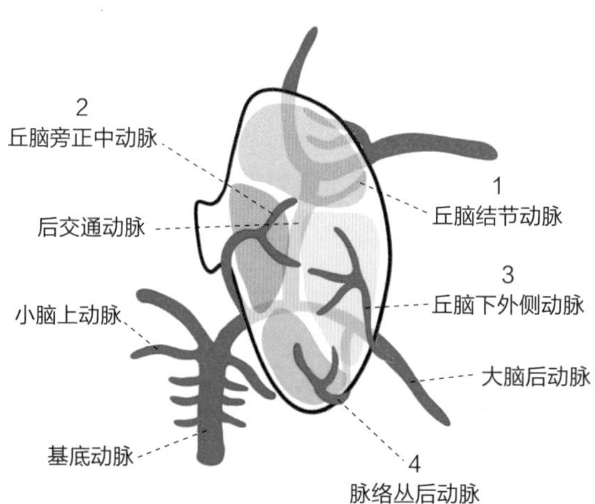
2
丘脑旁正中动脉
1
丘脑结节动脉
后交通动脉
3
丘脑下外侧动脉
小脑上动脉
大脑后动脉
基底动脉
4
脉络丛后动脉

水平位

（1）丘脑结节动脉（极动脉）←— 后交通动脉

（2）丘脑旁正中动脉（丘脑穿动脉）←— 大脑后动脉 P_1 段

（3）丘脑下外侧动脉（丘脑膝状体动脉）←— 大脑后动脉 P_2 段

（4）脉络丛后动脉←— 大脑后动脉 P_2 段

图5-28 环池内的动脉及毗邻结构

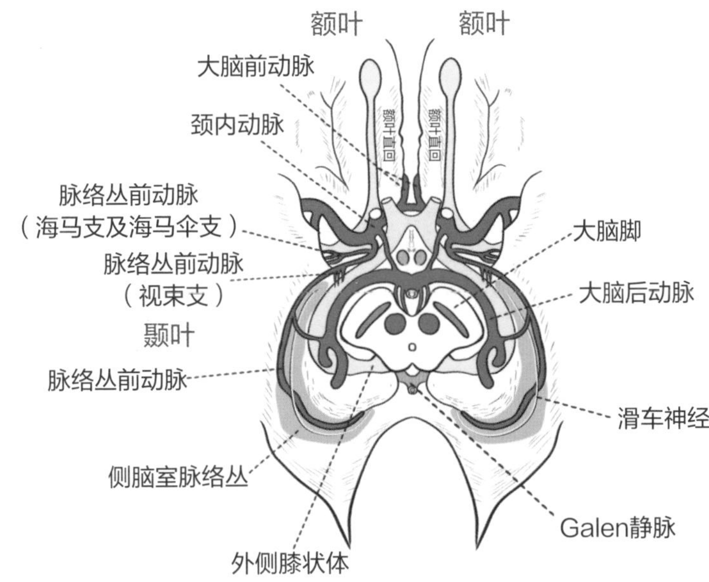
额叶
额叶
大脑前动脉
颈内动脉
额叶直回
额叶直回
脉络丛前动脉
（海马支及海马伞支）
脉络丛前动脉
（视束支）
颞叶
脉络丛前动脉
侧脑室脉络丛
外侧膝状体
大脑脚
大脑后动脉
滑车神经
Galen静脉

图5-29 基底动脉的抽烟造型

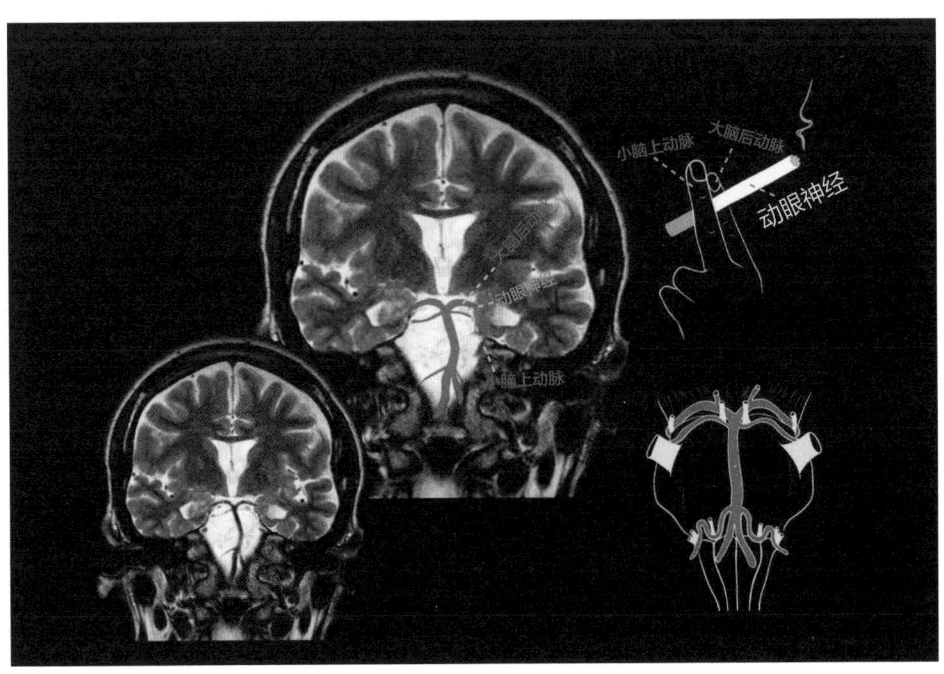
小脑上动脉
大脑后动脉
动眼神经
大脑后动脉
动眼神经
小脑上动脉

图5-30 椎-基底动脉与颅神经关系示意图

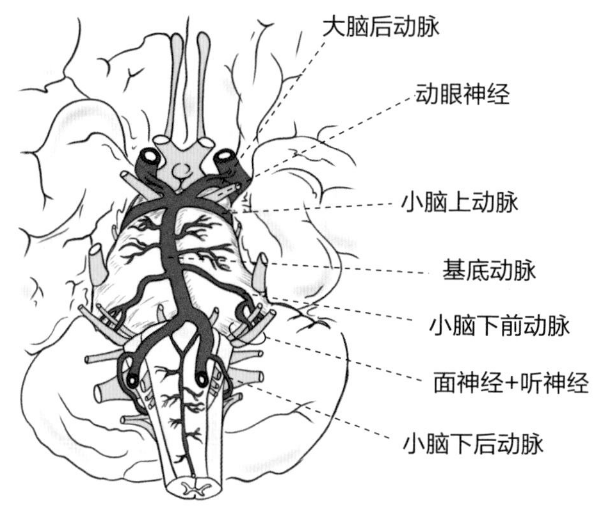
大脑后动脉
动眼神经
小脑上动脉
基底动脉
小脑下前动脉
面神经+听神经
小脑下后动脉

图5-31 椎-基底动脉与脑干、小脑幕的位置关系

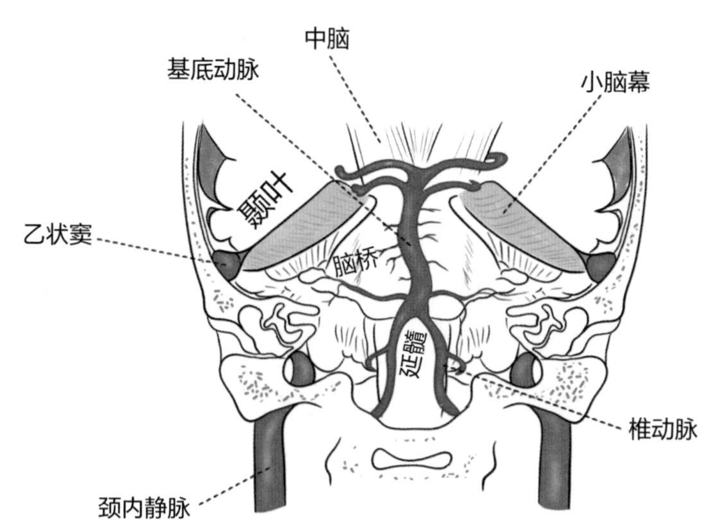
中脑
基底动脉
小脑幕
颞叶
乙状窦
脑桥
延髓
椎动脉
颈内静脉

图5-32 **躯体运动和感觉中枢的血供**

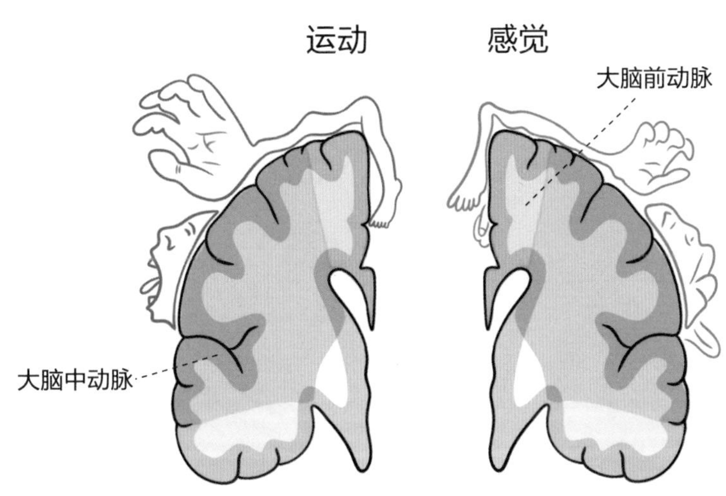
运动
感觉
大脑前动脉
大脑中动脉

图5-33 **大脑主要功能区血供来源**

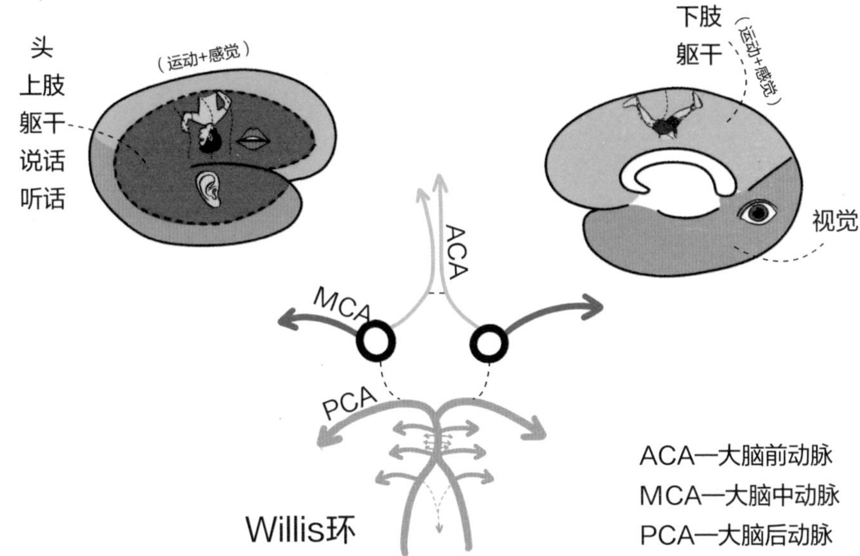
头
上肢
躯干
说话
听话
（运动+感觉）
下肢
躯干
（运动+感觉）
视觉
ACA
MCA
PCA
Willis环
ACA—大脑前动脉
MCA—大脑中动脉
PCA—大脑后动脉

图5-34 “俯视”位于鞍区的Willis环

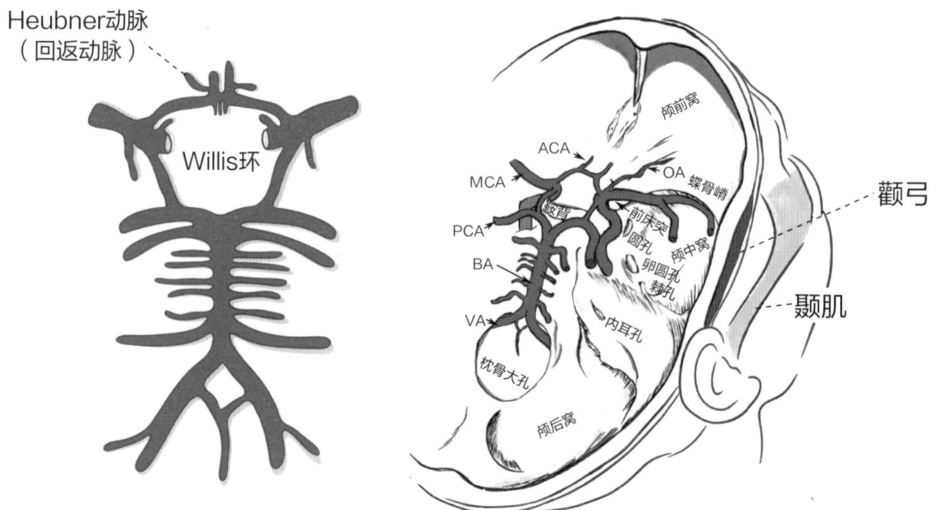
Heubner动脉
（回返动脉）
Willis环
ACA
MCA
PCA
BA
VA
鞍背
前床突
圆孔
卵圆孔
棘孔
颅前窝
OA
蝶骨嵴
颅中窝
内耳孔
枕骨大孔
颅后窝
颧弓
颞肌

ACA—大脑前动脉；MCA—大脑中动脉；PCA—大脑后动脉；
OA—眼动脉；BA—基底动脉；VA—椎动脉

图5-35 “仰视”脑的两大供血系统

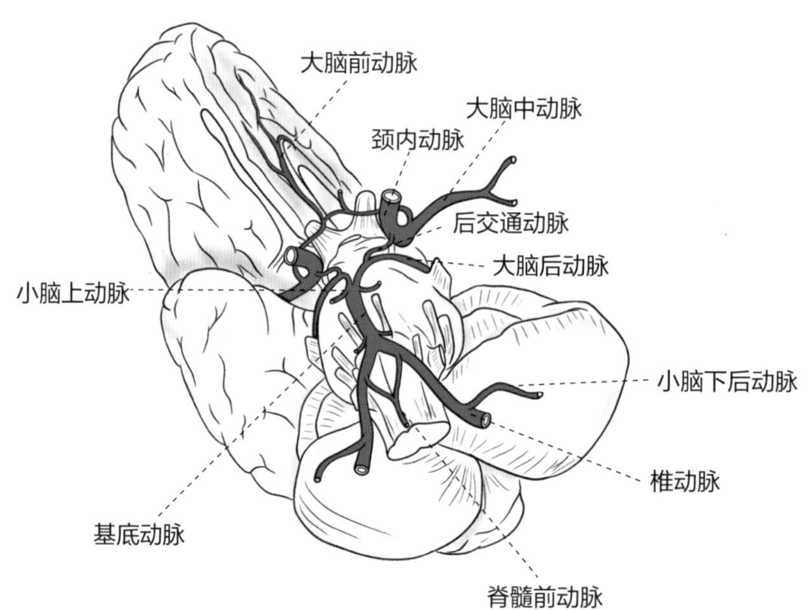
大脑前动脉
大脑中动脉
颈内动脉
后交通动脉
大脑后动脉
小脑上动脉
小脑下后动脉
椎动脉
基底动脉
脊髓前动脉

图5-36 冠状位：脑的两大供血系统

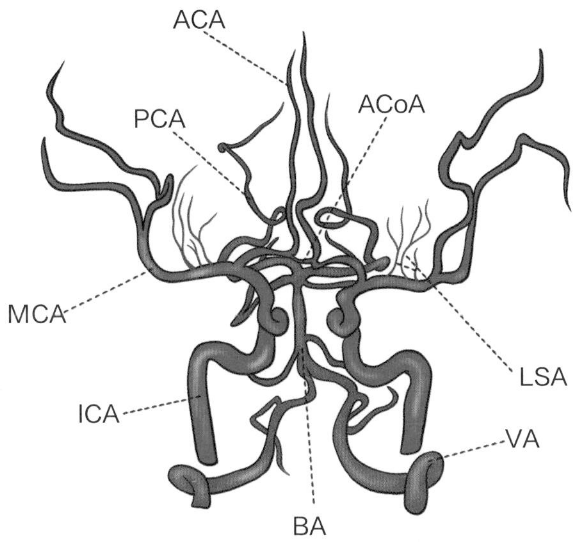
ACA
PCA
ACoA
MCA
LSA
ICA
VA
BA

ACA—大脑前动脉；MCA—大脑中动脉；PCA—大脑后动脉；VA—椎动脉；BA—基底动脉；LSA—豆纹动脉；ICA—颈内动脉；ACoA—前交通动脉

图5-37 标本：脑底Willis环及周围结构

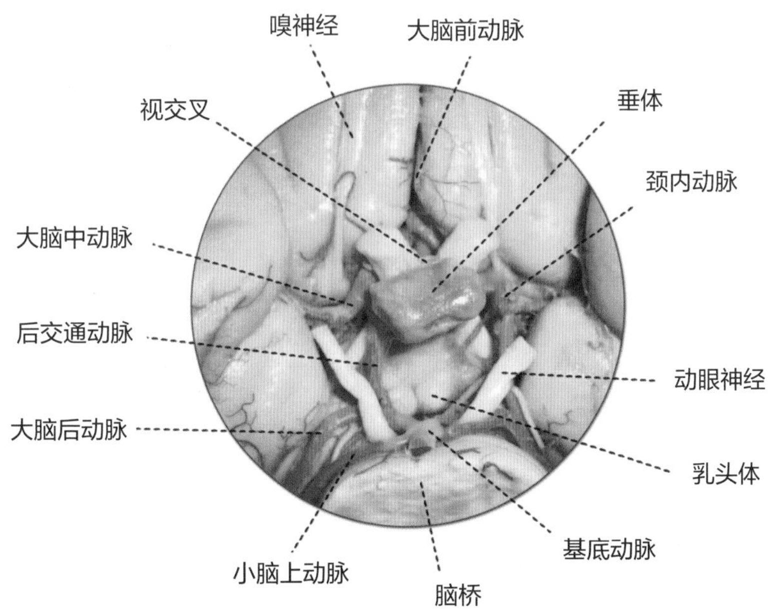
嗅神经
大脑前动脉
视交叉
垂体
颈内动脉
大脑中动脉
后交通动脉
动眼神经
大脑后动脉
乳头体
基底动脉
小脑上动脉
脑桥

图5-38 不是每个人都有完整的Willis环

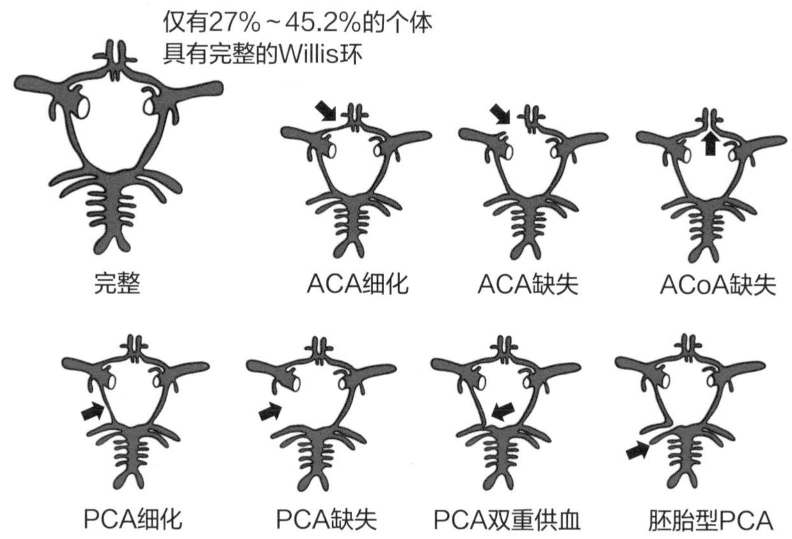

仅有27%～45.2%的个体
具有完整的Willis环
完整
ACA细化
ACA缺失
ACoA缺失
PCA细化
PCA缺失
PCA双重供血
胚胎型PCA

ACA—大脑前动脉；PCA—大脑后动脉；ACoA—前交通动脉

图5-39 从宏观到微观的脑血流

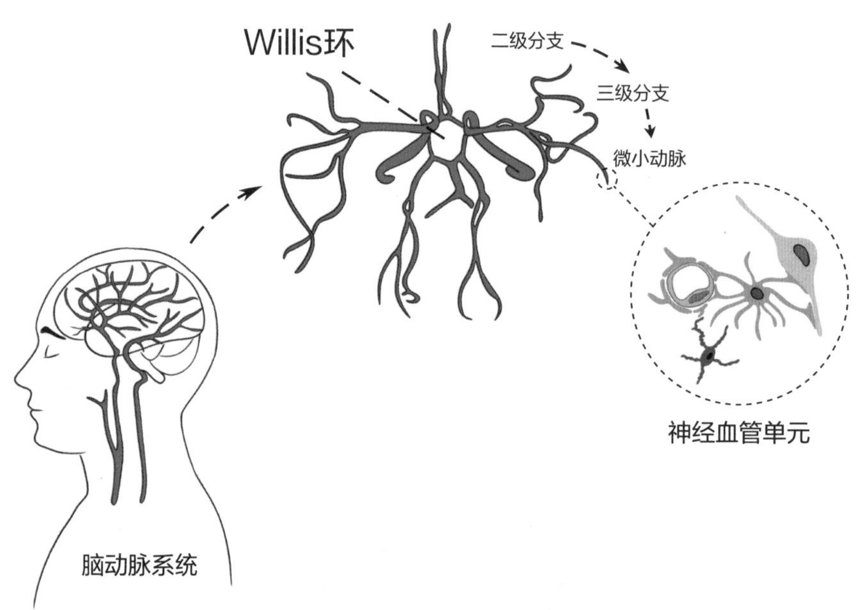

Willis环
二级分支
三级分支
微小动脉
神经血管单元
脑动脉系统

图5-40 **血管神经单元**

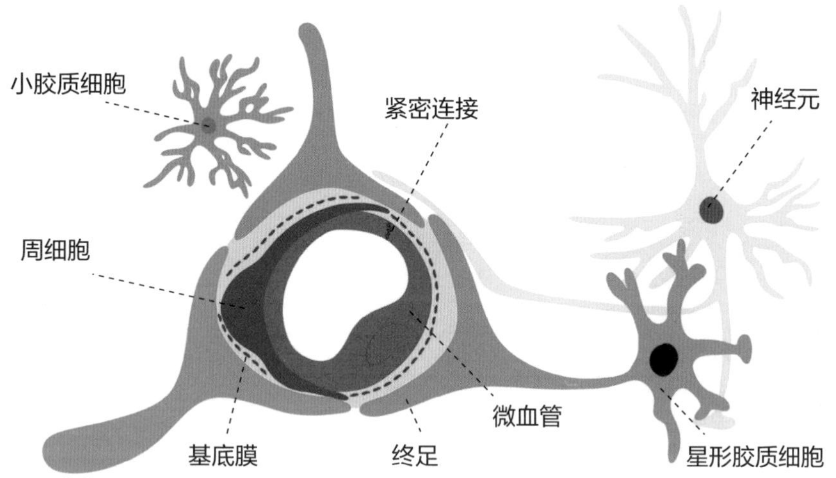
小胶质细胞
紧密连接
神经元
周细胞
微血管
基底膜
终足
星形胶质细胞

将神经元 – 神经胶质细胞 – 脑血管的相互作用看作一个整体，将单一的神经元保护、再灌注等治疗提升到血管神经单元的保护和修复

图5-41 **脑部血管周围间隙**

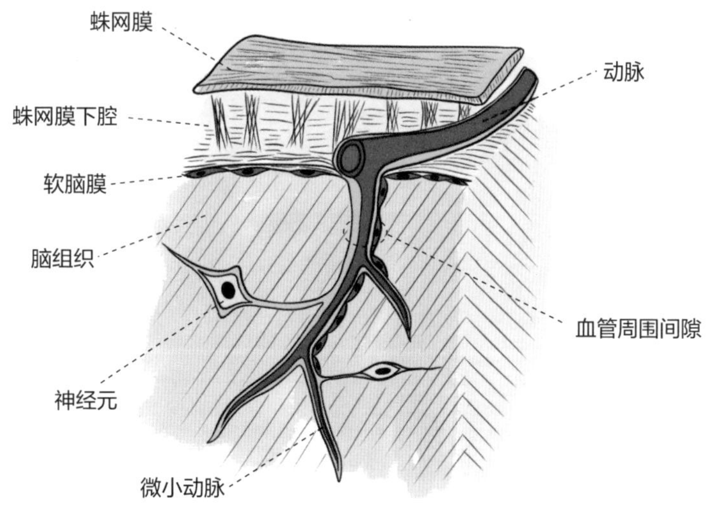
蛛网膜
动脉
蛛网膜下腔
软脑膜
脑组织
血管周围间隙
神经元
微小动脉

脑血管周围间隙是软脑膜细胞与脑内血管间的一个潜在性腔隙，将血管与周围的脑组织分开，具有一定的生理及免疫功能

图5-42 Willis环及分支的动脉瘤发生率

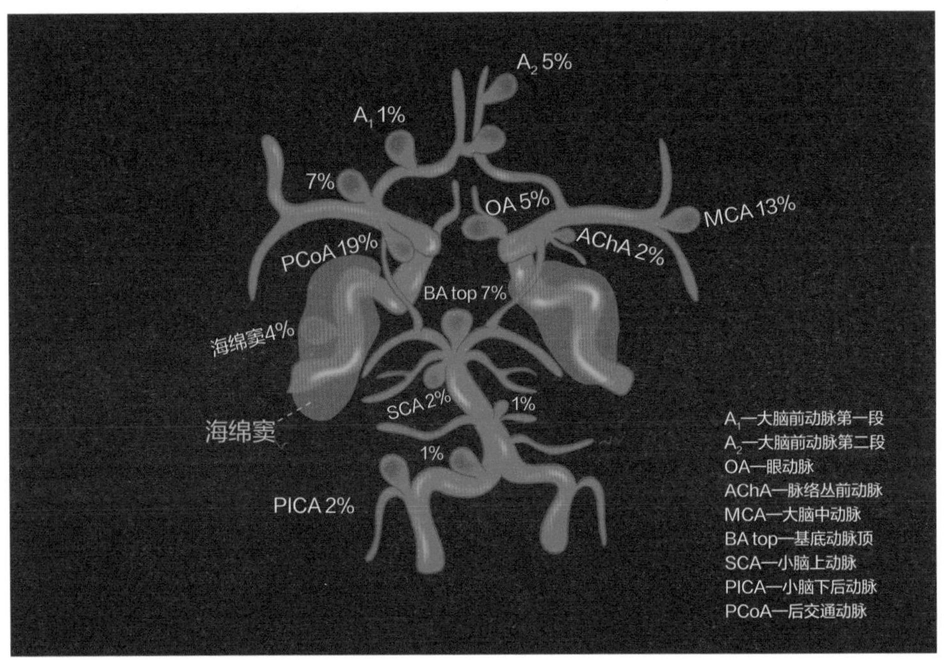

A_2 5%
A_1 1%
7%
OA 5%
MCA 13%
AChA 2%
PCoA 19%
BA top 7%
海绵窦4%
海绵窦
SCA 2%
1%
1%
PICA 2%
A_1—大脑前动脉第一段
A_2—大脑前动脉第二段
OA—眼动脉
AChA—脉络丛前动脉
MCA—大脑中动脉
BA top—基底动脉顶
SCA—小脑上动脉
PICA—小脑下后动脉
PCoA—后交通动脉

图5-43 基底节区血供来源

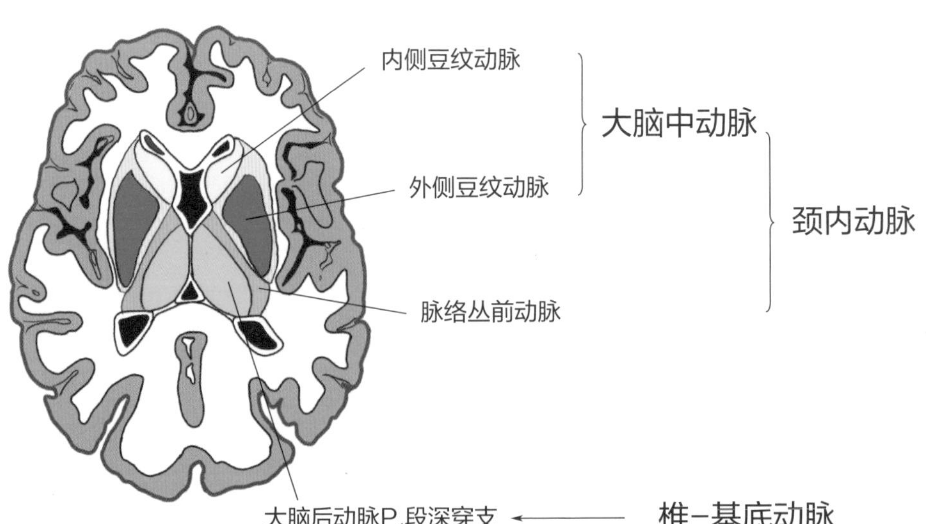

内侧豆纹动脉
外侧豆纹动脉
大脑中动脉
颈内动脉
脉络丛前动脉
大脑后动脉P_1段深穿支
椎-基底动脉

图5-44 **Heubner动脉的临床意义**

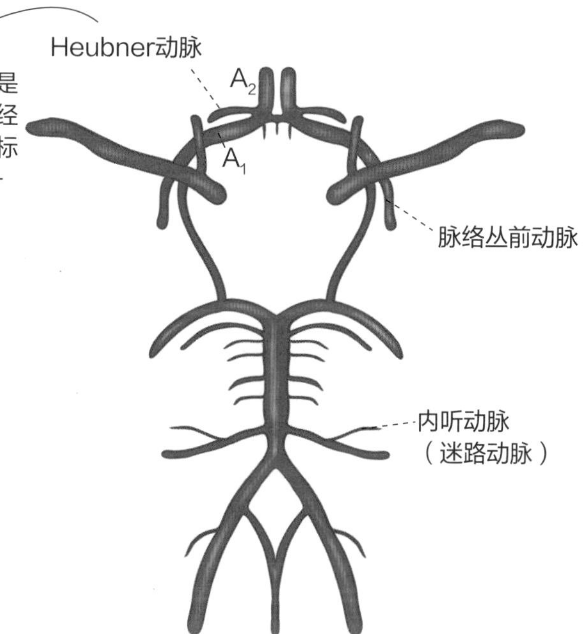
Heubner动脉
A_2
A_1
神经外科手术，尤其是前交通动脉瘤手术中经常碰到的一个解剖学标志性动脉——Heubner（回返）动脉
90% 起自大脑前动脉的 A_2 近段，10% 起自 A_1 远段，主要供应尾状核头、壳核及内囊前肢等
脉络丛前动脉
内听动脉
（迷路动脉）

二、脑静脉系统

脑的静脉远比想象的重要，导静脉、板障静脉、Galen静脉、Labbe静脉和Trolard静脉等，大家耳闻能详；脑的静脉窦，如上矢状窦、海绵窦、乙状窦和蝶顶窦等，是神经外科手术的重要关注点；但脑静脉变异较大，很多知名的静脉，在手术或影像上并未出现。

脑静脉多不与动脉伴行，管壁较薄，且无瓣膜。脑静脉血的回流，主要汇集至硬膜静脉窦，再经颈内静脉回流至心脏。脑静脉系统分为静脉和静脉窦两大部分。

（一）静脉

大脑的静脉分为深、浅两部分。

1. 大脑浅静脉

大脑浅静脉收集大脑半球背外侧面及部分内侧面和底面的静脉血。从皮质穿出的小静脉互相连接形成丰富的静脉网，再汇集成较大的分支，在软膜内走行一段后穿入蛛网膜下腔，后合成较大的静脉（图5-45）。这些静脉通常以外侧裂为界，分为上、中、下三组：外侧裂以上放入为大脑上静脉；外侧裂部位的称为大脑中浅静脉（也叫大脑中静脉、侧裂浅静脉、侧裂静脉，引流静脉血至蝶顶窦和海绵窦）（图5-46）；外侧裂以下的为大脑下静脉。三组静脉之间有广泛的吻合，其中上吻合静脉为Trolard静脉，下吻合静脉为Labbe静脉。Trolard静脉血回流到上矢状窦，大脑中浅静脉血回流到蝶顶窦，终止于海绵窦内；Labbe静脉，又名枕颞静脉，此静脉在颞叶表面走行，是颞叶外侧面最粗大的静脉，连接大脑中浅静脉和横窦。Labbe静脉血回流到横窦，主要引流颞叶前部、中部和外侧的静脉血，少量引流颞叶后部、底面和枕叶的静脉血（图5-47、图5-48）。

2. 大脑深静脉

大脑深静脉主要收集大脑半球深部白质、基底核、内囊、间脑和脑室脉络丛的静脉血，包括大脑内静脉、基底静脉和Galen静脉（大脑大静脉）。其特点是从四周流向中央，汇合成一条大脑大静脉入直窦。

（1）大脑内静脉　左右各一，是大脑深静脉的主干，位于第三脑室顶中缝的两侧，由透明隔静脉和丘纹静脉等汇合而成（图5-49）。大脑内静脉沿第三脑室脉络组织的两边蜿蜒向后，沿途接收侧脑室静脉，至松果体后方，与对侧大脑内静脉汇合成大脑大静脉（图5-50、图5-51）。

大脑内静脉主要属支有透明隔静脉、丘纹静脉、脉络丛静脉、丘脑静脉和侧脑室静脉。透明隔静脉起自透明隔，在室间孔处进入大脑内静脉；丘纹静脉收集丘脑、纹状体、内囊及胼胝体的静脉血，在进入大脑内静脉处形成静脉角（图5-52、图5-53）。

（2）基底静脉　左右各一，为大脑深静脉的一条重要主干，主要由大脑前静脉与大脑中深静脉汇合形成，注入大脑大静脉（图5-54）。主要收集侧脑室下角、颞叶底面、下丘脑、丘脑腹侧份以及膝状体、大脑脚和四叠体等处的静脉血。其血管造影呈星芒状。

（3）Galen静脉　又称大脑大静脉，是一条粗短、薄壁的深静脉主干，由两侧大脑内静脉和基底静脉汇合而成，向后注入直窦。主要引流大脑内静脉和基底静脉引流区的静脉血（图5-51）。正中矢状位上，Galen静脉呈凹面向上的弧形，长约1cm（图5-55）。

3.脑底静脉环

脑底静脉环，又称为基底静脉环，可分为前、后静脉环，与动脉环相似，均是血管瘤的好发部位（图5-56）。

4.脑干和小脑的静脉回流

脑干和小脑位于颅后窝，颅后窝上部的静脉回流小脑上方和脑干上部的血液，经小脑上静脉向后流入Galen静脉，或向外侧流入横窦和岩上窦。前部的静脉或岩部静脉将脑干前部、小脑半球的上下表面及第四脑室外侧区的静脉血回流至岩上窦。后部的静脉或幕静脉则将小脑蚓下部和上、下小脑半球中间部的血液回流至横窦或直窦（图5-57）。

（二）静脉窦

静脉窦也叫硬脑膜窦，位于颅内，无平滑肌、无瓣膜，损伤时出血难止。静脉窦由硬脑膜构成，壁内有很多的毛细血管和小动脉，窦的内面有一层扁平细胞，是和脑静脉相似的内皮细胞，各静脉窦之间互相沟通（图5-58）。脑静脉窦分为两组：后上组和前下组（图5-59）。

1. 后上组

（1）上矢状窦　位于大脑镰的上缘，主要接收大脑上静脉分支、颅骨板障静脉的血流，以及属于颈外静脉系统的颅骨静脉的血流（图5-60）。

（2）下矢状窦　位于大脑镰下缘的后半部，在小脑幕处，直接与直窦相连接，主要接收来自大脑深层静脉的血流（图5-59、图5-61）。

（3）直窦　位于大脑镰与小脑幕之间，接收来自下矢状窦、小脑上静脉及大脑上静脉的血液，向后与上矢状窦的后端融合而成窦汇（图5-59）。

（4）乙状窦和横窦　乙状窦位于颞骨的乙状沟内，向后续连横窦；横窦为最大的静脉窦，在枕骨隆凸处，横窦、直窦、上矢状窦汇合成窦汇。二者主要接收大脑半球枕叶内侧及外侧面的静脉，小脑上、外、下静脉，椎静脉，脑桥和延髓的静脉，颅骨板障静脉，中耳小静脉的血流（图5-62）。

2. 前下组

（1）海绵窦　位于蝶鞍两侧蝶窦上，接收眼静脉、蝶顶窦、大脑中浅静脉等的血流。海绵间窦，是环绕在垂体周围的硬脑膜静脉窦，经鼻蝶入路手术需经过海绵间窦；其包括鞍区与斜坡硬脑膜内的静脉窦，沟通两侧海绵窦；由于其解剖的特殊性，术中海绵间窦易出血，甚至发生大出血。根据各海绵间窦与垂体的相对位置关系分别命名为前海绵间窦、下海绵间窦、后海绵间窦及基底窦，前海绵间窦、下海绵间窦及后海绵间窦分别经过垂体的前方、下方及后方，各海绵间窦可出现部分或全部缺如（图5-63 ~ 图5-65）。

（2）蝶顶窦　是一个位于蝶骨嵴（就是蝶骨小翼）后下方的静脉窦（图5-66）。

（3）岩上窦　是海绵窦延伸至乙状窦的管道，沿小脑幕附着处至颞骨背侧嵴、岩上窦沟行走（图5-59）。岩上窦的属支可引流脑桥及上部延髓的岩静脉、外侧中脑静脉、小脑静脉及内耳、颞叶下表面的静脉血液。

（4）岩下窦　起自海绵窦后上部，在颞骨岩部和枕骨基底部形成的岩下窦沟内向外走行，将海绵窦的血引流至颈内静脉，与Ⅸ、Ⅹ、Ⅺ脑神经，以及颈内静脉及颈静脉球的关系密切（图5-62、图5-66）。

（三）脑血液回流的重要辅助结构

1. 小脑幕

由硬脑膜折叠而成，状如单杆帐篷；将颅腔分隔成幕上和幕下两部分。小脑幕游离缘从尖顶向前下延伸至后床突，与鞍背共同围成一个类似三角形的小脑幕切迹（中脑穿行），小脑幕向前与鞍膈相延续（图5-61、图5-67）。小脑幕的后外侧的边缘分为两叶，附着于横窦沟的上下缘，与横窦沟共同围成横窦。

2. 大脑镰

大脑镰是硬脑膜内层自颅顶正中线折叠，并向两侧大脑半球之间伸展的结构，形似镰刀（图5-61、图5-67）。大脑镰前端始于鸡冠，后端附于小脑幕；下缘游离并环绕于胼胝体上方。大脑镰上缘内有上矢状窦，下缘内有下矢状窦，与小脑幕连接处有直窦，对颅内静脉循环有重要意义，某些颅内肿物或颅内压增高可形成大脑镰疝。大脑镰钙化属于生理性的钙化，一般很少出现症状，一般随着年龄的增加而发病率增加，50岁以上的人其发生率可以达到50%以上。

（四）相关的特殊静脉结构或位点

1. 板障静脉

板障静脉穿行颅顶骨内、外板之间的板障之中，流入硬脑膜静脉窦。颅骨较薄的部位可缺少板障。板障静脉变异较大，根据具位置可分为额板障静脉、颞板障静脉、枕板障静脉（图5-68）。

2. 导静脉

导静脉是穿过颅骨连接颅内静脉窦与颅外静脉的静脉血管（图5-69）。

3. 桥静脉

桥静脉是脑组织表面浅静脉和静脉窦之间的连接血管（也称纽带静脉），在老年人中多见，是发育或代偿的结果，与疾病尚无明确相关性（图5-70）。桥静脉被拉断，会引起桥静脉慢慢渗血而引发慢性硬膜下血肿，这就是慢性硬膜下血肿好发于老年人的原因。

4. 蛛网膜颗粒

蛛网膜颗粒是由蛛网膜在上矢状窦附近形成绒毛状突起，进而突入到上矢状窦内产生，具有吸收脑脊液的作用（图5-71）。

5. 星点

星点位于颅后部两侧，是枕骨、顶骨、颞骨在乳突根后上方的交汇点（图5-72），相当于外耳门上缘与枕外隆凸连线上方1.5cm、外耳道中心点后约3.5cm处，传统观点认为星点适对横窦转折为乙状窦处（答案是不一定，详见第九章相关内容）

图5-45 大脑表面的浅静脉

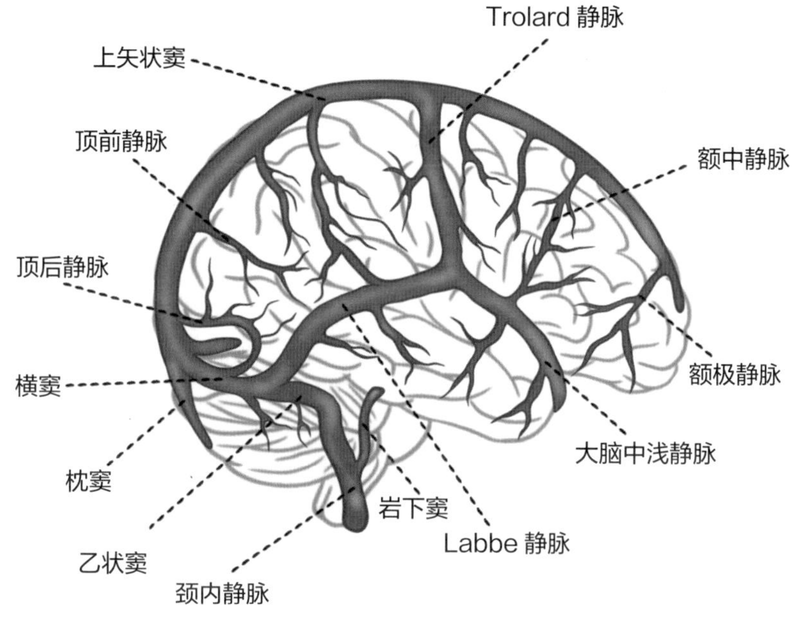
Trolard 静脉
上矢状窦
顶前静脉
额中静脉
顶后静脉
横窦
额极静脉
大脑中浅静脉
枕窦
岩下窦
Labbe 静脉
乙状窦
颈内静脉

图5-46 大脑皮质外侧面静脉回流示意图

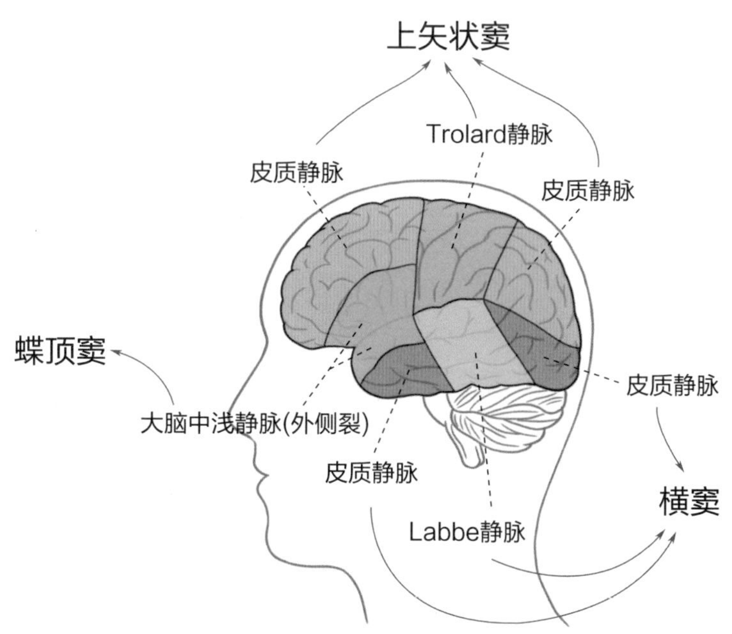
上矢状窦
Trolard静脉
皮质静脉
皮质静脉
蝶顶窦
皮质静脉
大脑中浅静脉(外侧裂)
皮质静脉
横窦
Labbe静脉

图5-47 Labbe静脉是连接大脑中浅静脉（侧裂浅静脉）与横窦的最大静脉

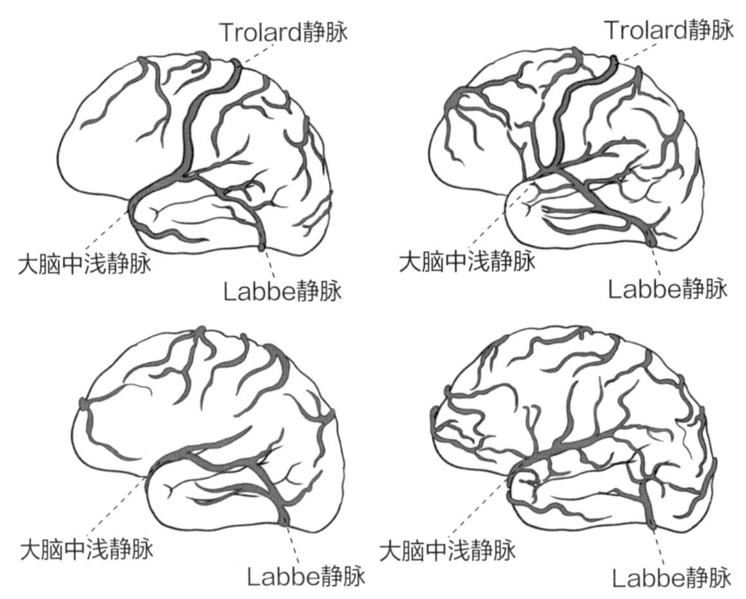
Trolard静脉
大脑中浅静脉
Labbe静脉
Trolard静脉
大脑中浅静脉
Labbe静脉
大脑中浅静脉
Labbe静脉
大脑中浅静脉
Labbe静脉

图5-48 Labbe静脉和Trolard静脉

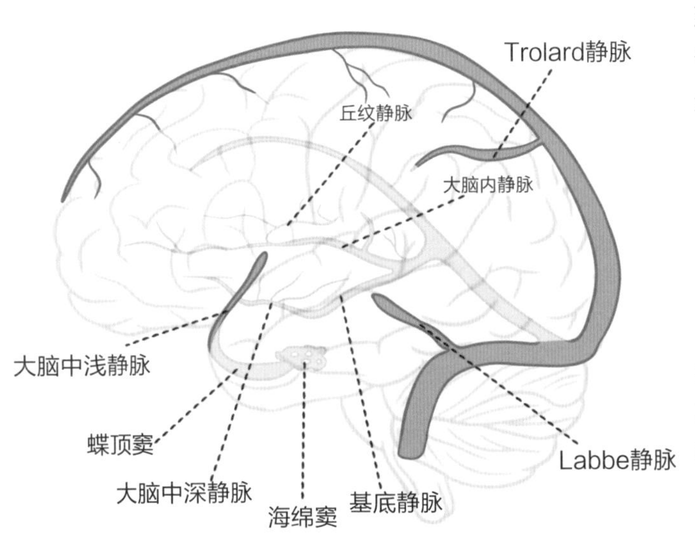
Trolard静脉
丘纹静脉
大脑内静脉
大脑中浅静脉
蝶顶窦
大脑中深静脉
海绵窦
基底静脉
Labbe静脉

（Trolard 静脉血回流到上矢状窦，大脑中浅静脉血回流到蝶顶窦，终止于海绵窦内）

（Labbe 静脉是颞叶外侧面最粗大的静脉，连接大脑中浅静脉和横窦，回流到横窦）

图5-49 大脑内静脉

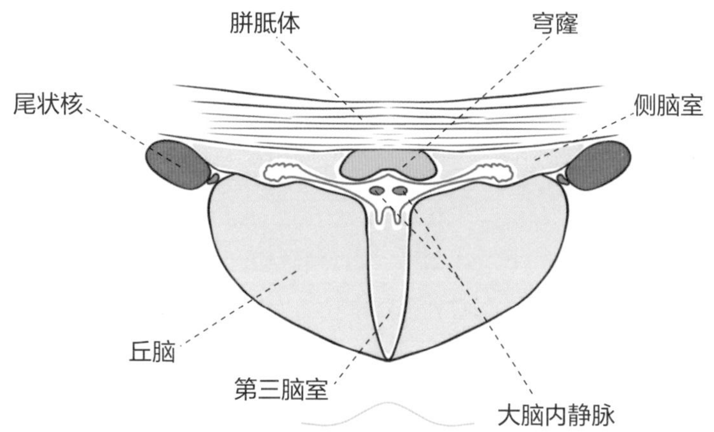
胼胝体
穹窿
尾状核
侧脑室
丘脑
第三脑室
大脑内静脉

大脑内静脉，真正称得上大脑最“内”部的静脉，前后最内、左右最内、上下最内，因为就在第三脑室上方两旁

图5-50 水平位重要静脉回流区域

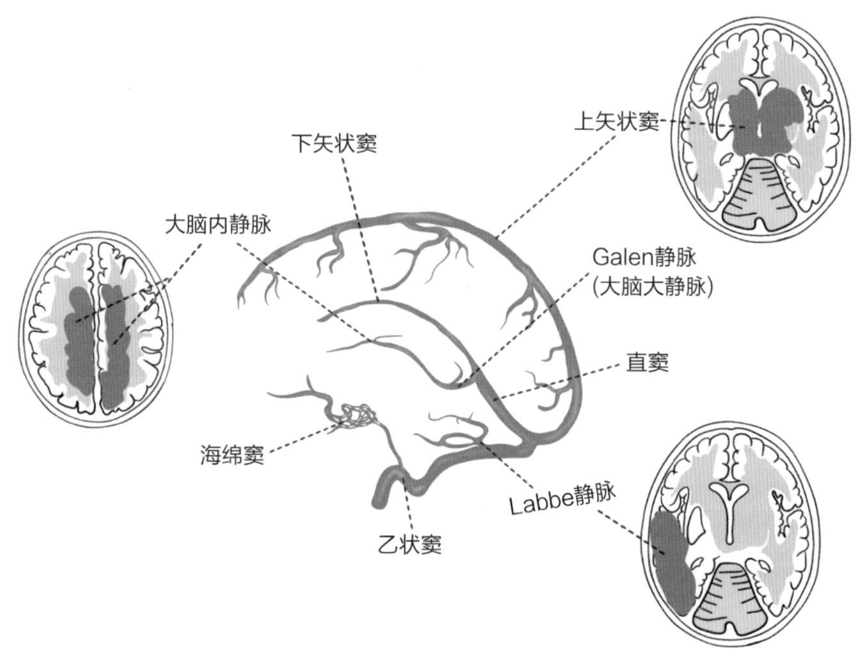
上矢状窦
下矢状窦
大脑内静脉
Galen静脉
(大脑大静脉)
直窦
海绵窦
Labbe静脉
乙状窦

图5-51 Galen静脉（大脑大静脉）

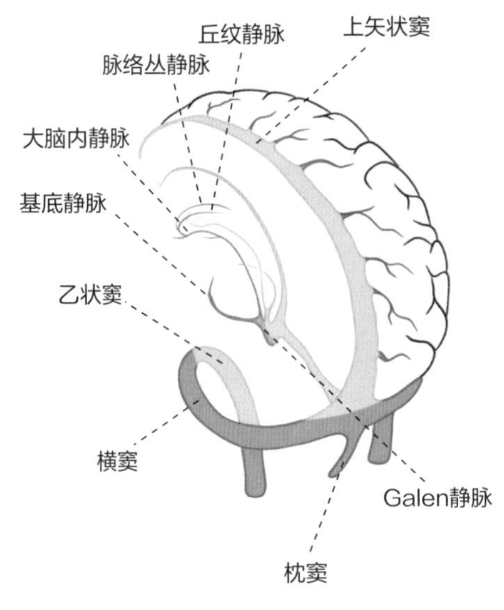

丘纹静脉
上矢状窦
脉络丛静脉
大脑内静脉
基底静脉
乙状窦
横窦
Galen静脉
枕窦

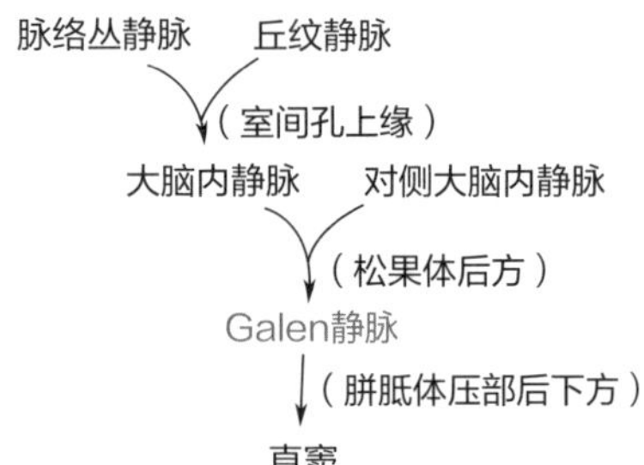

脉络丛静脉
丘纹静脉
（室间孔上缘）
大脑内静脉
对侧大脑内静脉
（松果体后方）
Galen静脉
（胼胝体压部后下方）
直窦

Galen 静脉，又叫大脑大静脉，是连接和汇入直窦的最大脑静脉。大脑大静脉与直窦是脑静脉系统的重要组成部分，主要引流大脑深部的静脉血流

图5-52 静脉角

静脉角是透明隔静脉、丘纹静脉和大脑内静脉的汇合点，虽然存在不少变异，但血管造影时一般以此作为判断占位性病变引起深静脉移位的重要标志

侧位时可见其呈轻度上弧形，且丘纹静脉汇入大脑内静脉处形成一锐角，称静脉角，相当于室间孔的后缘，是通过侧脑室进入第三脑室的解剖标志

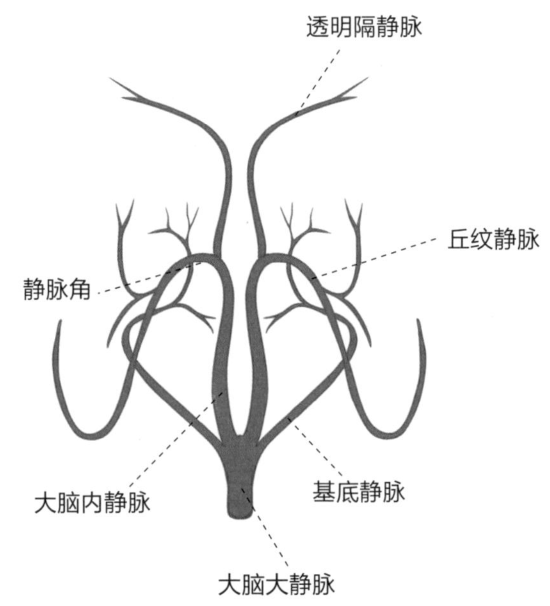

透明隔静脉
丘纹静脉
静脉角
大脑内静脉
基底静脉
大脑大静脉

图5-53 静脉角的临床应用

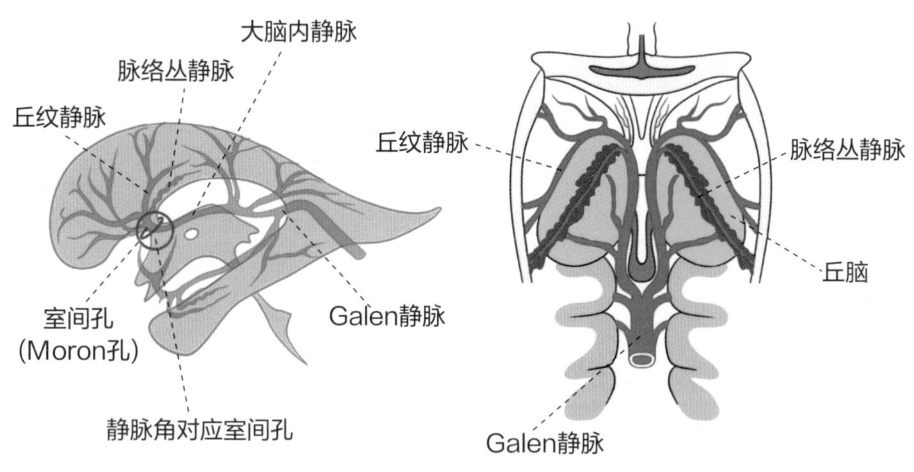
大脑内静脉
脉络丛静脉
丘纹静脉
室间孔
(Moron孔)
Galen静脉
静脉角对应室间孔
丘纹静脉
脉络丛静脉
丘脑
Galen静脉

图5-54 基底静脉

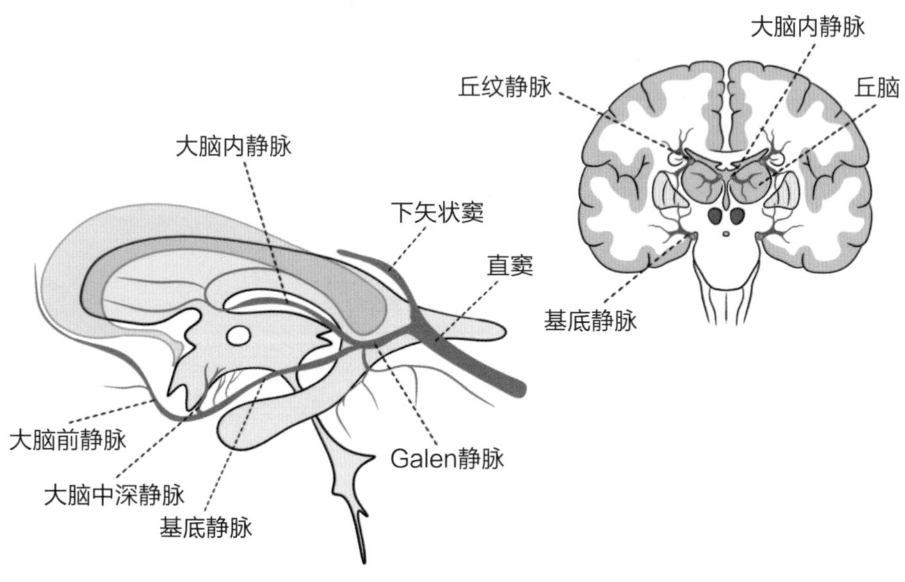
大脑内静脉
丘纹静脉
丘脑
基底静脉
大脑内静脉
下矢状窦
直窦
大脑前静脉
大脑中深静脉
基底静脉
Galen静脉

图5-55 **Galen静脉**

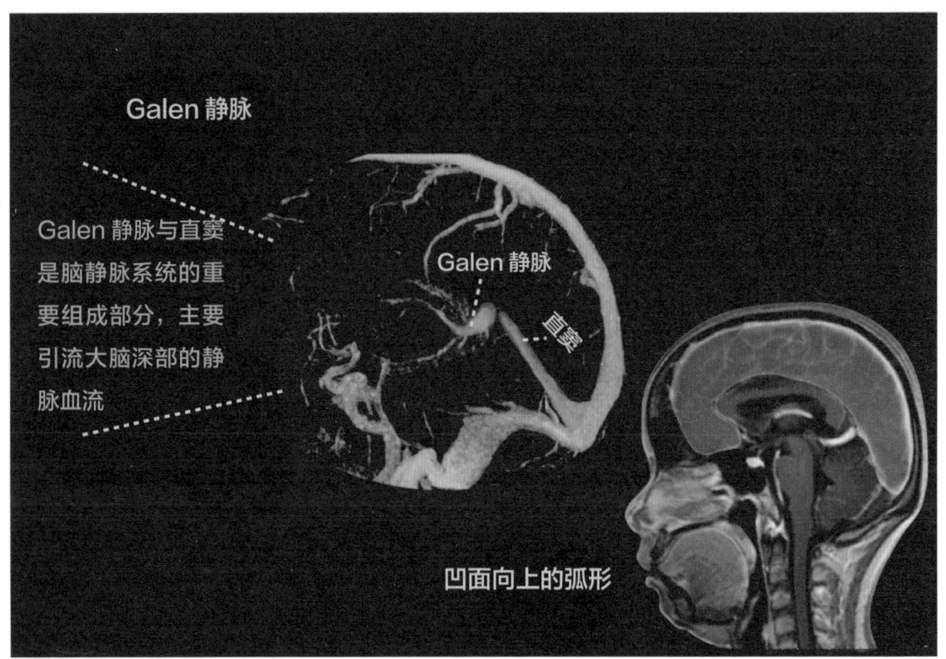
Galen 静脉
Galen 静脉与直窦是脑静脉系统的重要组成部分，主要引流大脑深部的静脉血流
Galen 静脉
直窦
凹面向上的弧形

图5-56 **脑底静脉环**

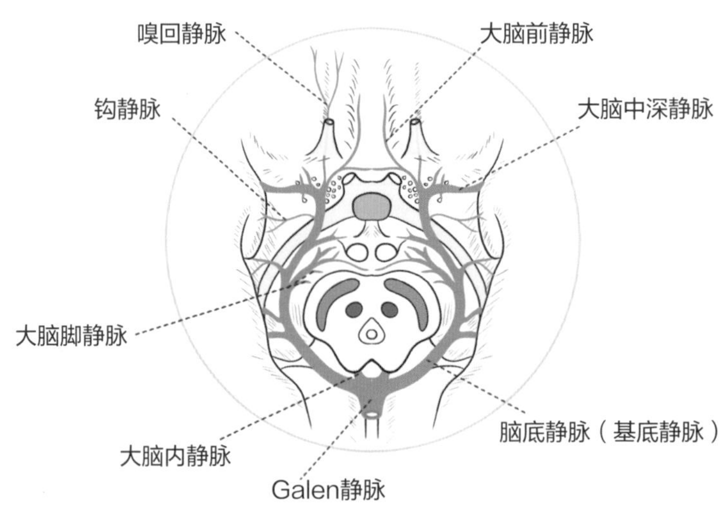
嗅回静脉
大脑前静脉
钩静脉
大脑中深静脉
大脑脚静脉
脑底静脉（基底静脉）
大脑内静脉
Galen静脉

脑底静脉环位于脑底，是前方由交通静脉连接左右大脑前静脉，后方由后交通静脉连接左右大脑脚静脉，两侧有左、右基底静脉等共同连接而成的静脉环

图5-57 脑干和小脑的静脉回流

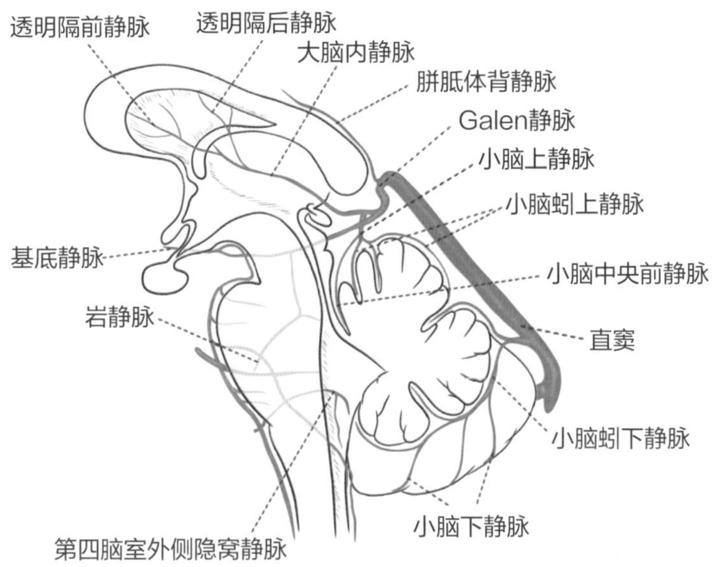
透明隔前静脉
透明隔后静脉
大脑内静脉
胼胝体背静脉
Galen静脉
小脑上静脉
小脑蚓上静脉
基底静脉
小脑中央前静脉
岩静脉
直窦
小脑蚓下静脉
小脑下静脉
第四脑室外侧隐窝静脉

图5-58 头颅MRV显示的颅内静脉和静脉窦

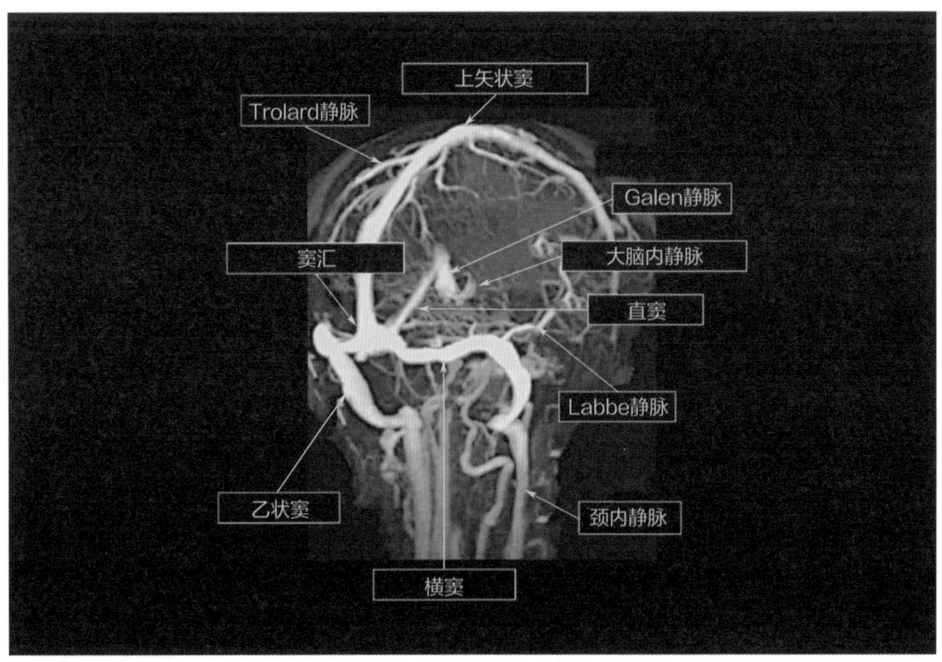
上矢状窦
Trolard静脉
Galen静脉
窦汇
大脑内静脉
直窦
Labbe静脉
乙状窦
颈内静脉
横窦

图5-59 脑静脉窦的分组

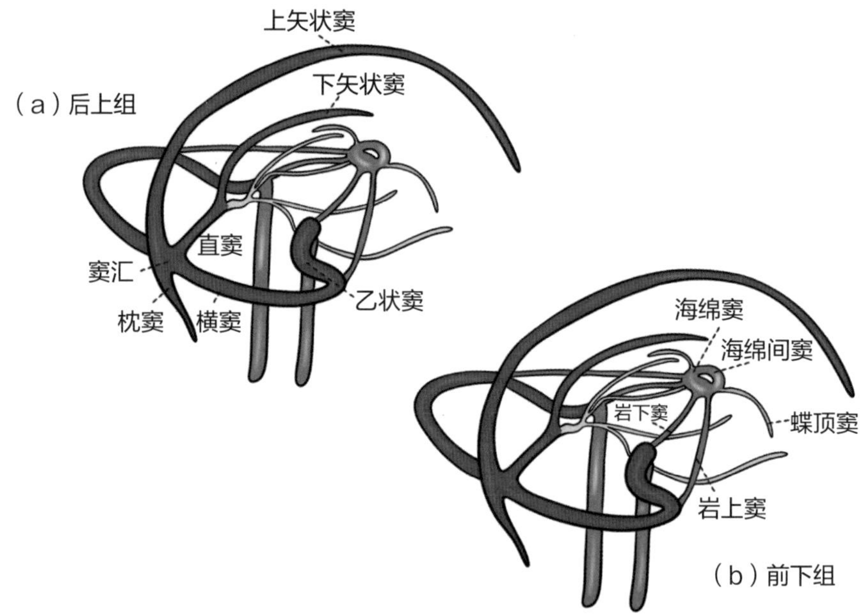
上矢状窦
下矢状窦
（a）后上组
直窦
窦汇
枕窦
横窦
乙状窦
海绵窦
海绵间窦
岩下窦
蝶顶窦
岩上窦
（b）前下组

图5-60 上矢状窦的位置与临床应用

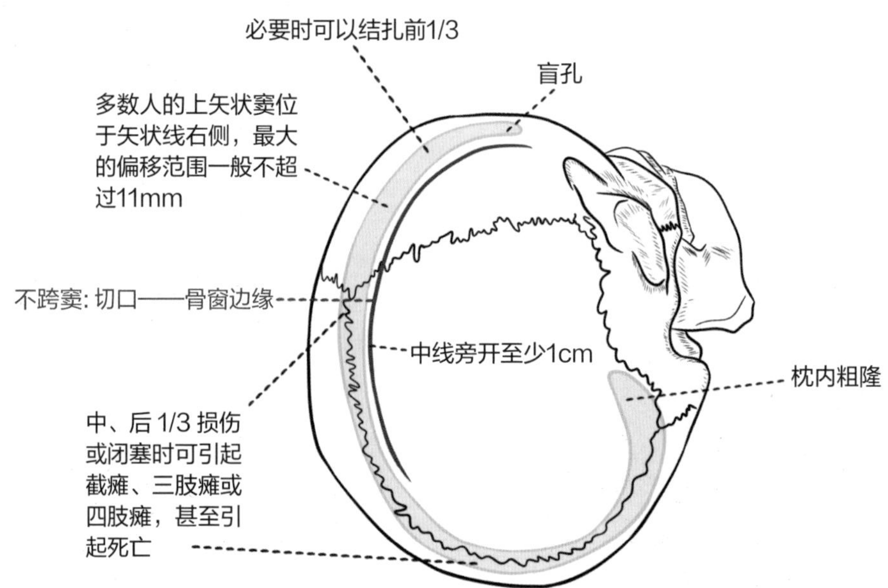
必要时可以结扎前1/3
盲孔
多数人的上矢状窦位于矢状线右侧，最大的偏移范围一般不超过11mm
不跨窦：切口——骨窗边缘
中线旁开至少1cm
枕内粗隆
中、后 1/3 损伤或闭塞时可引起截瘫、三肢瘫或四肢瘫，甚至引起死亡

图5-61 下矢状窦

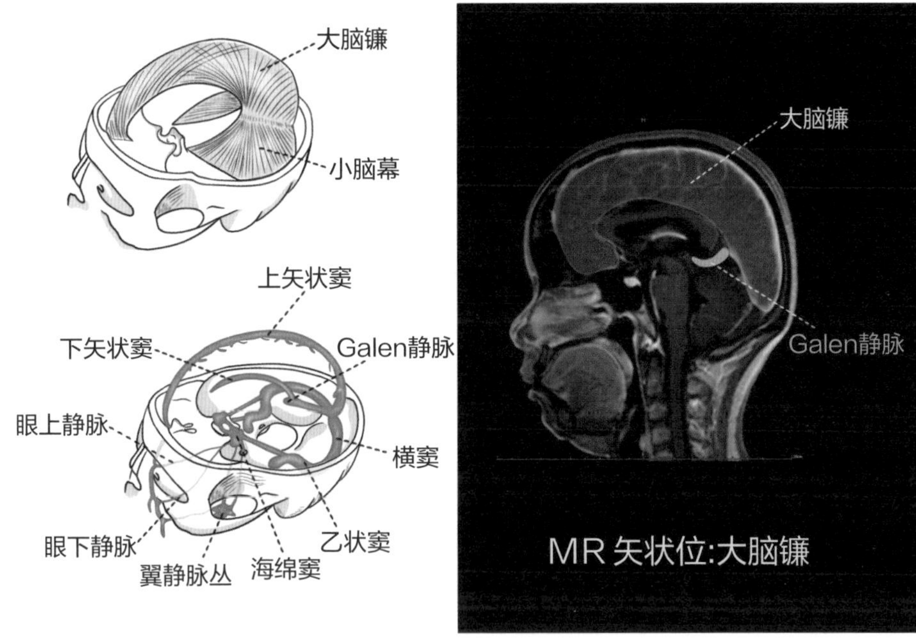
大脑镰
小脑幕
上矢状窦
下矢状窦
Galen静脉
眼上静脉
横窦
眼下静脉
乙状窦
翼静脉丛
海绵窦
大脑镰
Galen静脉
MR 矢状位:大脑镰

图5-62 颅底静脉窦和颅内外的静脉沟通

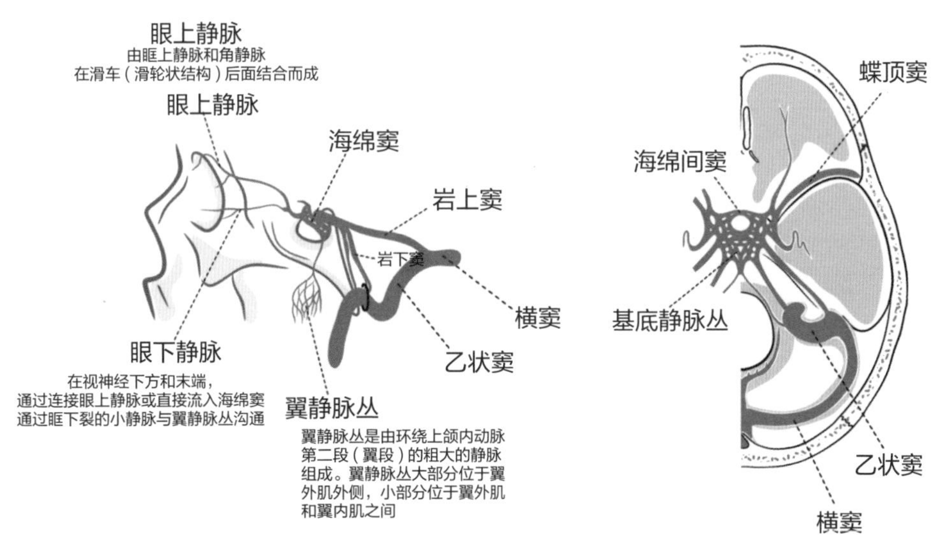
眼上静脉
由眶上静脉和角静脉
在滑车（滑轮状结构）后面结合而成
眼上静脉
海绵窦
岩上窦
岩下窦
横窦
乙状窦
眼下静脉
在视神经下方和末端，
通过连接眼上静脉或直接流入海绵窦
通过眶下裂的小静脉与翼静脉丛沟通
翼静脉丛
翼静脉丛是由环绕上颌内动脉
第二段（翼段）的粗大的静脉
组成。翼静脉丛大部分位于翼
外肌外侧，小部分位于翼外肌
和翼内肌之间
蝶顶窦
海绵间窦
基底静脉丛
乙状窦
横窦

图5-63 海绵窦与海绵间窦

海绵间窦是环绕在垂体周围的硬脑膜静脉窦，经鼻蝶入路手术需经过海绵间窦，由于其解剖的特殊性，术中海绵间窦易出血，甚至发生大出血

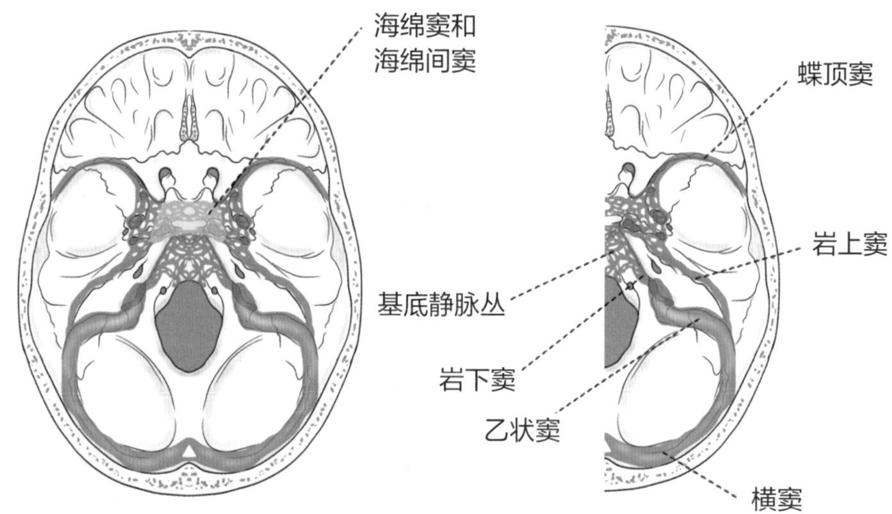
海绵窦和
海绵间窦
蝶顶窦
岩上窦
基底静脉丛
岩下窦
乙状窦
横窦

图5-64 海绵窦与相关神经、血管

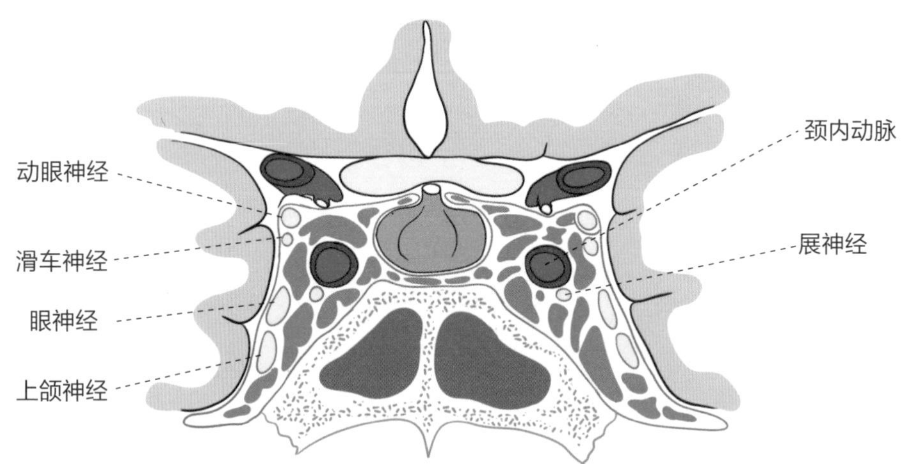
颈内动脉
动眼神经
展神经
滑车神经
眼神经
上颌神经

海绵窦是位于蝶鞍两侧两层硬脑膜之间不规则的腔隙，左右各一。由于海绵窦内有许多包有内皮的纤维小梁，将其腔隙分隔成许多相互交通的小腔，使之状如海绵而得名

图5-65 海绵间窦的类型

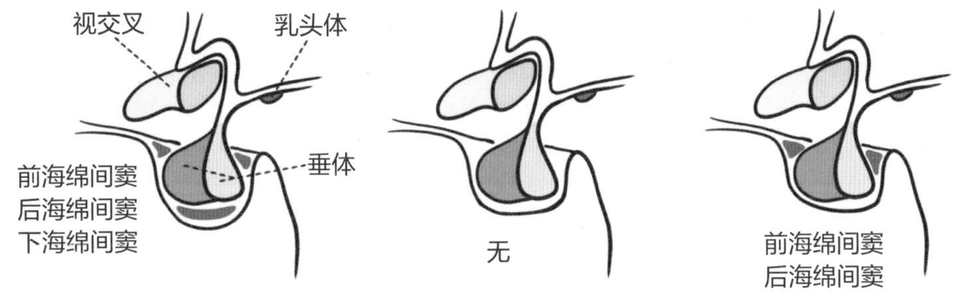
视交叉
乳头体
垂体
前海绵间窦
后海绵间窦
下海绵间窦
无
前海绵间窦
后海绵间窦

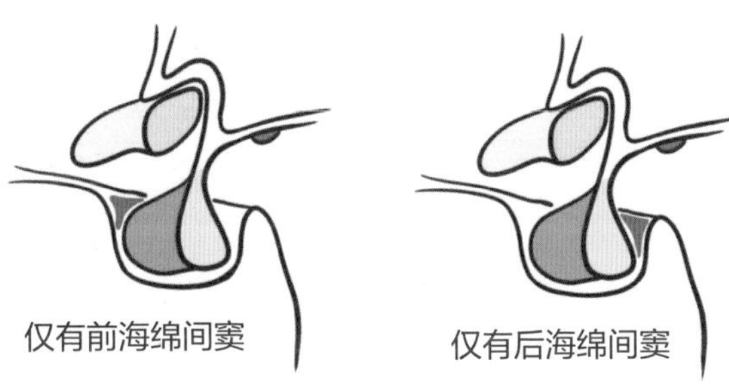
仅有前海绵间窦
仅有后海绵间窦

图5-66 颅底静脉窦示意图

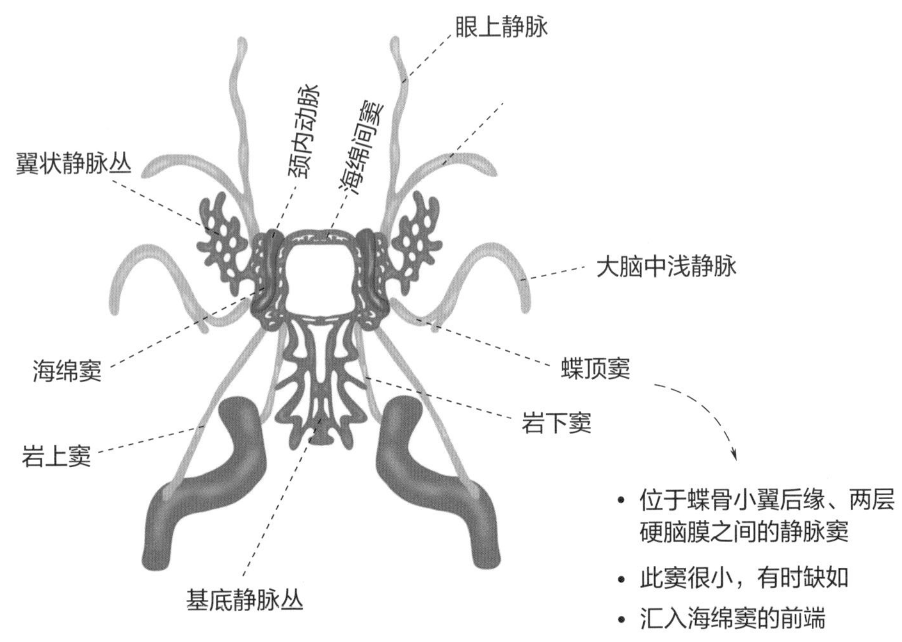
眼上静脉
颈内动脉
海绵间窦
翼状静脉丛
大脑中浅静脉
海绵窦
蝶顶窦
岩下窦
岩上窦
基底静脉丛
• 位于蝶骨小翼后缘、两层硬脑膜之间的静脉窦
• 此窦很小，有时缺如
• 汇入海绵窦的前端

图5-67 小脑幕与大脑镰

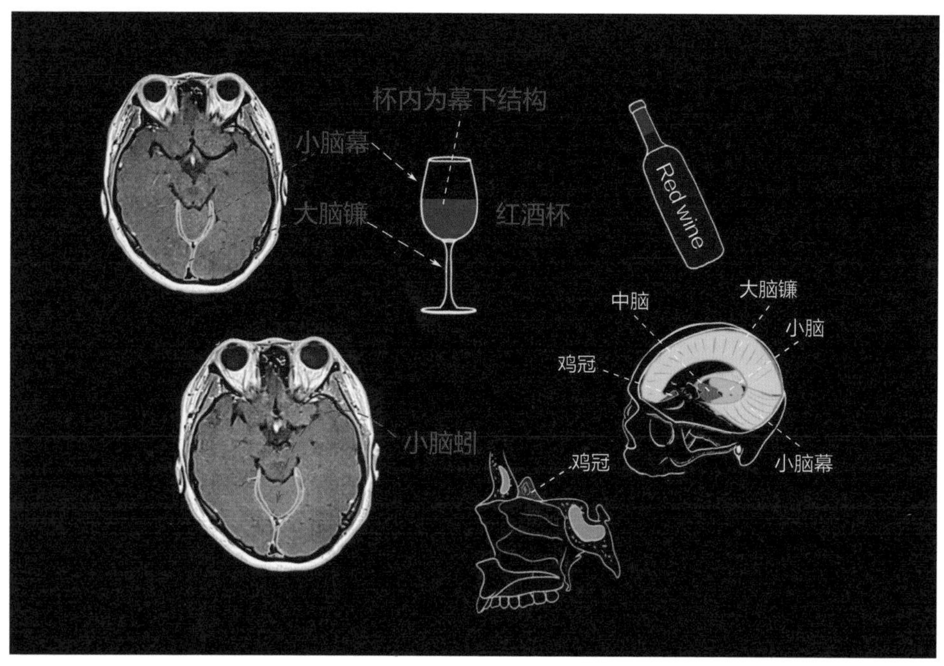

杯内为幕下结构
小脑幕
大脑镰
红酒杯
Red wine
中脑
大脑镰
小脑
鸡冠
小脑蚓
鸡冠
小脑幕

图5-68 板障静脉

板障静脉是位于颅顶骨松质中的扁平静脉，壁薄，无瓣膜。借贯穿颅骨的孔、管的导血管向外与头皮的静脉交通，向内与硬脑膜静脉窦相连

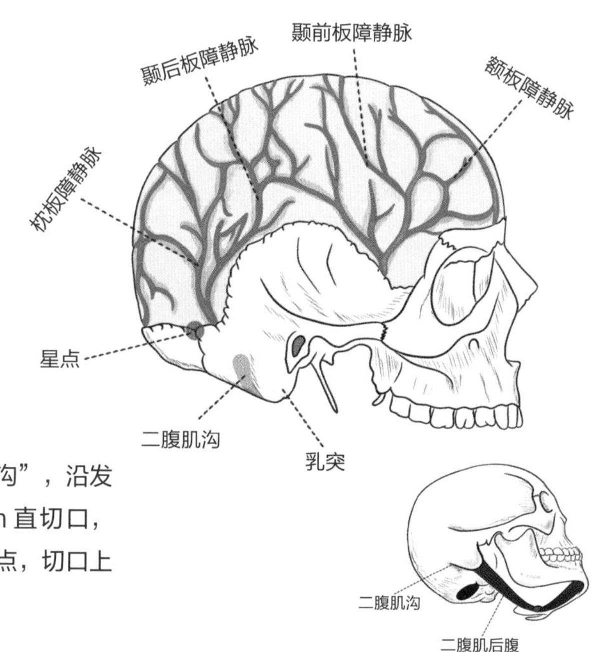

颞前板障静脉
颞后板障静脉
额板障静脉
枕板障静脉
星点
二腹肌沟
乳突
二腹肌沟
二腹肌后腹

乙状窦后入路

切口设计：首先标记“二腹肌沟”，沿发迹内侧约1cm标记6～8cm直切口，二腹肌沟标记点水平为切口中点，切口上缘位于星点上界

图5-69 导静脉

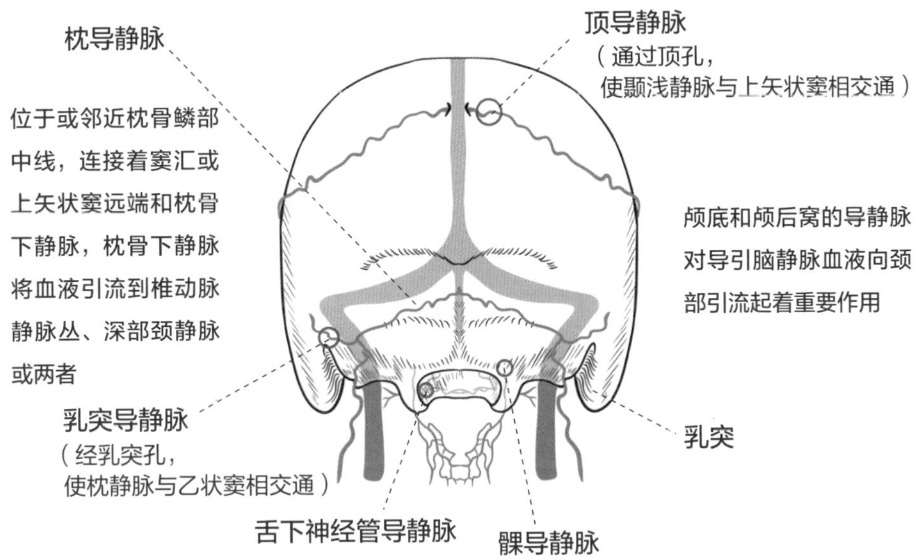
枕导静脉
位于或邻近枕骨鳞部中线，连接着窦汇或上矢状窦远端和枕骨下静脉，枕骨下静脉将血液引流到椎动脉静脉丛、深部颈静脉或两者
顶导静脉
（通过顶孔，
使颞浅静脉与上矢状窦相交通）
颅底和颅后窝的导静脉对导引脑静脉血液向颈部引流起着重要作用
乳突导静脉
（经乳突孔，
使枕静脉与乙状窦相交通）
乳突
舌下神经管导静脉
髁导静脉
（有时存在，通过髁管，使枕下静脉丛与乙状窦相交通）

图5-70 桥静脉

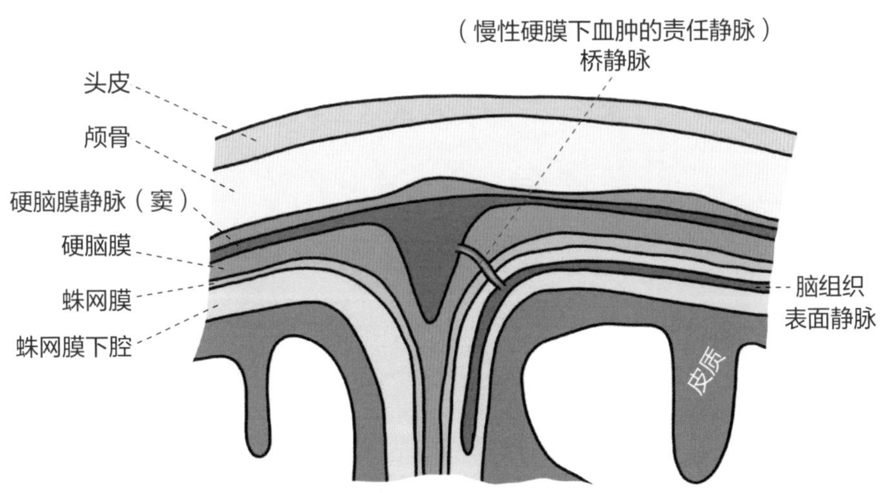
（慢性硬膜下血肿的责任静脉）
桥静脉
头皮
颅骨
硬脑膜静脉（窦）
硬脑膜
蛛网膜
蛛网膜下腔
脑组织
表面静脉
皮质

图5-71 蛛网膜颗粒

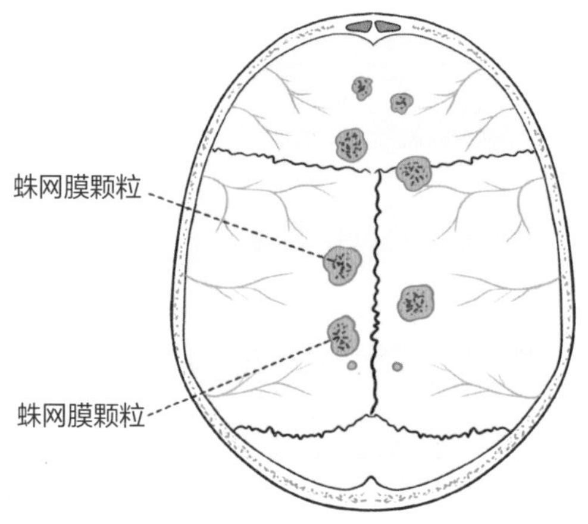
蛛网膜颗粒
蛛网膜颗粒

神经外科手术骨瓣掀开后或铣刀经过时，出血明显

止血方法：
双极电凝
明胶海绵+棉被压
流体明胶喷

蛛网膜颗粒：矢状缝的每一侧都有大小不等的颗粒，在老年人中尤为显著

图5-72 星点与乙状窦的临床应用

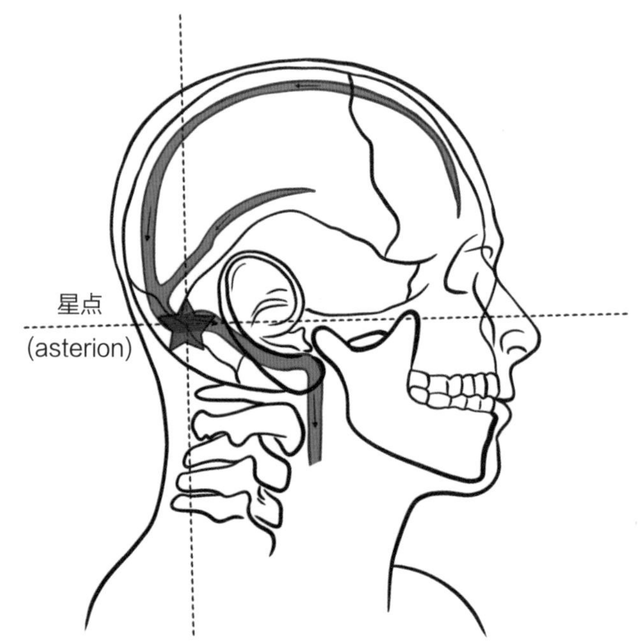
星点
(asterion)

三、常见脑血管畸形

脑血管畸形绝大多数是先天性发育异常引起的，主要有四种：脑动静脉畸形、脑动脉瘤（见本章Willis环部分）、脑静脉畸形和海绵状血管瘤（图5-73）。

1. 脑动静脉畸形

脑动静脉畸形实际上是一团动静脉短路血管团，由供血动脉、引流静脉以及中间动脉化了的静脉样血管（畸形血管团）组成，其常见临床症状是癫痫和出血。其正常状态是动脉过渡到毛细血管，然后再过渡到静脉，而脑动静脉畸形是动脉中的血液直接引流到静脉，缺乏毛细血管层的过渡。

2. 海绵状血管瘤

海绵状血管瘤是一种由众多薄壁血管组成的海绵状异常血管团，不是真正的肿瘤，通常为低血流量的血管畸形。海绵状血管瘤类似于泡沫样，壁薄，是像葡萄串一样的微小团块，也多发生于半球、脑干、小脑。时间长了，患者可以出现渗血的表现，核磁共振能够显示它的特征性信号，尤其是出血以后形成的这种环形、低密度的含铁血黄素的表现。有的患者终身无症状，有的患者发生出血或癫痫。

3. 脑静脉畸形

脑静脉畸形又称为脑静脉血管瘤，是较少见的血管畸形。其与脑动静脉畸形相似，血管壁仅有很薄的平滑肌和结缔组织，无弹力层；多位于脑表面，多单发，出血时可导致急性或亚急性颅内血肿，部分有血栓形成。

图5-73 常见颅内血管畸形

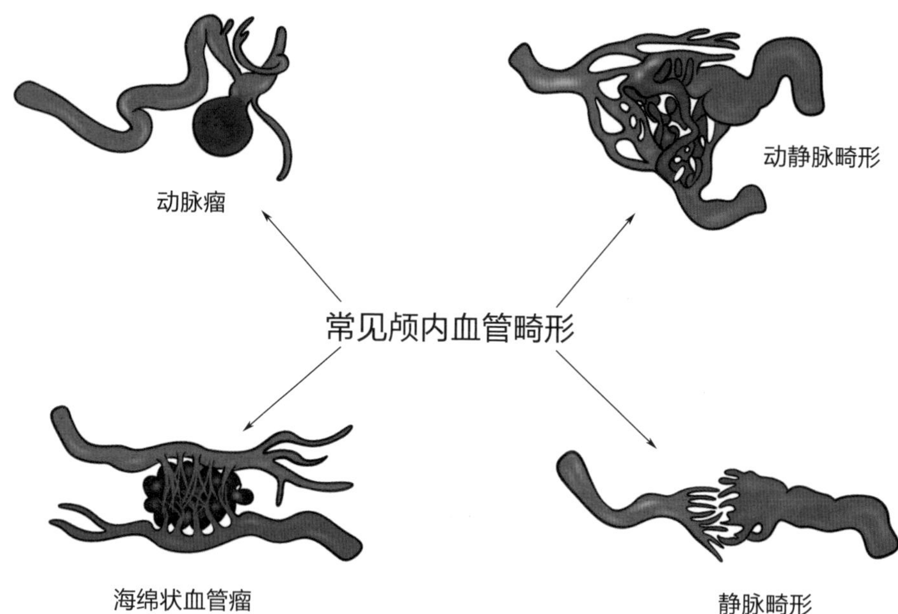

动脉瘤
动静脉畸形
常见颅内血管畸形
海绵状血管瘤
静脉畸形

第 6 章

颅底的孔裂与神经、血管的进出

从前到后，颅底内侧面有很多孔裂，这些孔裂中有不同的神经和血管穿行，形成颅内、外的连接沟通。颅底分为前颅底、中颅底、后颅底：前颅底中央部有筛孔，嗅丝由此穿出；中颅底孔裂最多，前部有视神经管、眶上裂，后部有圆孔、卵圆孔、棘孔和破裂孔，众多血管和神经从中穿行；后颅底中央有枕骨大孔，脑干、椎动脉从中通过，枕骨大孔周围有内耳门、颈静脉孔、舌下神经管，也有不同神经和血管通过。

一、“愁眉苦脸”的颅底内侧面孔裂

我们可以用一段话大概记住颅底内侧面的孔裂：眉头紧皱（筛孔），双目低垂（眶上裂），大口张口（枕骨大孔），四滴（视神经管、圆孔、卵圆孔、棘孔）泪泪洒满面，一把鼻涕（破裂孔），流到嘴边三滴（内耳门、颈静脉孔、舌下神经管）（图6-1）。

1. 筛孔

筛板上分布有密密麻麻且口径不一的孔，故叫筛孔，有15 ~ 20个。筛孔是前颅底唯一的孔道，向下通鼻腔顶壁，自嗅球发出的嗅丝和伴随血管经筛孔进入鼻腔顶部，分布于两侧壁的嗅黏膜。这种“柔细”的嗅丝，以近乎垂直的角度穿行于筛孔内，当脑组织因外力发生移位时，就会造成嗅丝断裂。这种解剖特点是外伤性嗅觉丧失的基础（图6-2）。

2. 眶上裂

眶上裂位于眼眶视神经的外侧，在眶上壁与眶外壁的交界处，由蝶骨大翼、小翼组成（图6-3），蝶骨嵴就是蝶骨小翼（图6-4），是翼点入路的关键解剖位点之一。

眶上裂内通过的神经自内向外依次是：动眼神经、滑车神经、展神经和三叉神经第一支（眼支），记忆口诀：346-5.1（图6-5 ~ 图6-7）。

3. 视神经管

视神经管是一段骨性管道，其位于蝶骨体和前床突的前、后根之间（图6-7）。视神经管在眼眶一侧的开口称为视神经孔（图6-8），直径4 ~ 6mm，位于眶尖部，其内有视神经、眼动脉及交感神经纤维穿过（图6-9）。

4. 三联孔（圆孔、卵圆孔、棘孔）

蝶骨大翼上有三个恒定的孔，从前向后外侧依次是圆孔、卵圆孔和棘孔（图6-3、图6-7）。

（1）圆孔　圆孔位于三联孔的最前方，恰好位于眶上裂内侧末端的下方，内有三叉神经的第二支上颌神经出颅（图6-9、图6-10）。

（2）卵圆孔　卵圆孔位于三联孔的中间，三叉神经的第三支下颌神经由此孔出颅（图6-9）。

（3）棘孔　棘孔内有脑膜中动脉入颅，脑膜中动脉的分支——眶脑膜动脉是蝶骨嵴磨除的解剖标志点之一。

5. 破裂孔

破裂孔，其实更应该叫破裂窝，位于颅中窝，是个不规则的骨性裂孔，形态大致类似三角形（图6-11）。蝶鞍两侧各有一浅沟，称为颈动脉沟，沟的后端就是破裂孔，破裂孔向后外续于颈动脉管内口（图6-12、图6-13）。

从颅底外侧面看，破裂孔主要就是由蝶骨体、枕骨的底部和颞骨岩尖围成的三角形结构，颈内动脉在岩骨内行走到破裂孔转折向上进入颅内。

6. 内耳门

颞骨岩部后面中部偏内处为内耳门，向外通入内耳道，内有听神经（又称前庭蜗神经，分为蜗神经和前庭神经）和面神经穿行，面神经位于内耳门前方，听神经位于其后方。内耳道底为颅腔与内耳之间的骨性隔板，其颅侧面有一横行的骨嵴，称为横嵴或镰状嵴，将内耳道底分成上、下两部，上部和下部又各以垂直的骨板分为前区和后区，使整个内耳道底分成四个区域（图6-14）。

7. 颈静脉孔

枕骨大孔两侧各有一椭圆形的关节面，称枕髁。在枕髁外侧，枕骨颈静脉突和颞骨岩部颈静脉窝之间的岩枕裂后端一不规则孔，称为颈静脉孔，分为内口和外口。颈静脉孔内口位于颞骨岩部，由岩部后缘的外侧段和枕骨的颈静脉切迹围成，呈不规则的椭圆形（大嘴鸟鸟头外形），而其外口呈烧瓶状（图6-15）。

颈静脉孔是一自后颅底通向前、外、下方的骨性通道（图6-16），其分为两部：前侧部较小，内含有舌咽神经、迷走神经和副神经，称为神经部；后外侧部较大，内含有颈静脉球体，称为静脉部。颈静脉孔两端分别是岩下窦和乙状窦。

8. 枕骨大孔

枕骨大孔是枕骨的一部分，位于后颅底中部，形状不一，呈双半环形、卵圆形、菱形等，国人以卵圆形者多见。脊髓的上端在此与延髓相连接。枕骨大孔内通过的结构有副神经脊髓根、椎动脉、脊髓前动脉、脊髓后动脉等（图6-17）。

枕骨大孔疝，又称小脑扁桃体下疝，多是颅后窝病变，病变部位与周围脑组织产生压力差，导致小脑扁桃体向下移位，经枕骨大孔，疝入椎管内，压迫延髓，并阻塞第四脑室出口和枕大池（图6-18）。

9. 舌下神经管

舌下神经管是位于枕骨大孔前外侧缘处的骨性孔道，内有舌下神经穿行（图6-19）。

图6-1 “愁眉苦脸”的颅底内侧面

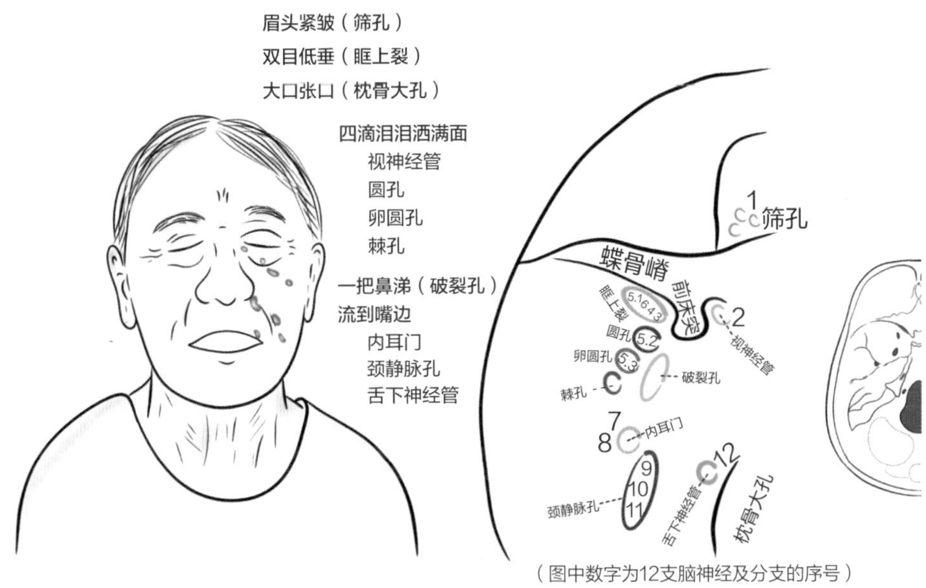

眉头紧皱（筛孔）
双目低垂（眶上裂）
大口张口（枕骨大孔）
四滴泪泪洒满面
视神经管
圆孔
卵圆孔
棘孔
一把鼻涕（破裂孔）
流到嘴边
内耳门
颈静脉孔
舌下神经管
1
筛孔
蝶骨嵴
前床突
2
视神经管
眶上裂
5.1 6 4 3
圆孔
5.2
卵圆孔
5.3
破裂孔
棘孔
7
8
内耳门
9
10
11
颈静脉孔
12
舌下神经管
枕骨大孔

（图中数字为12支脑神经及分支的序号）

图6-2 颅脑损伤后嗅觉丧失

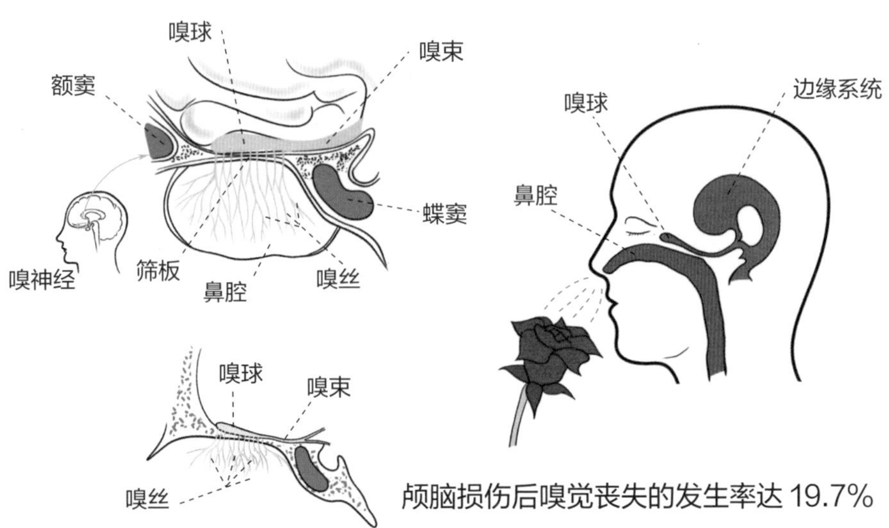

嗅球
嗅束
额窦
蝶窦
嗅神经
筛板
鼻腔
嗅丝
嗅球
边缘系统
鼻腔
嗅球
嗅束
嗅丝

颅脑损伤后嗅觉丧失的发生率达 19.7%

仅有 1/3 的患者能够恢复嗅觉，这其中包括那些外伤后嗅黏膜肿胀消退后嗅觉恢复者。如果神经损伤后再生，可产生错误的神经连接，就可能产生嗅觉倒错或幻嗅

图6-3 蝶骨上的眶上裂

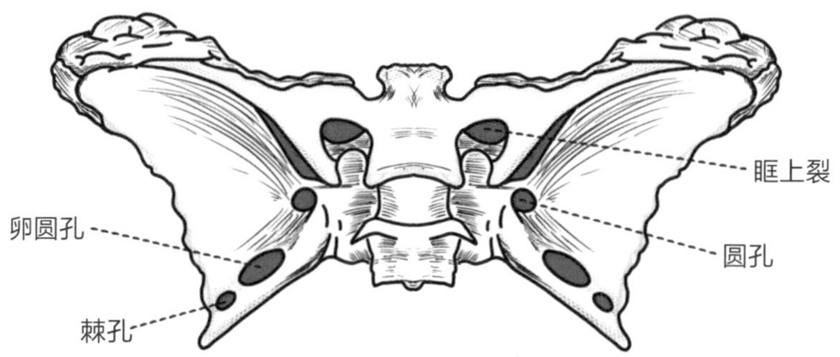
眶上裂
卵圆孔
圆孔
棘孔

- 眶上裂：位于蝶骨体、蝶骨小翼和蝶骨大翼之间的细长三角形裂。眶上裂内有与眼动相关的神经（动眼神经、滑车神经、展神经）、视上静脉和视下静脉通过。➔ 通往眼眶。
- 圆孔：它向下、向前进入翼腭窝，内有上颌神经通过。➔ 通往翼腭窝。
- 卵圆孔：下颌神经经卵圆孔出颅。➔ 通往颅底下表面。
- 棘孔：位于蝶骨大翼的后部，之所以叫棘孔是因为它靠近蝶骨大翼下表面的蝶骨棘。脑膜中动脉经棘孔入颅。➔ 通往颅底下表面。

图6-4 蝶骨嵴就是蝶骨小翼

- 翼点入颅：磨除蝶骨嵴，增加外侧裂暴露空间，减少脑肿胀的牵拉作用

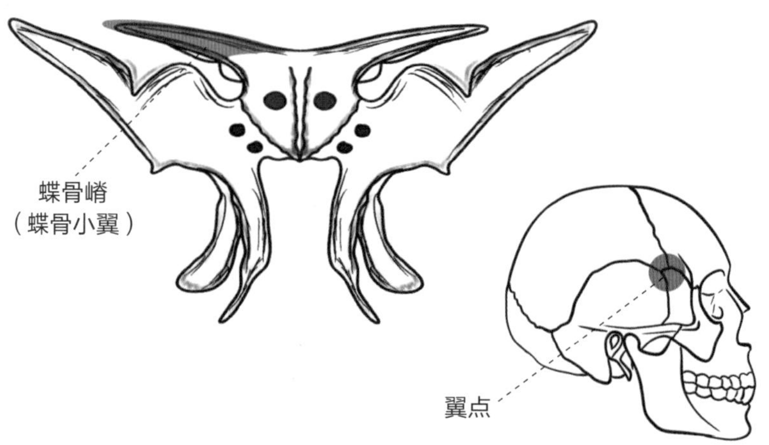
蝶骨嵴
（蝶骨小翼）
翼点

- 鼻蝶入颅鞍区手术：鼻腔与蝶鞍之间有蝶窦相隔，通过打开蝶窦前壁，磨除蝶窦后壁骨质，从而打通到达鞍上、鞍区、鞍旁，甚至斜坡区的通道

图6-5 **眶上裂内走行的脑神经**

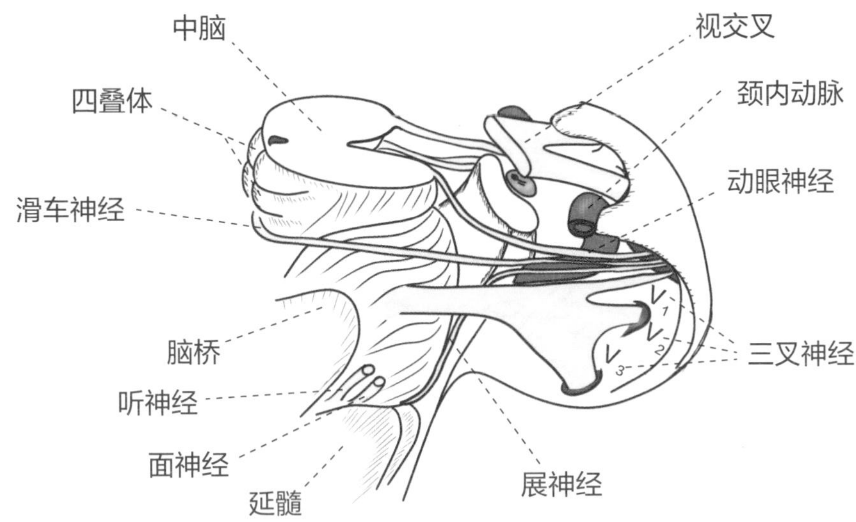
中脑
视交叉
四叠体
颈内动脉
动眼神经
滑车神经
脑桥
三叉神经
听神经
面神经
延髓
展神经

眶上裂：为蝶骨大翼和蝶骨小翼之间的裂隙，从内向外走行着动眼神经、滑车神经、展神经和三叉神经眼支，简单记忆：346-5.1

图6-6 **头颅CT上的眶上裂**

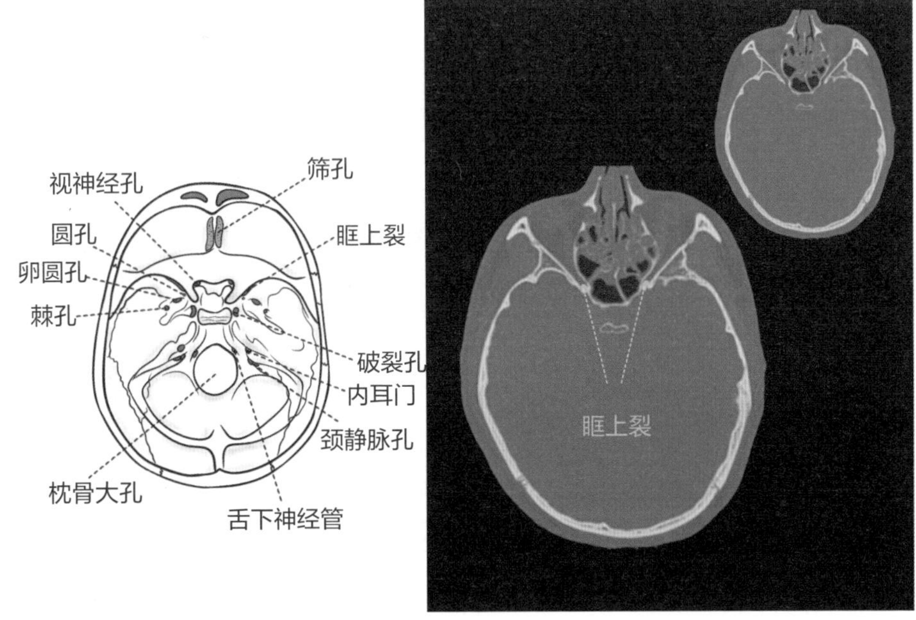
视神经孔
筛孔
圆孔
眶上裂
卵圆孔
棘孔
破裂孔
内耳门
颈静脉孔
枕骨大孔
舌下神经管
眶上裂

图6-7　蝶骨大翼上的"三联孔"（圆孔、卵圆孔、棘孔）

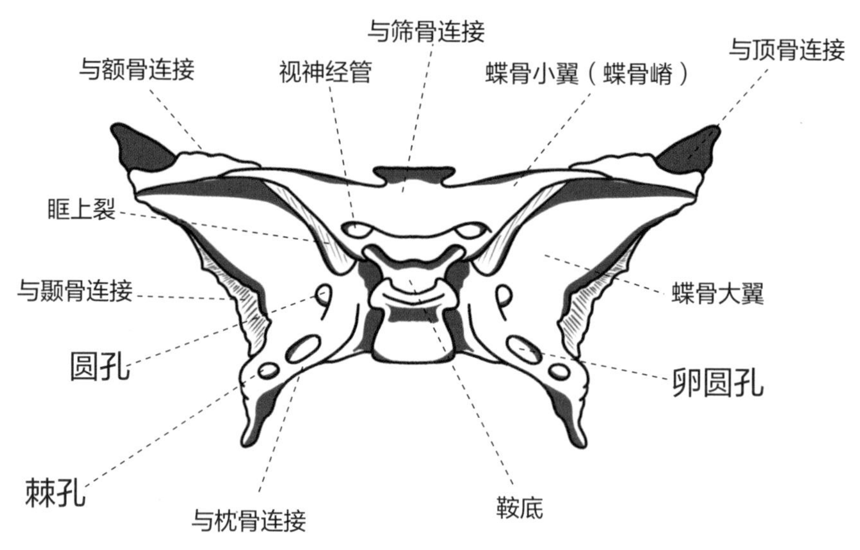
与筛骨连接
与顶骨连接
与额骨连接
视神经管
蝶骨小翼（蝶骨嵴）
眶上裂
与颞骨连接
蝶骨大翼
圆孔
卵圆孔
棘孔
与枕骨连接
鞍底

图6-8　眶上裂与视神经管

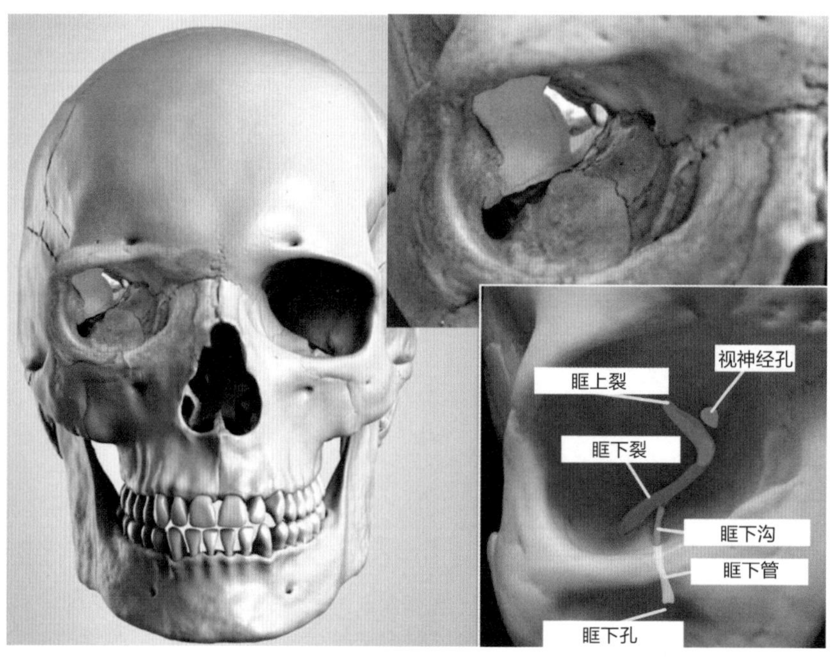
视神经孔
眶上裂
眶下裂
眶下沟
眶下管
眶下孔

图6-9 **视神经管内穿行视神经和眼动脉**

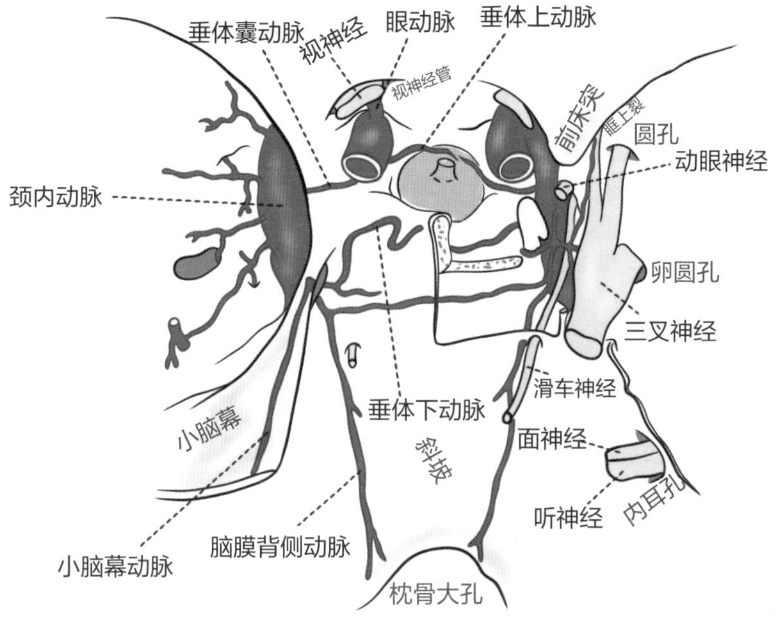

垂体囊动脉
视神经
眼动脉
垂体上动脉
视神经管
前床突
眶上裂
圆孔
动眼神经
颈内动脉
卵圆孔
三叉神经
滑车神经
垂体下动脉
小脑幕
面神经
斜坡
听神经
内耳孔
小脑幕动脉
脑膜背侧动脉
枕骨大孔

图6-10 **头颅CT上的圆孔**

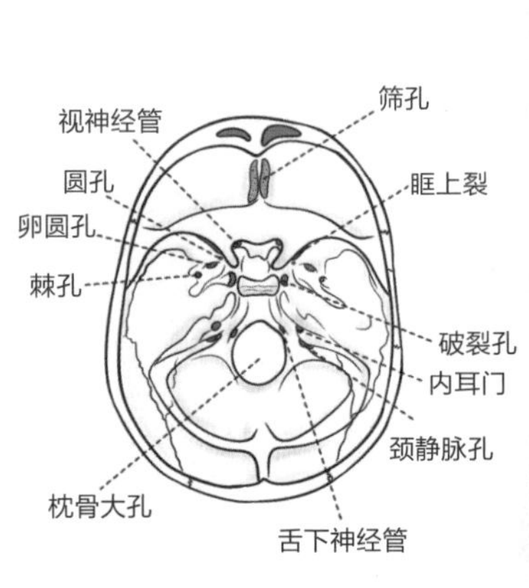

视神经管
筛孔
圆孔
眶上裂
卵圆孔
棘孔
破裂孔
内耳门
颈静脉孔
枕骨大孔
舌下神经管

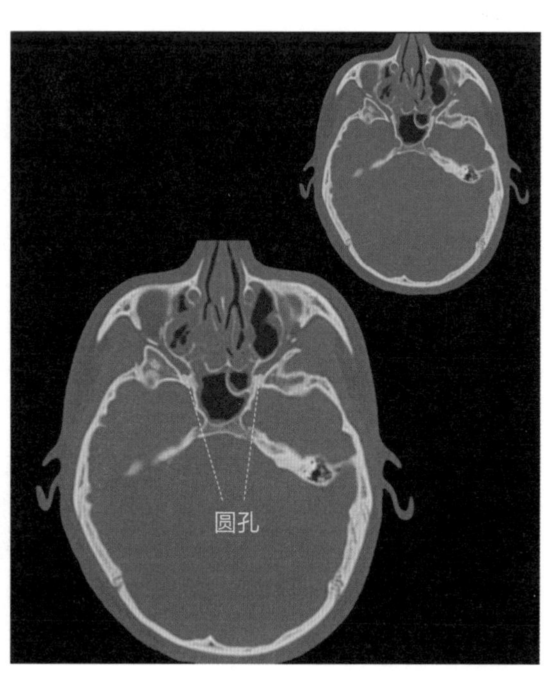

圆孔

图6-11 破裂孔

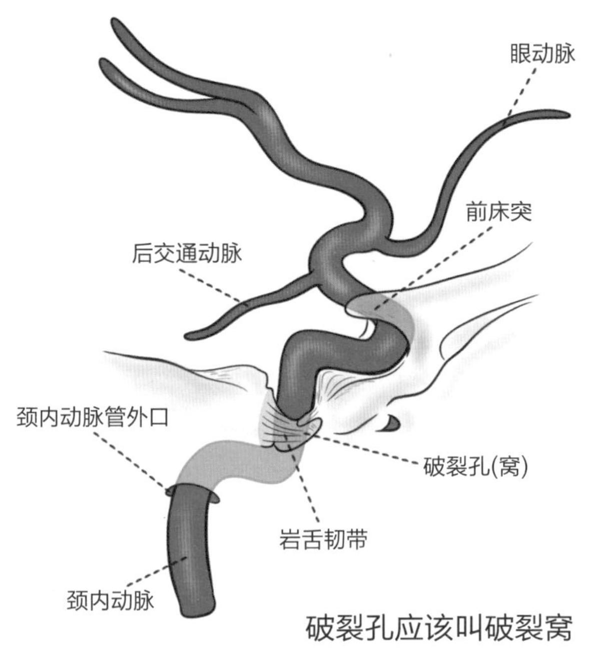

眼动脉
前床突
后交通动脉
颈内动脉管外口
破裂孔(窝)
岩舌韧带
颈内动脉
破裂孔应该叫破裂窝

图6-12 破裂孔与头颅CT上的颈动脉管

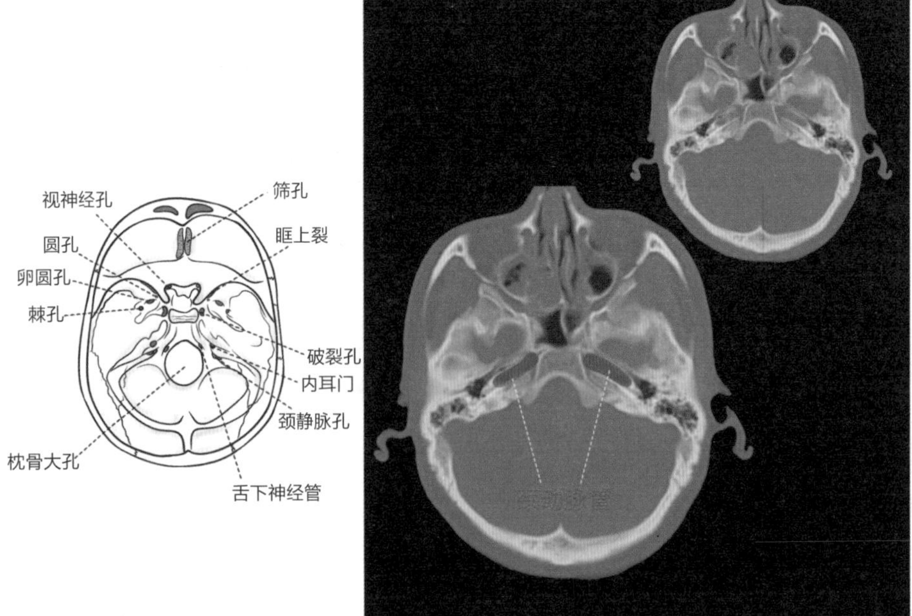

视神经孔
筛孔
圆孔
眶上裂
卵圆孔
棘孔
破裂孔
内耳门
颈静脉孔
枕骨大孔
舌下神经管

图6-13 颈动脉管与破裂孔的位置关系

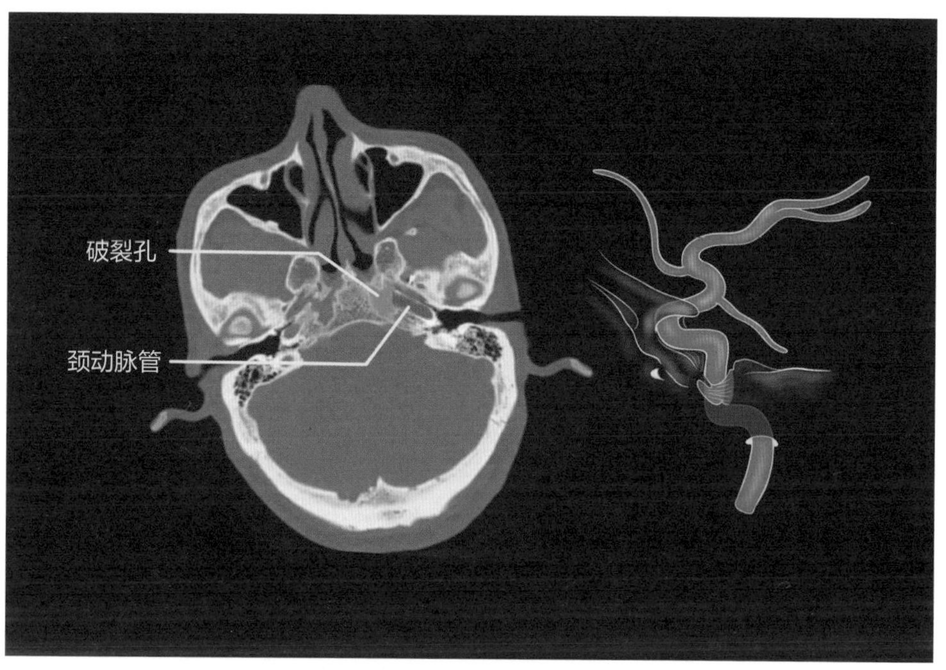

破裂孔
颈动脉管

图6-14 内耳道底的神经走行和位置

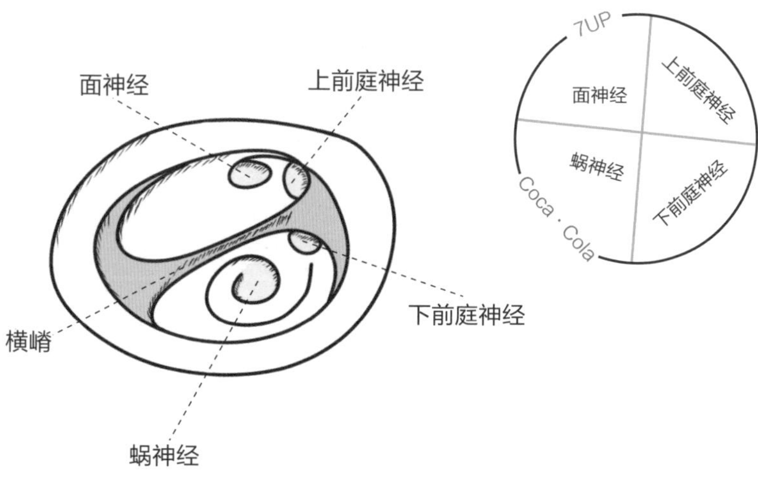

面神经
上前庭神经
横嵴
下前庭神经
蜗神经
7UP
面神经
上前庭神经
蜗神经
下前庭神经
Coca · Cola

图6-15 颈静脉孔

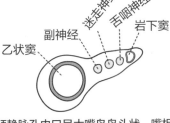

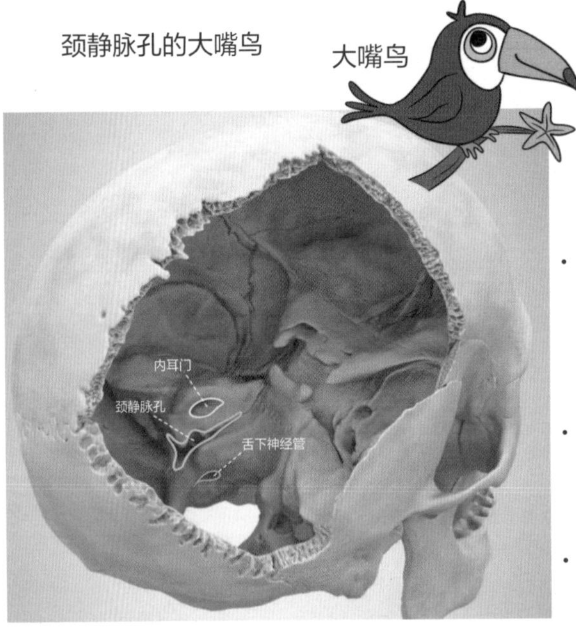

颈静脉孔的大嘴鸟
大嘴鸟
内耳门
颈静脉孔
舌下神经管
乙状窦
副神经
迷走神经
舌咽神经
岩下窦

- 颈静脉孔内口呈大嘴鸟鸟头状，嘴相当于神经部，头相当于静脉部，两端分别是：岩下窦与海绵窦相接，乙状窦与横窦相接
- 颈静脉孔位于岩部，由岩部后缘的外侧段和枕骨的颈静脉切迹围成，呈不规则的椭圆形
- 颈静脉孔内可走行舌咽神经、迷走神经、副神经等神经，还可容纳颈静脉球

图6-16 头颅CT上的颈静脉孔

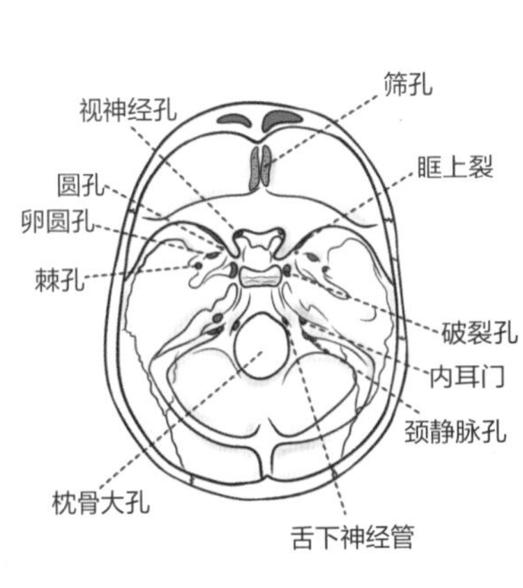

视神经孔
筛孔
圆孔
眶上裂
卵圆孔
棘孔
破裂孔
内耳门
颈静脉孔
枕骨大孔
舌下神经管

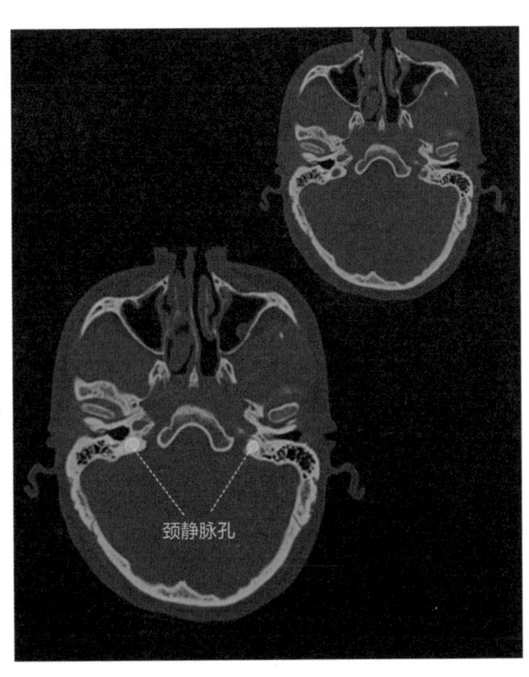

颈静脉孔

图6-17 枕骨大孔内的穿行结构

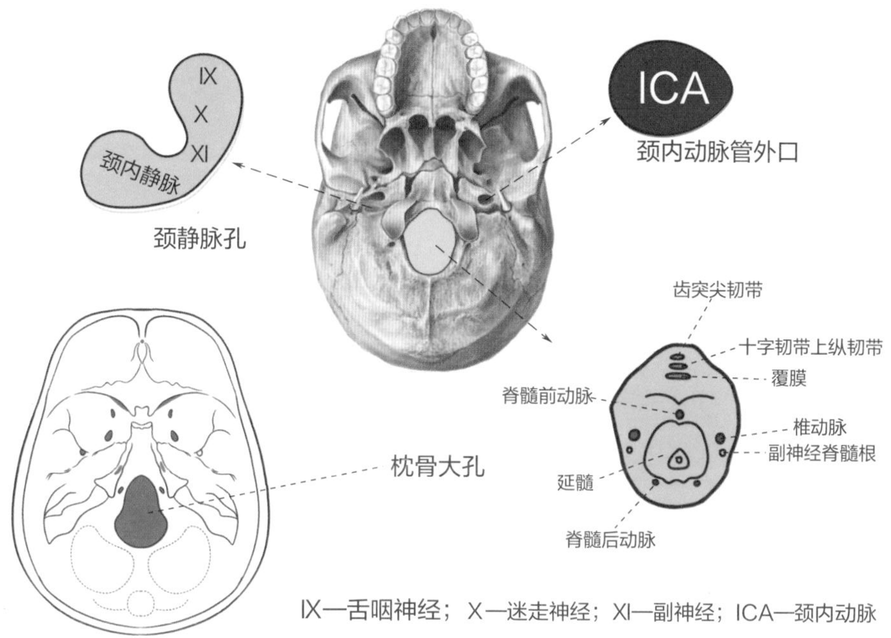

IX
X
XI
颈内静脉
颈静脉孔
ICA
颈内动脉管外口
齿突尖韧带
十字韧带上纵韧带
覆膜
脊髓前动脉
椎动脉
副神经脊髓根
延髓
脊髓后动脉
枕骨大孔

IX—舌咽神经；X—迷走神经；XI—副神经；ICA—颈内动脉

图6-18 头颅MR上的小脑扁桃体

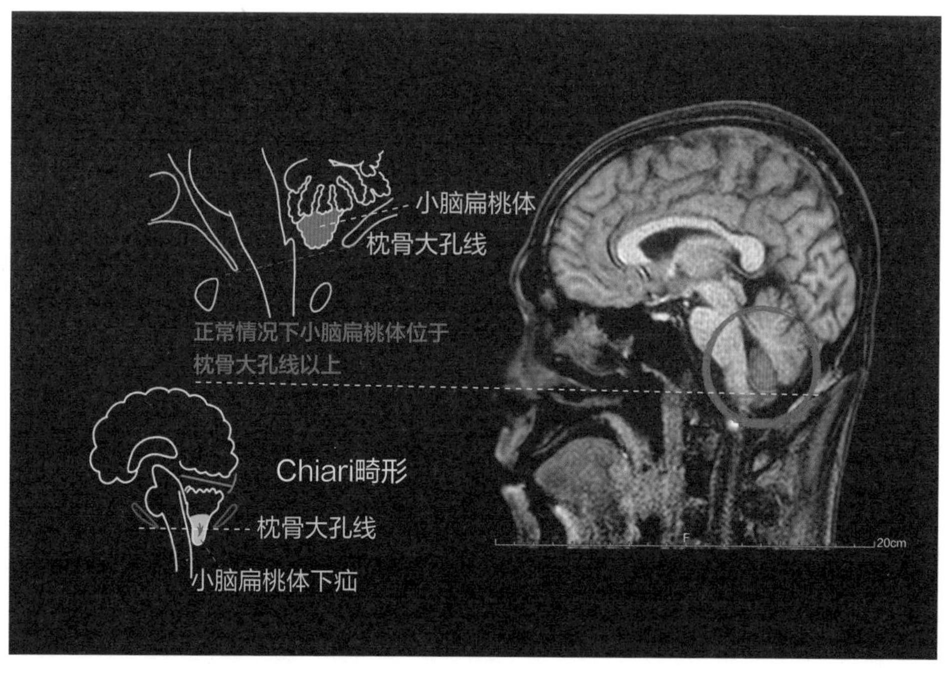

小脑扁桃体
枕骨大孔线
正常情况下小脑扁桃体位于
枕骨大孔线以上
Chiari畸形
枕骨大孔线
小脑扁桃体下疝
20cm

图6-19 颅底外侧面的孔

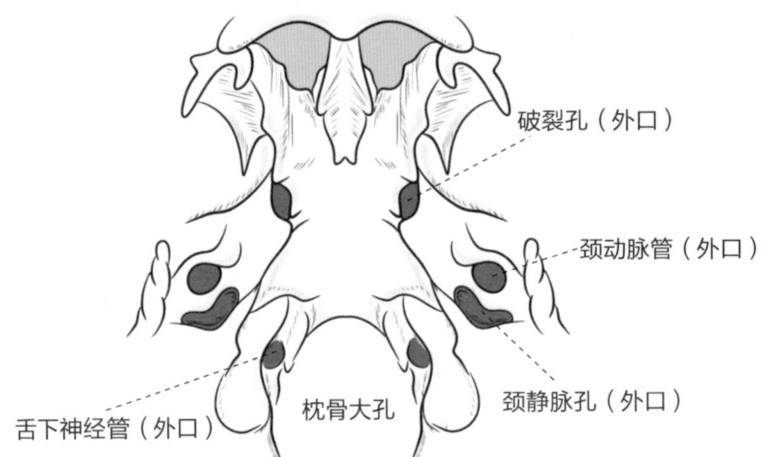
破裂孔（外口）
颈动脉管（外口）
颈静脉孔（外口）
舌下神经管（外口）
枕骨大孔

二、颅底的凹凸

颅底内面高低不平，由前向后呈阶梯状排列（图6-20）。除了沟通内外的孔裂，颅底还有一个凹陷和四个凸起（图6-21）。

1. 鸡冠

大脑镰是硬脑膜向纵裂突入的镰刀形皱襞。其前端始于鸡冠，后端附于小脑幕；下缘游离并环绕于胼胝体上方。

2. 鞍区

鞍区位于颅中窝中部、蝶骨体的上方，包括蝶鞍及其周围区域，形状如马鞍（图6-22、图6-23），其主要结构有垂体、垂体窝和两侧的海绵窦（图6-24）等，包括前床突、交叉前沟、鞍结节、垂体窝、鞍背和后床突。由于结构复杂，鞍区好发多种病变：鞍旁多见脑膜瘤（图6-25），鞍后多见脊索瘤，鞍上多见颅咽管瘤，鞍内常见垂体瘤（图6-26、图6-27）。

3. 蝶骨嵴

蝶骨嵴，就是蝶骨小翼，是颅底蝶骨上横行的脊状突起结构，左右各一，蝶骨嵴向内延伸为前床突（图6-28）。

4. 鞍结节

垂体窝前方隆起的结构，就是鞍结节（图6-22、图6-28）。鞍结节脑膜瘤，就是指发生在这个部位的脑膜瘤（图6-29）。

5. 岩部

岩部为颞骨的一部分，形似一横卧的三棱锥体，也称颞骨锥部（图6-21、图6-30）；内藏听觉器官和平衡器官。

图6-20 **颅底从前向后逐步降低**

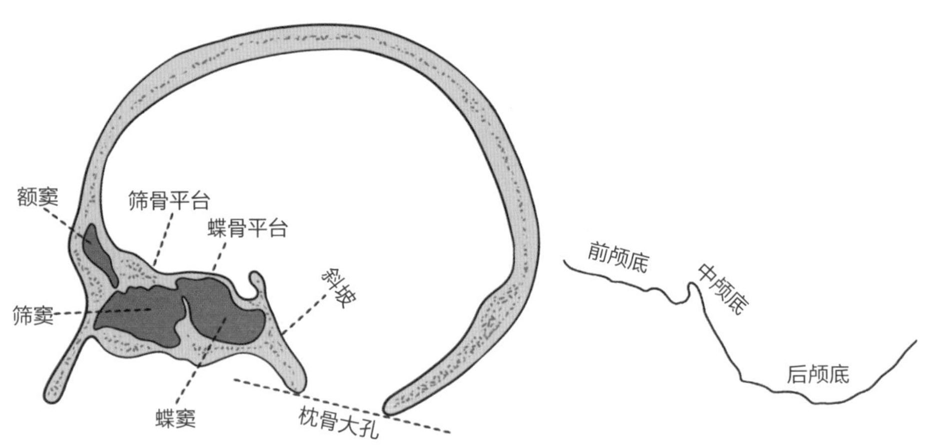
额窦
筛骨平台
蝶骨平台
筛窦
斜坡
蝶窦
枕骨大孔
前颅底
中颅底
后颅底

图6-21 **颅底从前向后的“凸起”结构**

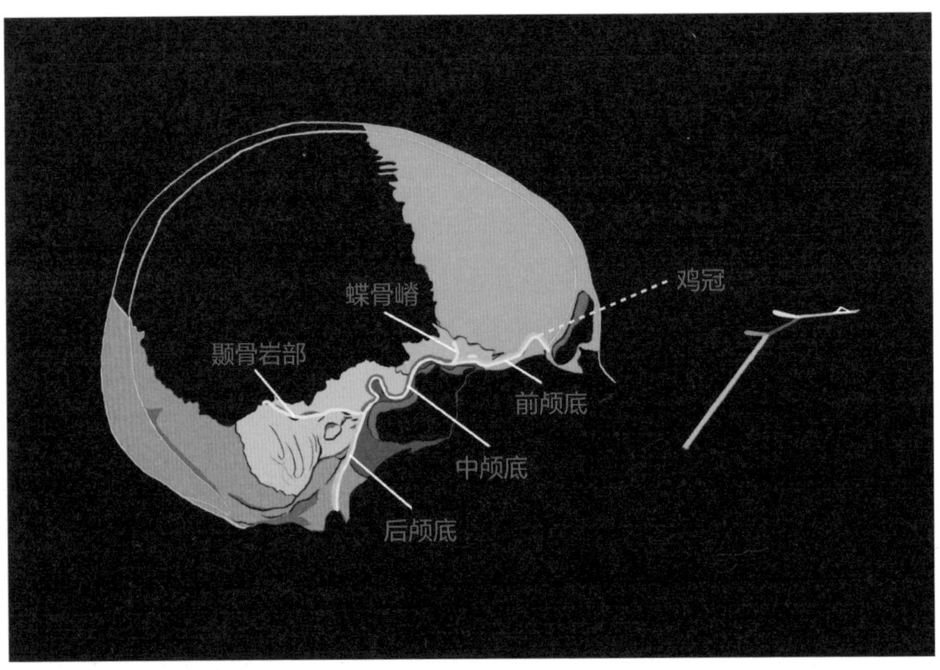
鸡冠
蝶骨嵴
颞骨岩部
前颅底
中颅底
后颅底

图6-22 鞍区的范围和外形

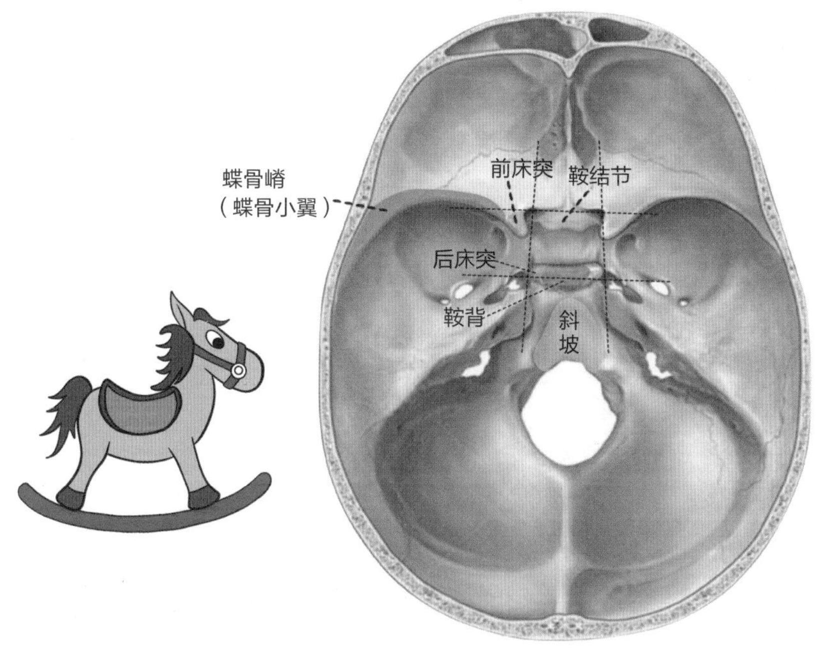
蝶骨嵴
（蝶骨小翼）
前床突
鞍结节
后床突
鞍背
斜
坡

图6-23 头颅MR上的空蝶鞍

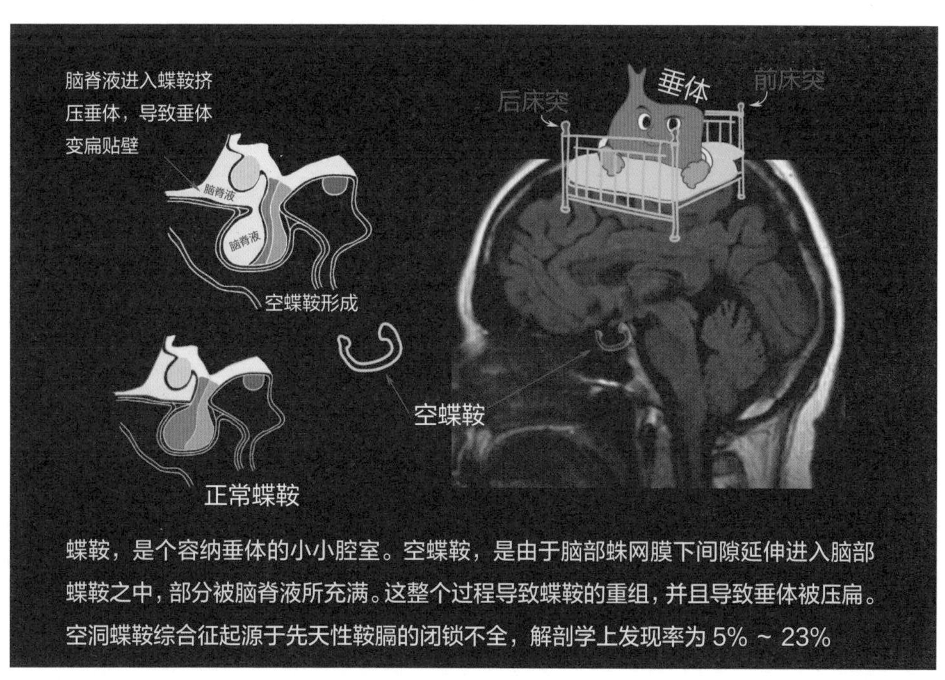
脑脊液进入蝶鞍挤
压垂体，导致垂体
变扁贴壁
脑脊液
脑脊液
空蝶鞍形成
正常蝶鞍
空蝶鞍
后床突
垂体
前床突

蝶鞍，是个容纳垂体的小小腔室。空蝶鞍，是由于脑部蛛网膜下间隙延伸进入脑部蝶鞍之中，部分被脑脊液所充满。这整个过程导致蝶鞍的重组，并且导致垂体被压扁。空洞蝶鞍综合征起源于先天性鞍膈的闭锁不全，解剖学上发现率为 5% ~ 23%

图6-24 头颅MR上的海绵窦

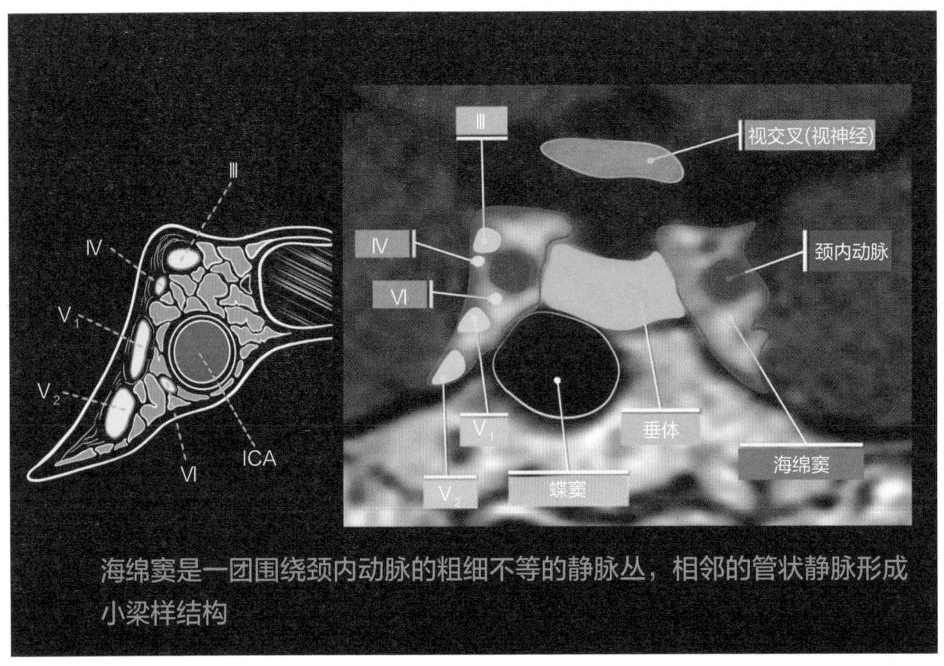

Ⅲ
Ⅳ
V_1
V_2
Ⅵ
ICA
Ⅲ
视交叉(视神经)
Ⅳ
颈内动脉
Ⅵ
V_1
垂体
海绵窦
V_2
蝶窦

海绵窦是一团围绕颈内动脉的粗细不等的静脉丛，相邻的管状静脉形成小梁样结构

图6-25 鞍旁占位：海绵窦脑膜瘤

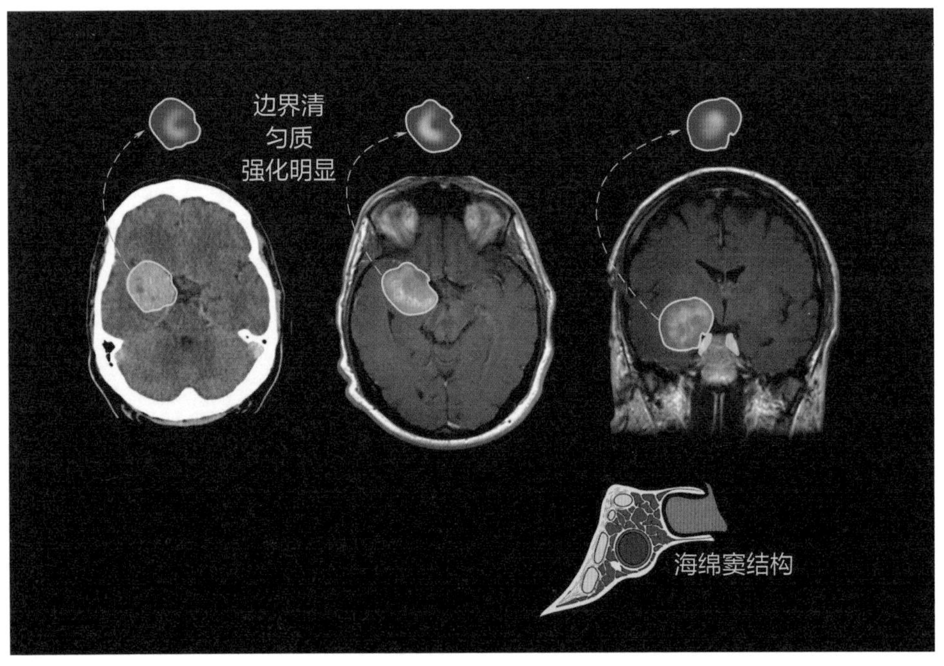

边界清
匀质
强化明显
海绵窦结构

图6-26 头颅CT示鞍区占位：垂体瘤（PA）

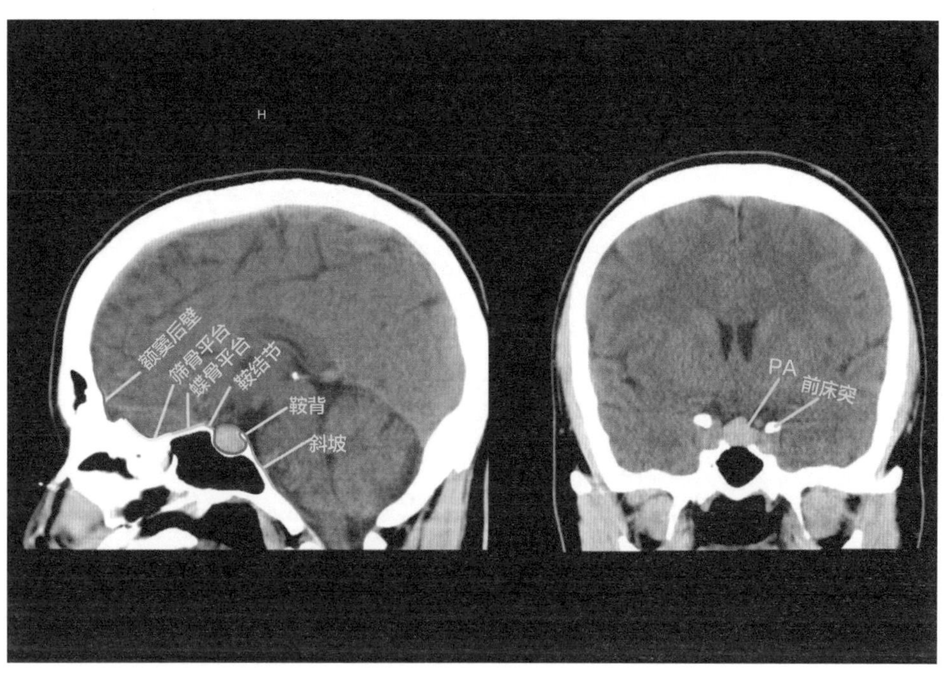
H
额窦后壁
筛骨平台
蝶骨平台
鞍结节
鞍背
斜坡
PA
前床突

图6-27 垂体瘤经鼻蝶手术示意图

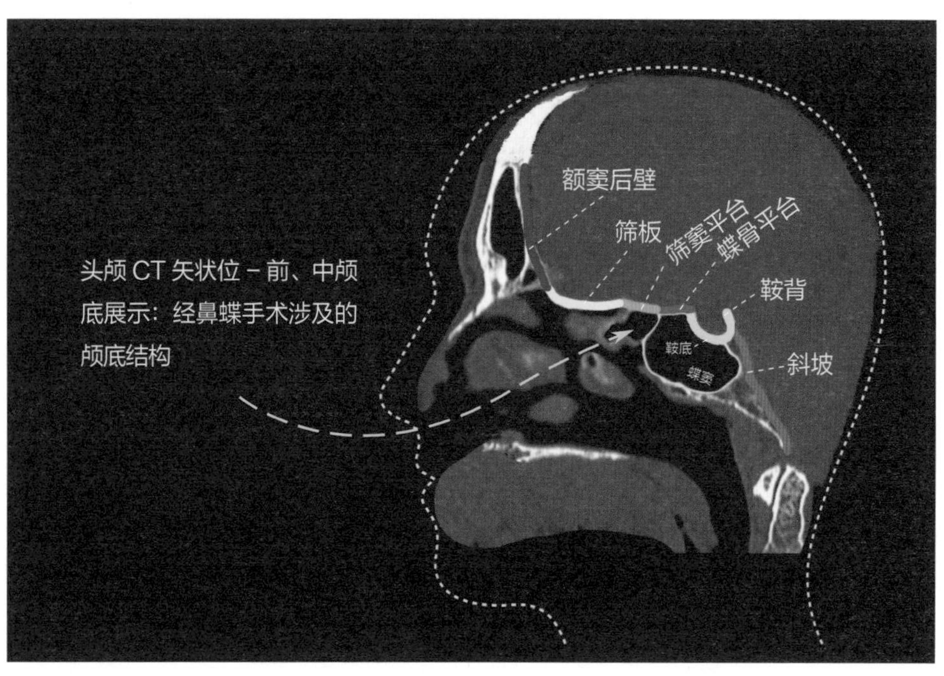
头颅 CT 矢状位 – 前、中颅底展示：经鼻蝶手术涉及的颅底结构
额窦后壁
筛板
筛窦平台
蝶骨平台
鞍背
鞍底
蝶窦
斜坡

图6-28 **鞍区：血管神经的汇集之地**

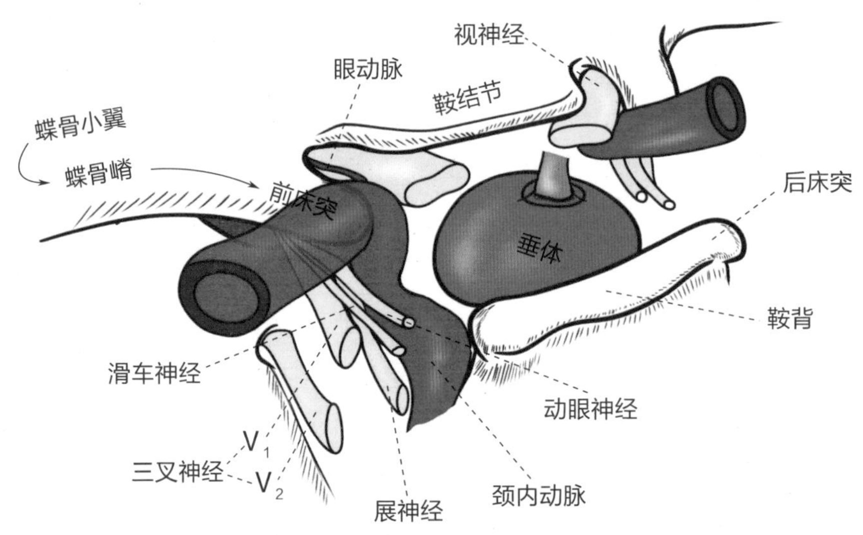

视神经
眼动脉
鞍结节
蝶骨小翼
蝶骨嵴
前床突
后床突
垂体
鞍背
滑车神经
动眼神经
V1
三叉神经
V2
展神经
颈内动脉

图6-29 **鞍结节与鞍结节脑膜瘤**

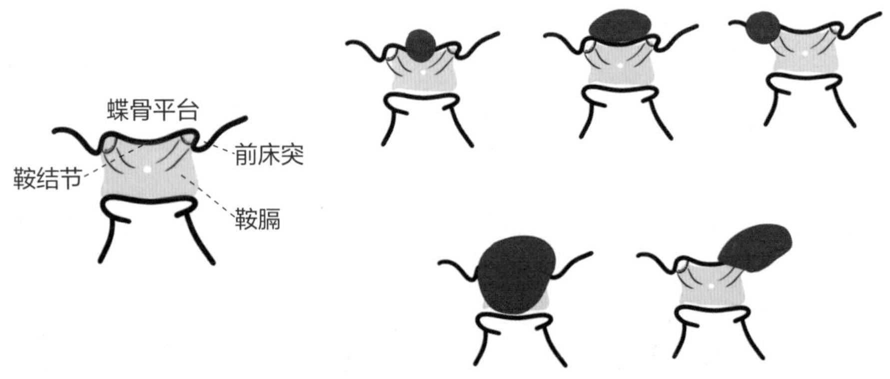

蝶骨平台
前床突
鞍结节
鞍膈

鞍结节脑膜瘤

1899年由Stewart首次介绍，Cushing等于1929年将其称为“鞍上脑瘤”。包括起源于鞍结节、前床突、鞍膈和蝶骨平台的脑膜瘤，因上述解剖结构范围不超过3cm，故临床上对上述区域的脑膜瘤习惯统一冠以“鞍结节脑膜瘤”

图6-30 **颞骨岩部**

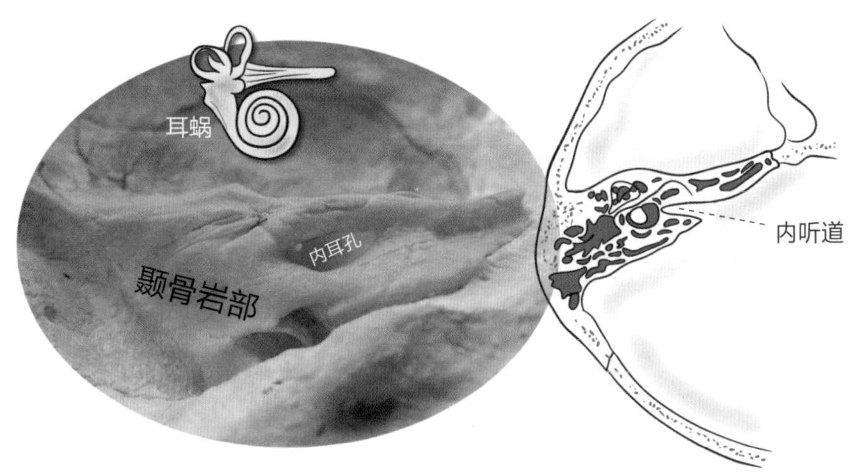
耳蜗
内耳孔
颞骨岩部
内听道

颞骨岩部形似一横卧的三棱锥体，内藏听觉和平衡器官

三、颅底骨折

顾名思义，颅底骨折就是发生在颅底的骨折，主要以线形骨折为主，既可以仅限于某一颅底，也可以横行穿过两侧颅底或纵行贯穿颅前、中、后底（图6-31）。由于骨折线经常累及副鼻窦、岩骨或乳突气房，使颅腔和这些窦腔交通而形成“内开放性骨折”，可引起颅内继发感染。

1. 前颅底骨折

（1）熊猫眼征　前颅底骨折后，在重力的作用下，血液向下浸入眼眶，引起球结合膜下出血，多在伤后数小时始渐出现（迟发性眼睑皮下瘀血），呈紫蓝色，俗称“熊猫眼”，对诊断有重要意义（图6-32）。

（2）脑脊液鼻漏　早期多呈血性，将漏出液中的红细胞计数与周围血液相比，或以血糖试纸测定其是否含糖，不难确诊（图6-33）。

（3）前颅底骨折还常有单侧或双侧嗅觉障碍，眶内出血可致眼球突出，若视神经受波及或视神经管骨折，可导致不同程度的视力障碍。

2. 中颅底骨折

中颅底，其底为颞骨岩部，前方有蝶骨翼，后方是岩骨上缘和鞍背，侧面是颞骨鳞部，中央是蝶鞍（垂体所在）。

（1）中颅底骨折多累及颞骨岩部，而损伤内耳结构或中耳腔，常有听力障碍和面神经周围性瘫痪。

（2）Battle征，即乳突瘀斑，是中颅底骨折一种较特异的体征（图6-34）。其临床表现是乳突处的皮肤逐渐出现淤青，多发生在颅脑损伤后（慢性皮下出血的表现），是颅底骨折以后发生出血，血液集聚在后枕部筋膜下所导致的。一侧出现Battle征，提示同侧颞骨骨折可能，还会出现脑脊液耳漏。

3. 后颅底骨折

后颅底骨折时，虽可能损伤在该部位走行的血管和神经，但临床上并不多见，其主要表现为颈部肌肉肿胀、乳突区皮下迟发性瘀斑及咽后壁黏膜瘀血、水肿等征象。

四、颅底脑膜瘤和手术入路

1. 颅底脑膜瘤

颅底脑膜瘤是起源于颅底脑膜细胞的肿瘤，会压迫周围组织引发神经功能障碍，如导致听力下降或者视力下降的症状（图6-35）。

2. 颅底手术入路

颅底手术有各种入路（图6-36），且各有优、缺点，术者应根据肿瘤患者个体化的特点，选择恰当、微创入路，合理把握肿瘤切除的“度”。

图6-31 颅底骨折的发生率

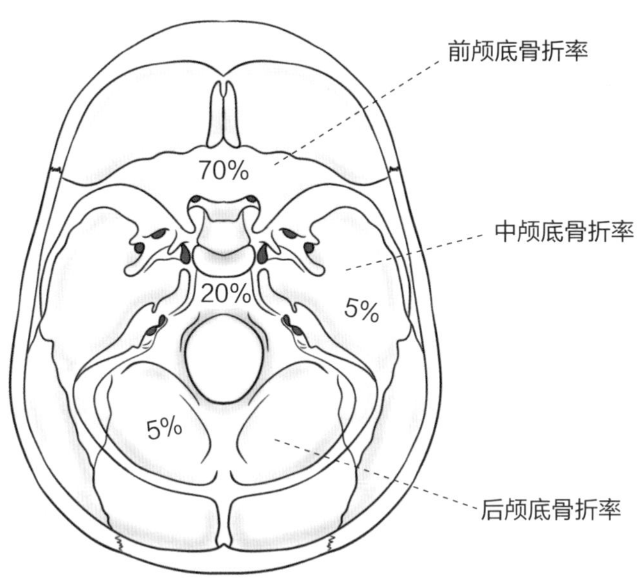
前颅底骨折率
70%
中颅底骨折率
20%
5%
5%
后颅底骨折率

图6-32 前颅底骨折的熊猫眼征

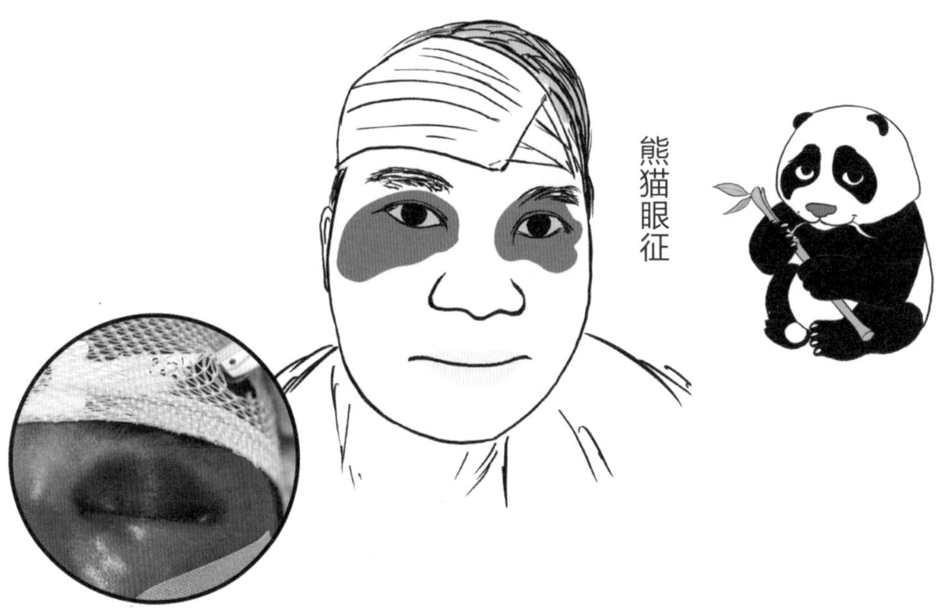
熊猫眼征

图6-33 外伤性脑脊液（CSF）鼻漏

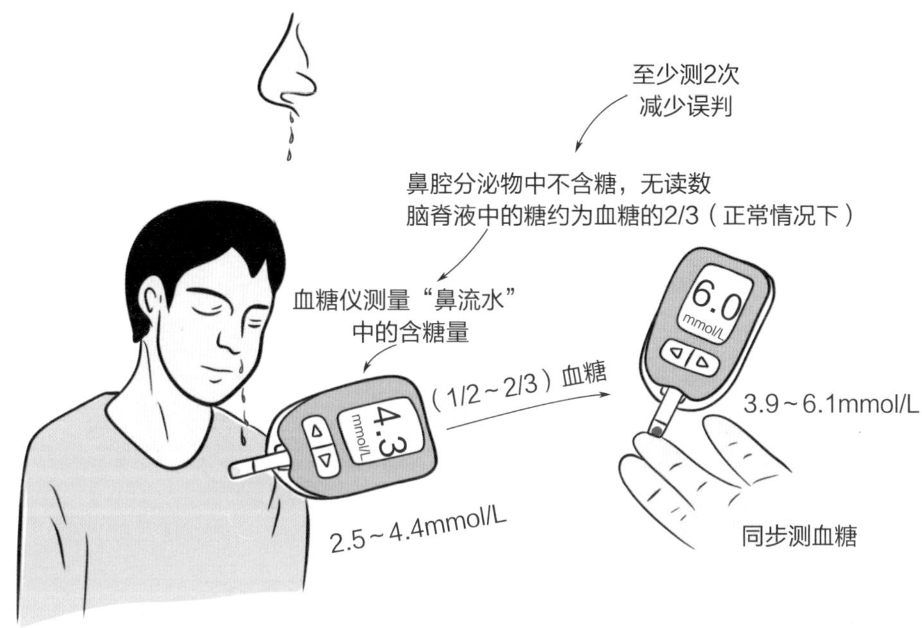
至少测2次
减少误判
鼻腔分泌物中不含糖，无读数
脑脊液中的糖约为血糖的2/3（正常情况下）
血糖仪测量“鼻流水”
中的含糖量
6.0
mmol/L
4.3
mmol/L
（1/2～2/3）血糖
3.9～6.1mmol/L
2.5～4.4mmol/L
同步测血糖

图6-34 中颅底骨折与Battle征

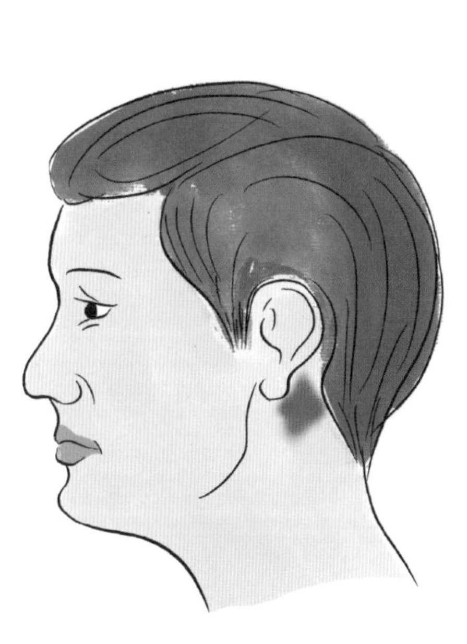

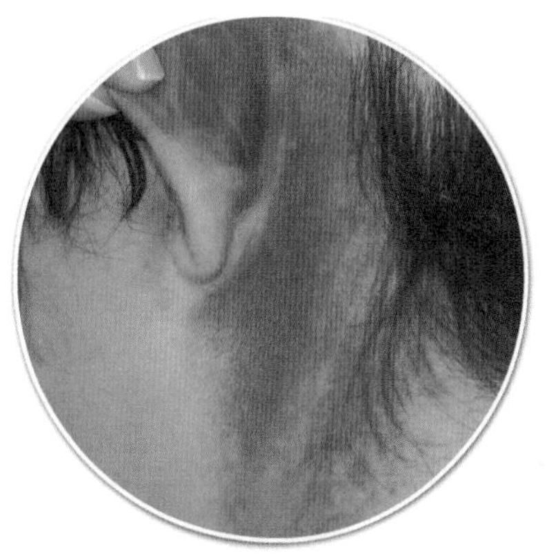

Battle 征，即乳突瘀斑，是中颅底骨折的一种体征；是颅底骨折以后发生出血，血液集聚在后枕部筋膜下所致

图6-35 颅底与颅底脑膜瘤

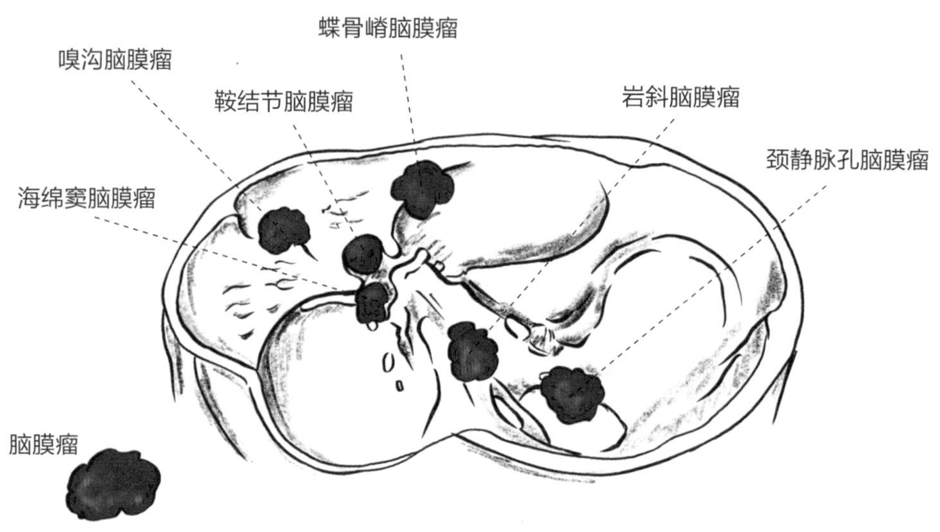
蝶骨嵴脑膜瘤
嗅沟脑膜瘤
鞍结节脑膜瘤
岩斜脑膜瘤
颈静脉孔脑膜瘤
海绵窦脑膜瘤
脑膜瘤

图6-36 颅底与颅底手术入路

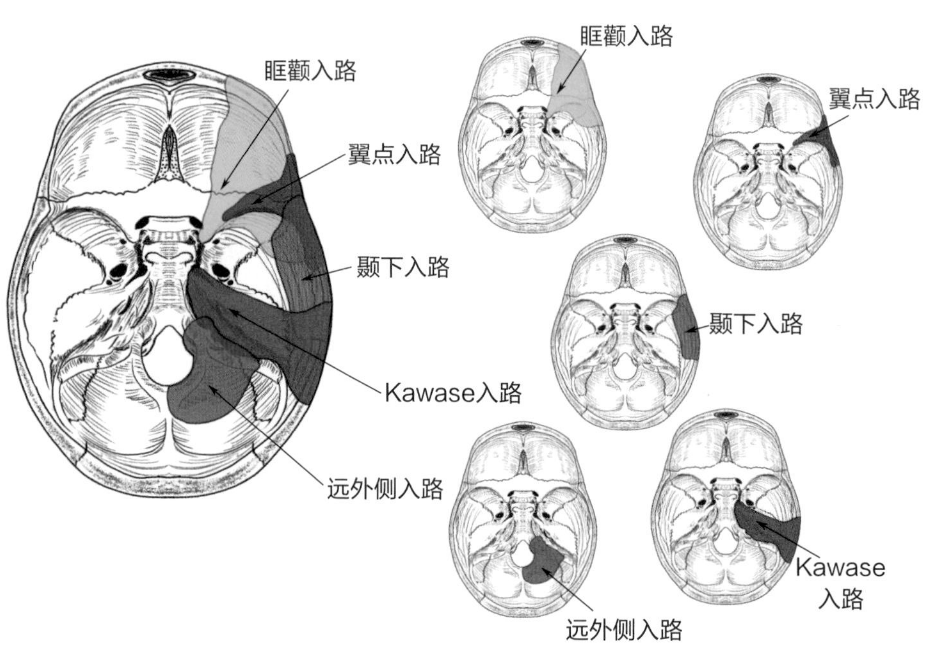
眶颧入路
翼点入路
颞下入路
Kawase入路
远外侧入路
眶颧入路
翼点入路
颞下入路
Kawase
入路
远外侧入路

第 7 章 大脑的内分泌结构

脑，不是单纯的器官，在主管运动、感觉、情感、记忆等功能的同时，还通过神经-内分泌调控呼吸、心跳、内分泌、免疫功能等。大脑内的内分泌结构有下丘脑、垂体和松果体（图7-1）。下丘脑位于丘脑的下方，是调节内脏活动和内分泌活动的较高级神经中枢；垂体位于颅底的垂体窝内，向上连接于下丘脑，是人体的内分泌中枢；松果体位于胼胝体压部和中脑上丘之间，是一个可以调节昼夜节律和生殖行为的小腺体。

一、下丘脑

下丘脑，位于丘脑的下部，参与构成第三脑室的侧壁和底部，向下延伸至垂体柄（图7-2）。下丘脑体积约为4cm^3，占正常成人脑容量的0.3%，大概一个“矿泉水瓶盖”大小（图7-3）。下丘脑不仅小巧，而且能干，它能控制多种生理平衡，包括体温、摄食行为、昼夜节律、情绪行为、水盐平衡等，简称为“吃、喝、睡、温、汗、神”（图7-4、图7-5）。其具体功能如下。

①内分泌系统的调节中枢；

②体温调节中枢；

③食欲控制中心；

④昼夜节律“起搏器”；

⑤水平衡调节中枢；

⑥调控糖代谢。

图7-1 **大脑的内分泌结构**

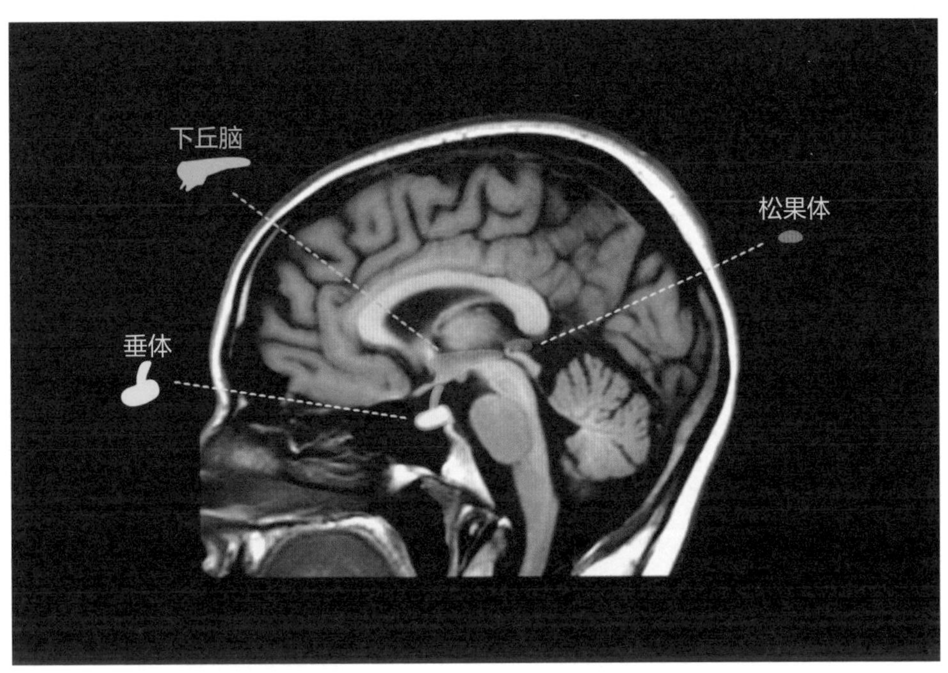
下丘脑
松果体
垂体

图7-2 **下丘脑与垂体**

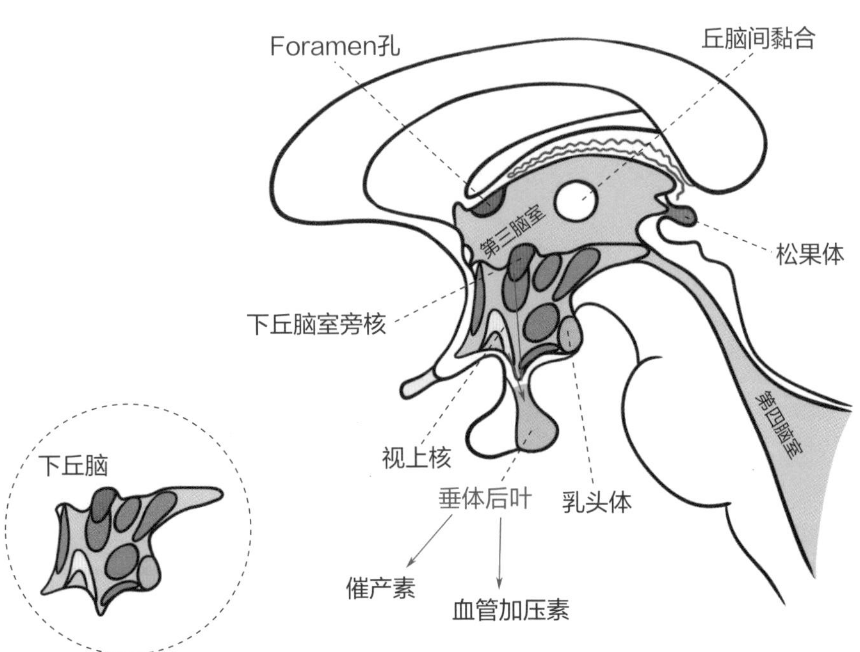
Foramen孔
丘脑间黏合
第三脑室
松果体
下丘脑室旁核
第四脑室
视上核
垂体后叶
乳头体
催产素
血管加压素
下丘脑

图7-3 MR上下丘脑的位置

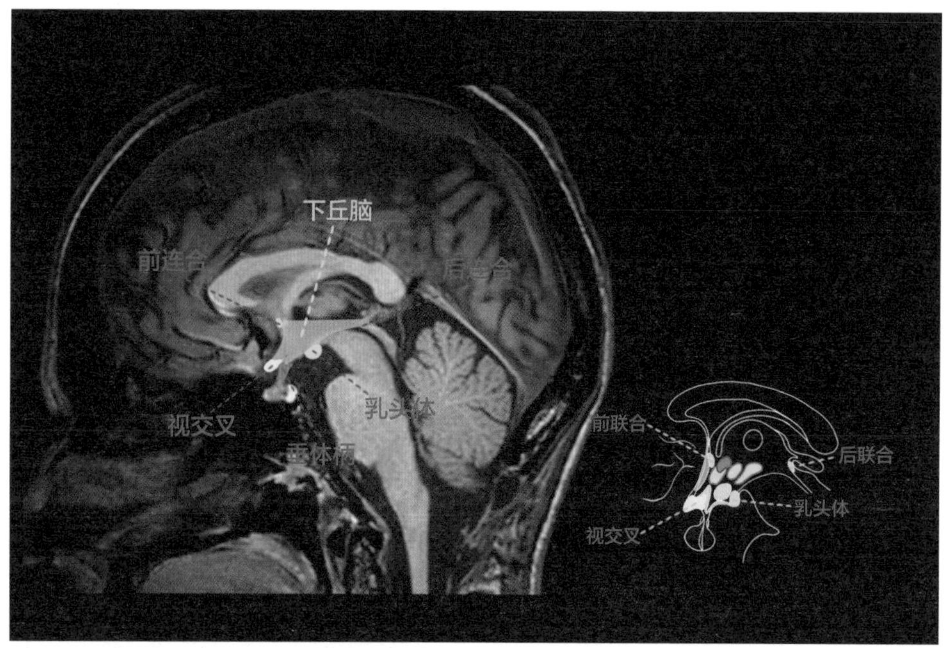

下丘脑
前连合
后连合
视交叉
乳头体
垂体柄
前联合
后联合
乳头体
视交叉

图7-4 下丘脑的核团组成

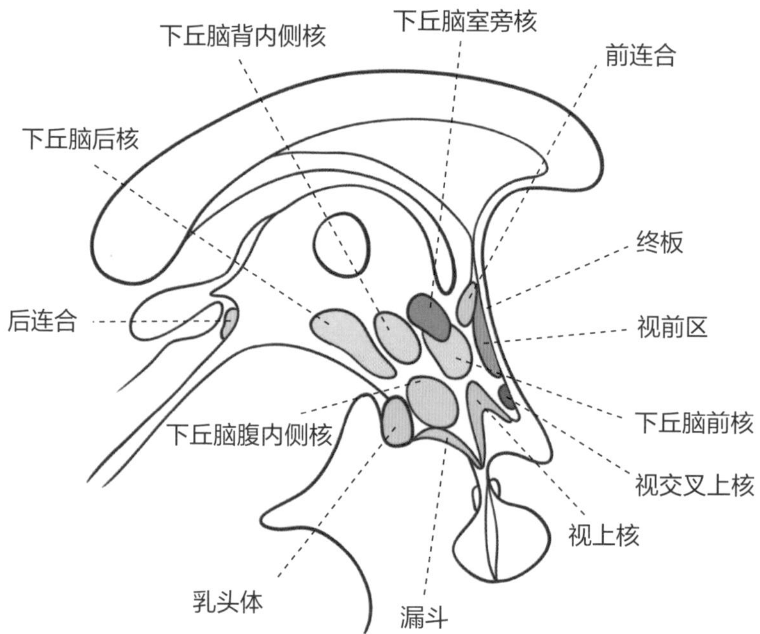

下丘脑背内侧核
下丘脑室旁核
前连合
下丘脑后核
终板
后连合
视前区
下丘脑前核
下丘脑腹内侧核
视交叉上核
视上核
乳头体
漏斗

图7-5 **下丘脑的功能**

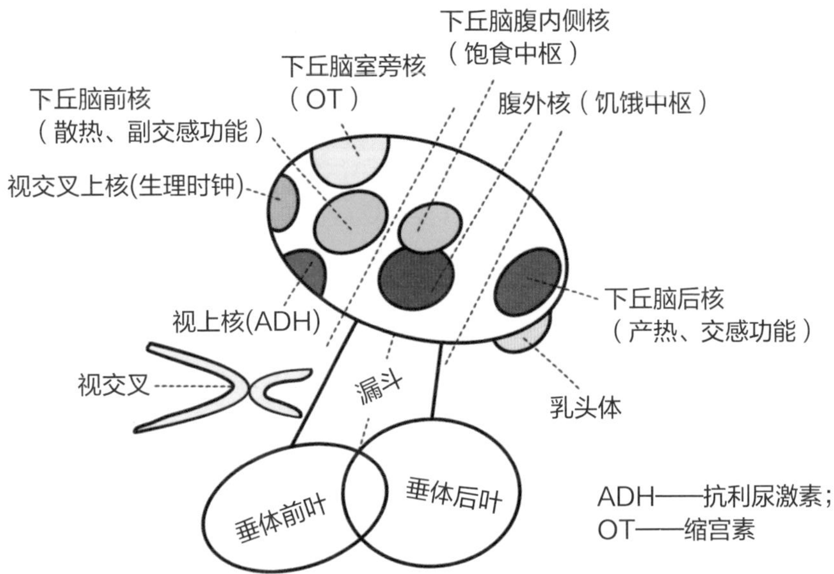
下丘脑腹内侧核
（饱食中枢）
下丘脑室旁核
（OT）
下丘脑前核
（散热、副交感功能）
腹外核（饥饿中枢）
视交叉上核(生理时钟)
下丘脑后核
（产热、交感功能）
视上核(ADH)
视交叉
漏斗
乳头体
垂体后叶
垂体前叶
ADH——抗利尿激素；
OT——缩宫素

二、垂体

垂体，位于鼻梁正后方、蝶骨体上面的垂体窝内，外包硬脑膜（图7-6）。不同年龄段和生理期，垂体的大小不一，可简单记为6-8-10-12法则（图7-7）。成人垂体约为1cm×1.5cm×0.5cm（约一颗豌豆）大小，重0.5 ~ 0.6g，妊娠期妇女的垂体稍大（图7-8）。垂体向上通过垂体柄和下丘脑相连（图7-9），毗邻很多重要结构，如视交叉（视交叉与垂体柄的鱼嘴造型）（图7-10）。

垂体，是人体的内分泌中枢，是一个“二合一”的结构；依据其功能，分为腺垂体和神经垂体（图7-11），垂体通过分泌各种激素作用于各个靶器官（图7-12、图7-13）而发挥作用。

1. 腺垂体

（1）腺垂体的结构与功能　腺垂体就是垂体前叶，其质地硬，与蝶鞍粘连较松，容易分离。腺垂体又分远侧部、结节部和中间部：远侧部最大，中间部位于远侧部与神经垂体的神经部之间，结节部围绕在漏斗周围。

腺垂体可以分泌和储存7种激素，对于人体生长发育、新陈代谢、性功能等起重要调节作用（图7-14）。

（2）垂体瘤　发生于腺垂体（图7-15），是垂体最常见的病变，绝大多数为良性。垂体瘤起自鞍内（图7-16、图7-17），随着肿瘤的增大，向鞍上生长（经典的雪人征，见图7-18、图7-19），压迫视交叉（小巷视野，见图7-20）及第三脑室底部；向鞍旁生长则累及海绵窦、脚间窝等重要结构（Knosp分级，见图7-21）。Knosp分级，是左右方向上评估垂体瘤侵性的分级，其采用测量海绵窦MR冠状位上垂体瘤与颈内动脉“海绵窦段”及“床突上段”的血管管径的连线，来评估垂体腺瘤与海绵窦的关系。对其进行MR动态增强扫描，早期可看到正常明显强化的垂体内有低强化的结节影，直径小于1cm（垂体微腺瘤，见图7-22），边界比较清楚。垂体瘤的临床表现主要为三类：激素异常的症状、压迫症状和情绪异常（图7-23）。

（3）需与垂体瘤相鉴别的常见病变　如拉特克（Rathke）囊肿（图7-24）、空蝶鞍（图7-25）和颅咽管瘤（图7-26）等。

2. 神经垂体

垂体后叶，就是神经垂体，其质地软，与蝶鞍粘连紧密。神经垂体由神经部和漏斗部（垂体柄）组成，漏斗部连于下丘脑。神经垂体可视为下丘脑某些神经元的轴突部分，下丘脑神经细胞所分泌的催产素和抗利尿激素（ADH），能够起到刺激子宫使其收缩、升高血压、抗利尿作用（图7-27）。中枢性水钠异常，如脑性耗盐、多尿等，与抗利尿激素异常相关（图7-28）。

3. 垂体柄

垂体柄，也叫漏斗；漏斗由漏斗干和结节部组成。正常垂体柄“上粗下细”（图7-29），如呈“管状”则提示异常。在轴位上，垂体柄最大径约为3mm，垂体柄并非总是垂直的，常有倾斜，所以垂体柄偏移不是诊断垂体微腺瘤的可靠征象（MR动态增强扫描）。

4. 鞍膈

鞍膈是颅底的硬脑膜覆盖在垂体窝上方的水平位的膈板，呈长方形，其表面下凹或平直。鞍膈中央的孔为鞍膈孔，有垂体柄通过（图7-30）。鞍膈孔直径在2 ~ 3mm，最大可达5mm。蛛网膜经鞍膈口进入鞍内，可形成“空泡蝶鞍”。经蝶手术可能会损伤鞍膈，导致脑脊液漏。而鞍内肿瘤可通过此孔向鞍上侵袭，使其被束腰，形成经典的“雪人征”（图7-17）。

图7-6 **垂体在哪里**

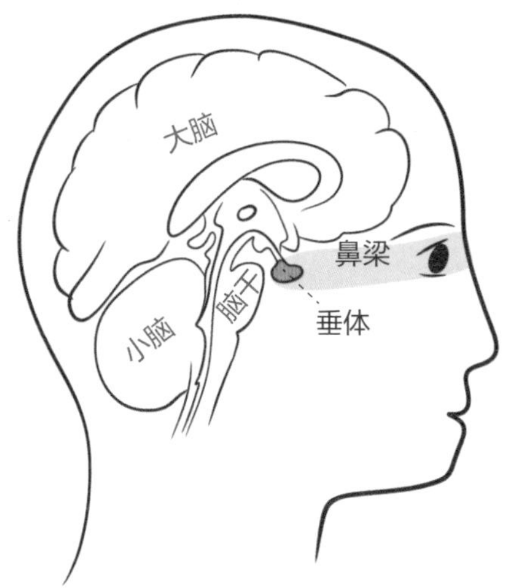
大脑
鼻梁
脑干
小脑
垂体

垂体位于鼻梁后方的脑底部

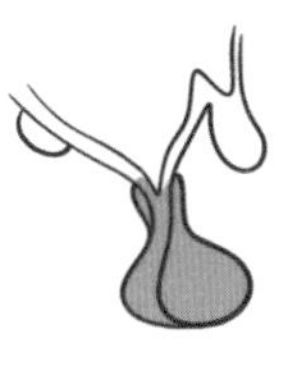

图7-7 **6-8-10-12法则**

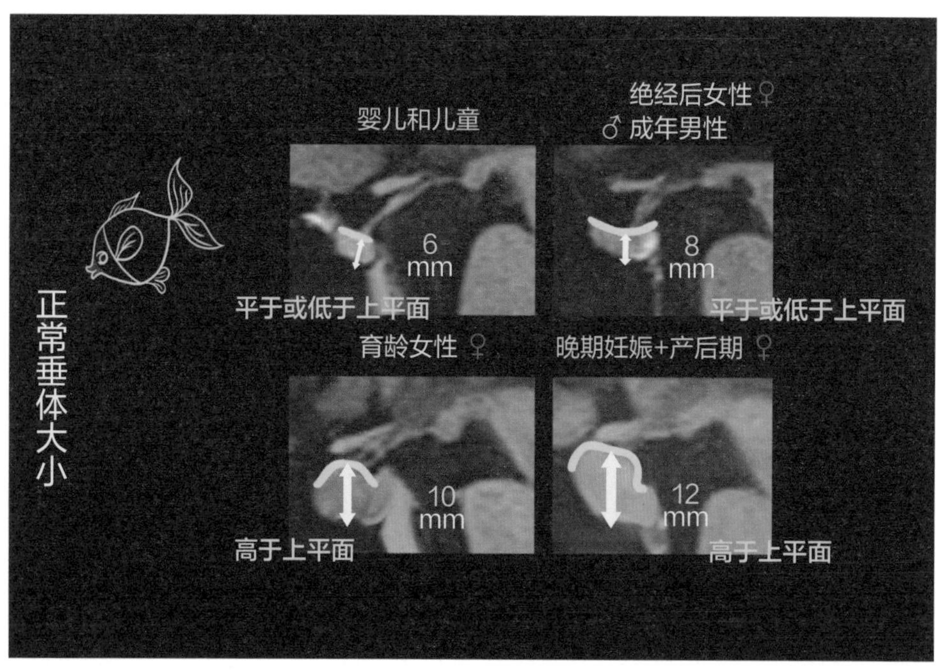
正常垂体大小
婴儿和儿童
6
mm
平于或低于上平面
绝经后女性♀
♂ 成年男性
8
mm
平于或低于上平面
育龄女性 ♀
10
mm
高于上平面
晚期妊娠+产后期 ♀
12
mm
高于上平面

图7-8 **不同阶段的垂体大小**

成人

大小：1cm×1.5cm×0.5cm

重：0.5 ~ 0.6g

妊娠期稍大

胎儿：12mm

儿童 (<12 岁)：6mm

青春期 (3 ~ 18 岁)：10mm

青壮年 (9 ~ 49 岁)：

男 8mm

女 9mm

老年 (>50 岁)：

垂体变平、变薄、位于鞍底

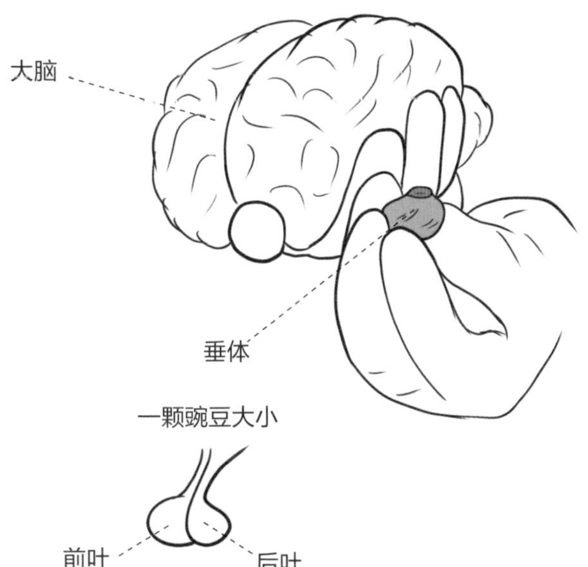
大脑
垂体
一颗豌豆大小
前叶
后叶

图7-9 **下丘脑与垂体的位置关系**

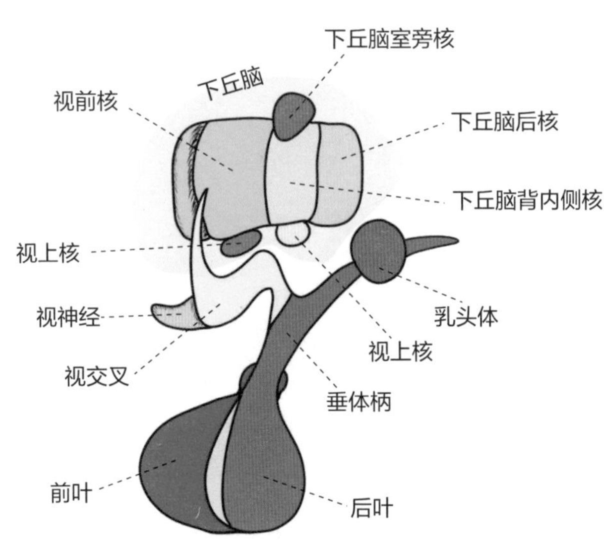
下丘脑室旁核
下丘脑
视前核
下丘脑后核
下丘脑背内侧核
视上核
乳头体
视神经
视上核
视交叉
垂体柄
前叶
后叶

图7-10 视交叉与垂体柄的鱼嘴造型

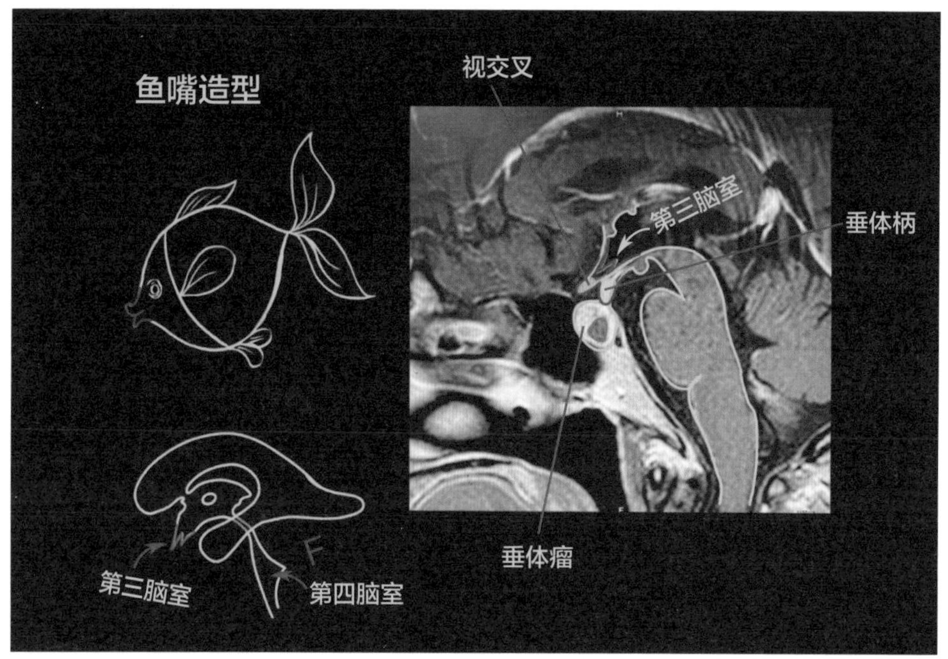

鱼嘴造型
第三脑室
第四脑室
视交叉
第三脑室
垂体柄
垂体瘤

图7-11 垂体是一个“二合一”结构

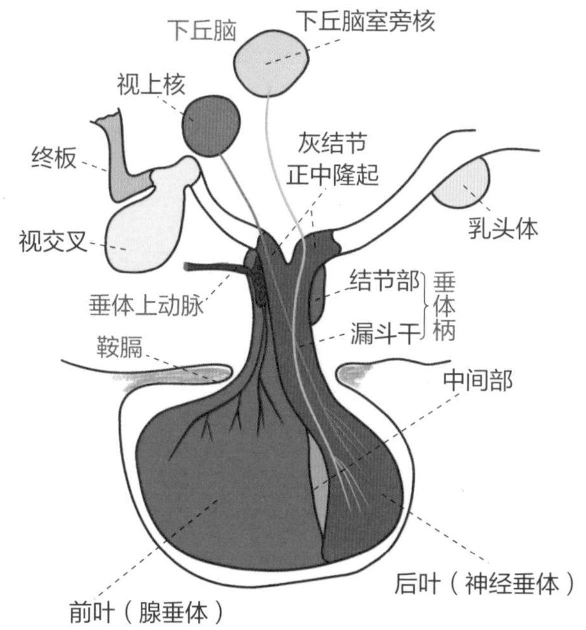

下丘脑
下丘脑室旁核
视上核
终板
灰结节
正中隆起
乳头体
视交叉
结节部
垂体柄
垂体上动脉
漏斗干
鞍膈
中间部
后叶（神经垂体）
前叶（腺垂体）

图7-12 垂体与靶器官

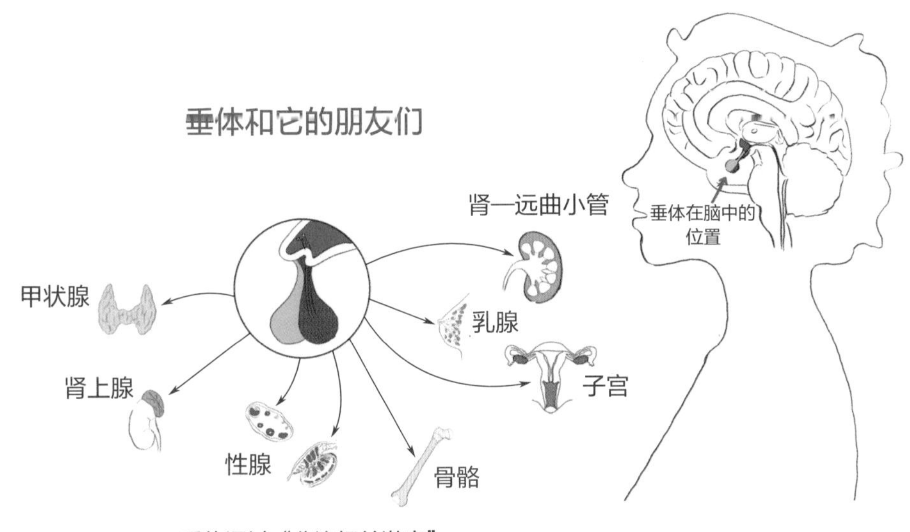
垂体和它的朋友们
肾—远曲小管
垂体在脑中的
位置
甲状腺
乳腺
子宫
肾上腺
性腺
骨骼
垂体通过“分泌相关激素”
与它的朋友们“交流”

图7-13 垂体的内分泌功能示意图

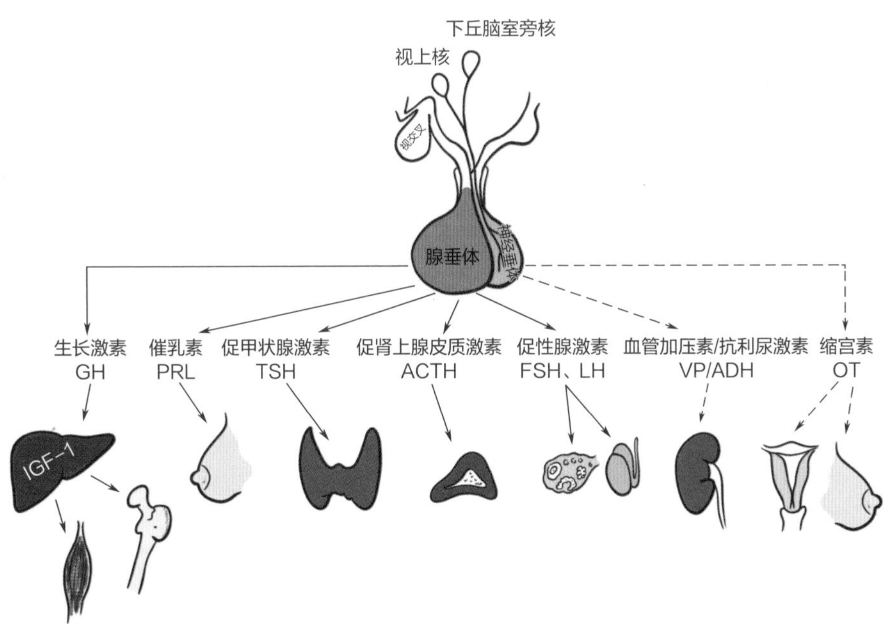
下丘脑室旁核
视上核
视交叉
腺垂体
神经垂体
生长激素
GH
催乳素
PRL
促甲状腺激素
TSH
促肾上腺皮质激素
ACTH
促性腺激素
FSH、LH
血管加压素/抗利尿激素
VP/ADH
缩宫素
OT
IGF-1

图7-14 腺垂体（垂体前叶）功能

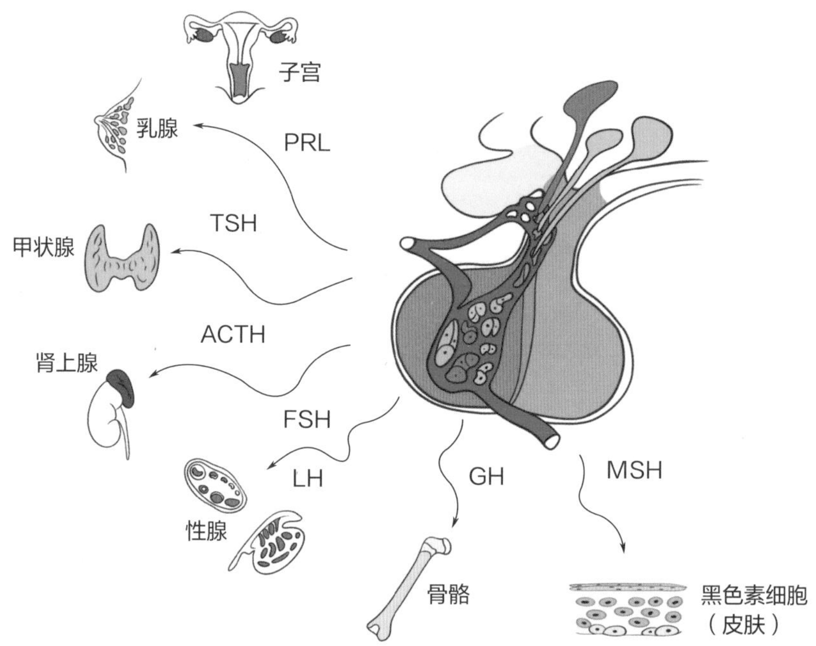
子宫
乳腺
PRL
TSH
甲状腺
ACTH
肾上腺
FSH
LH
性腺
GH
MSH
骨骼
黑色素细胞
（皮肤）

图7-15 垂体瘤的生长模式

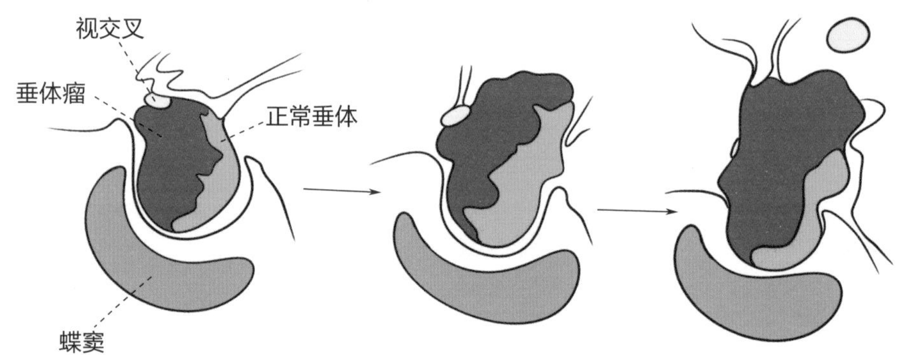
视交叉
垂体瘤
正常垂体
蝶窦

图7-16 **垂体瘤的影像表现**

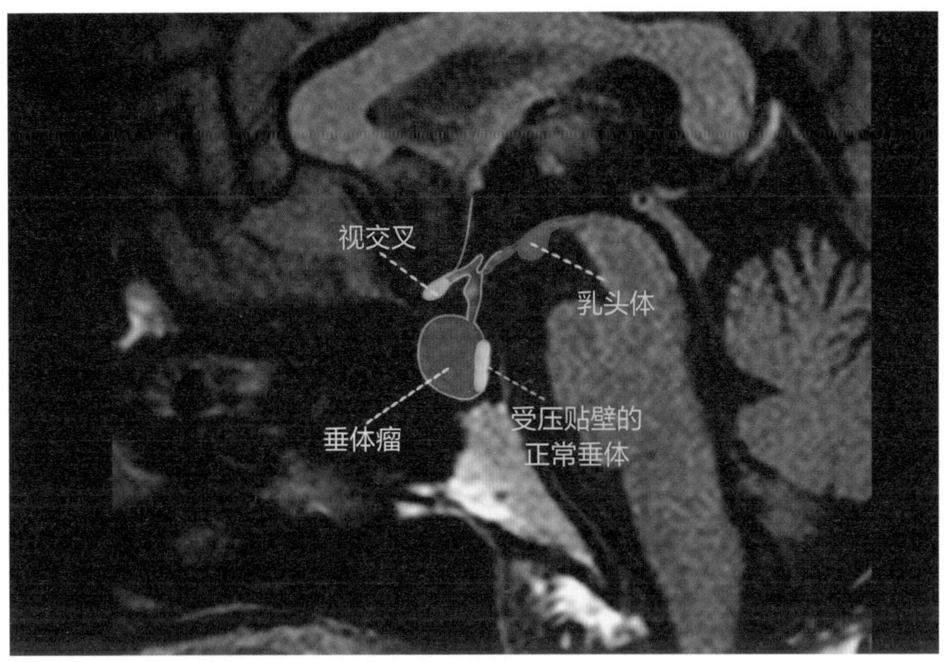
视交叉
乳头体
垂体瘤
受压贴壁的
正常垂体

图7-17 **垂体瘤的雪人征的机理**

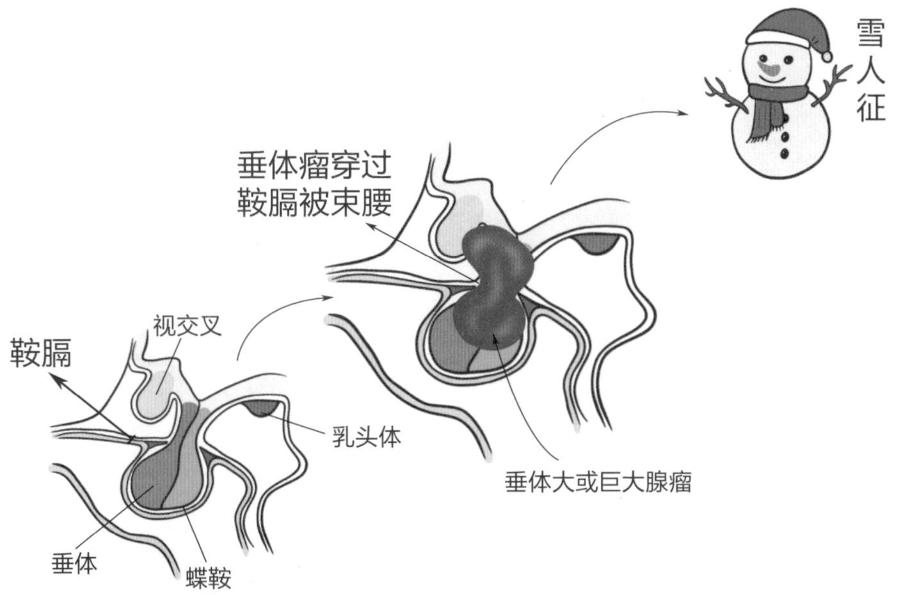
雪
人
征
垂体瘤穿过
鞍膈被束腰
视交叉
鞍膈
乳头体
垂体大或巨大腺瘤
垂体
蝶鞍

图7-18 垂体大和巨大腺瘤的典型影像学表现

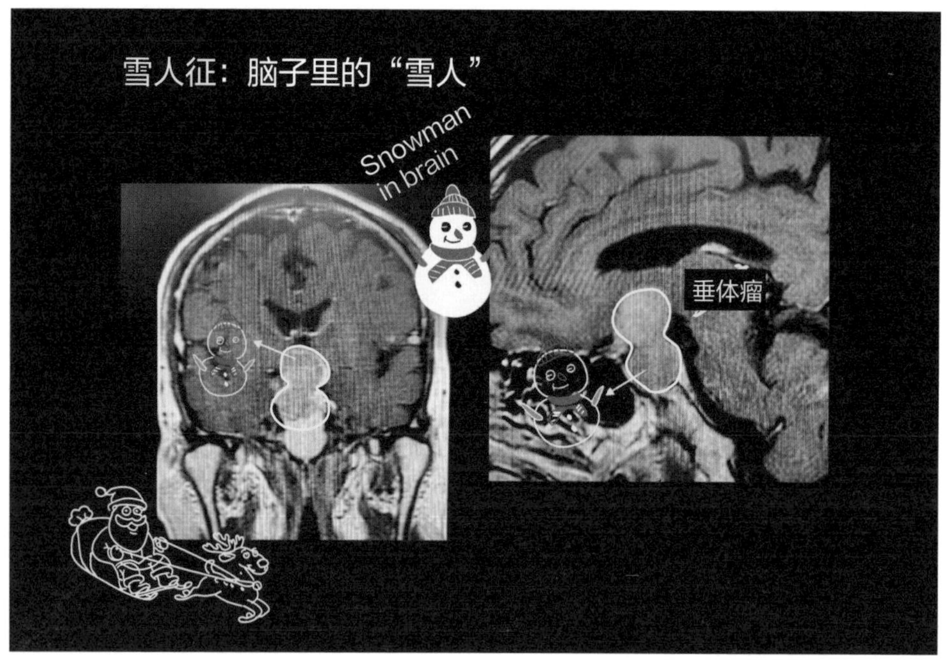
雪人征：脑子里的“雪人”
Snowman in brain
垂体瘤

图7-19 垂体大腺瘤

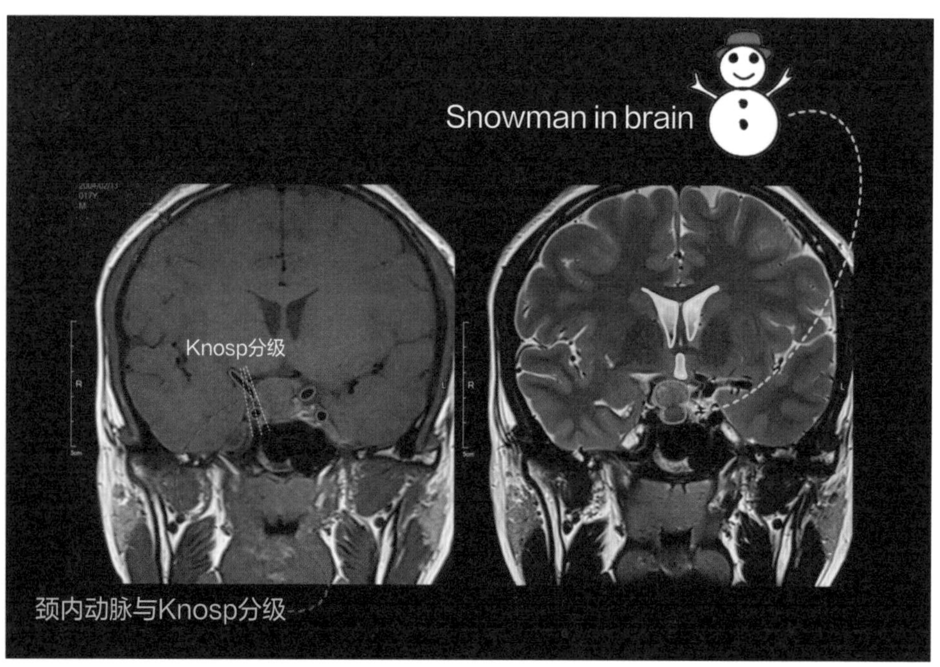
Snowman in brain
Knosp分级
颈内动脉与Knosp分级

图7-20 垂体瘤的典型视野缺失表现

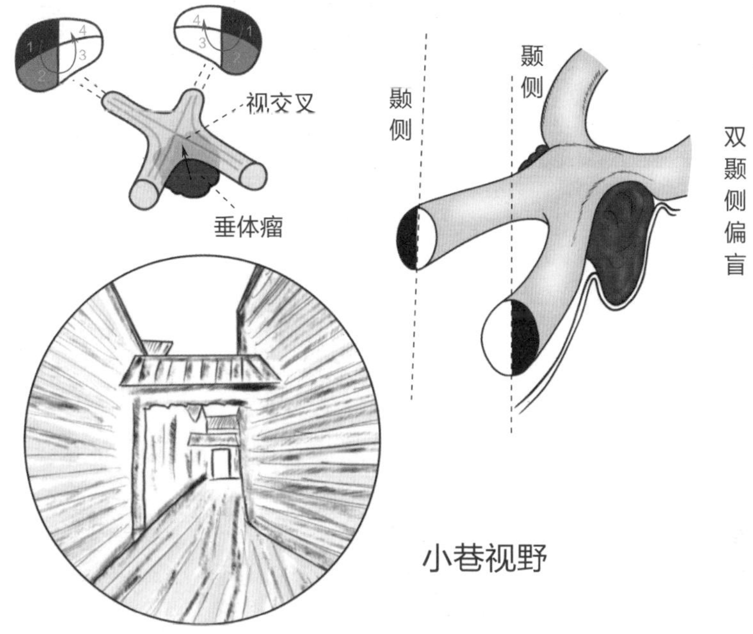

视交叉
垂体瘤
颞侧
颞侧
双颞侧偏盲
小巷视野

图7-21 垂体瘤的Knosp分级

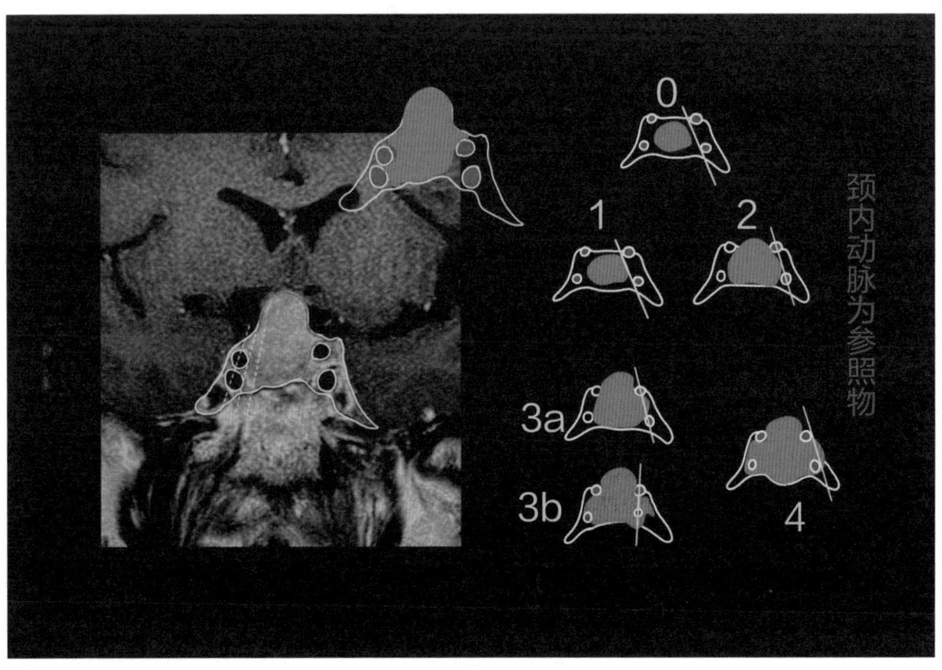

0
1
2
3a
3b
4
颈内动脉为参照物

图7-22 垂体微腺瘤的MR动态增强扫描

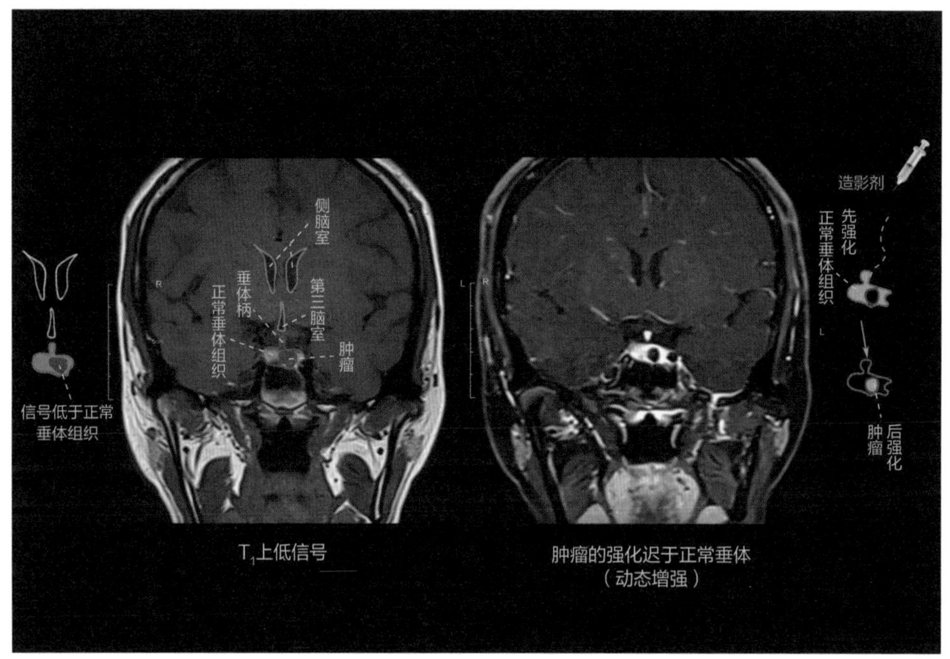

侧脑室
垂体柄
第三脑室
正常垂体组织
肿瘤
信号低于正常垂体组织
T1上低信号
造影剂
先强化
正常垂体组织
后强化
肿瘤
肿瘤的强化迟于正常垂体
（动态增强）

图7-23 垂体瘤的临床表现

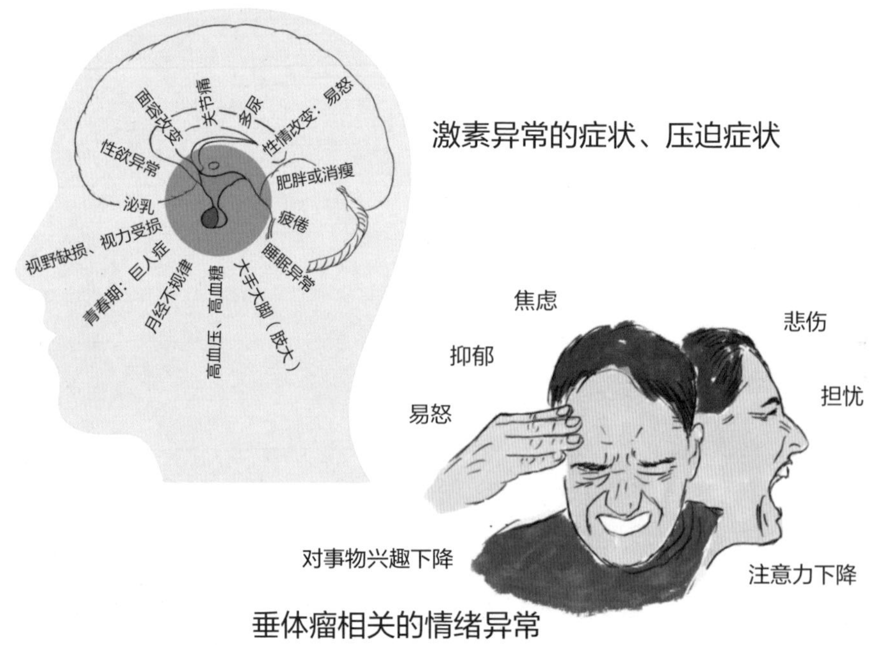

面容改变
关节痛
多尿
性情改变：易怒
性欲异常
肥胖或消瘦
泌乳
疲倦
视野缺损、视力受损
睡眠异常
青春期：巨人症
月经不规律
高血压、高血糖
大手大脚（肢大）
激素异常的症状、压迫症状
焦虑
悲伤
抑郁
担忧
易怒
对事物兴趣下降
注意力下降
垂体瘤相关的情绪异常

图7-24 拉特克（Rathke）囊肿

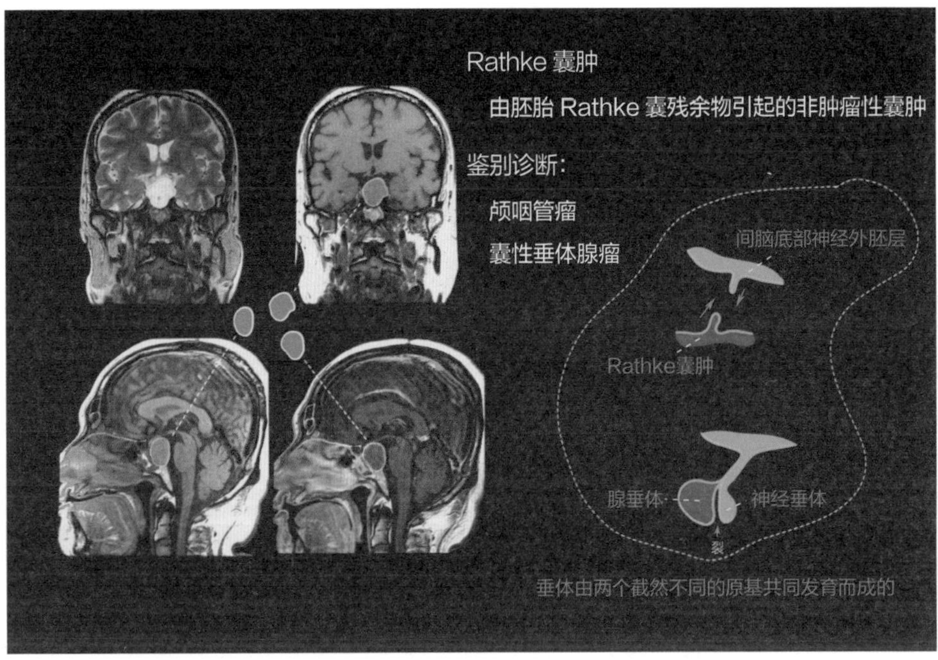

Rathke 囊肿
由胚胎 Rathke 囊残余物引起的非肿瘤性囊肿
鉴别诊断：
颅咽管瘤
囊性垂体腺瘤
间脑底部神经外胚层
Rathke囊肿
腺垂体
神经垂体
裂
垂体由两个截然不同的原基共同发育而成的

图7-25 空蝶鞍的头颅MR征象

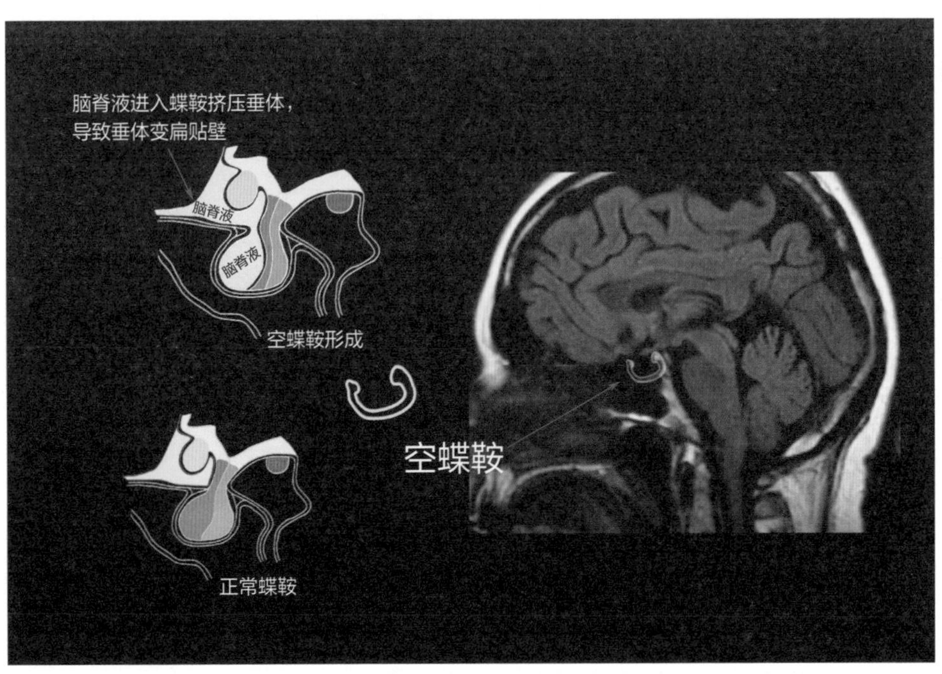

脑脊液进入蝶鞍挤压垂体，
导致垂体变扁贴壁
脑脊液
脑脊液
空蝶鞍形成
正常蝶鞍
空蝶鞍

图7-26 颅咽管瘤

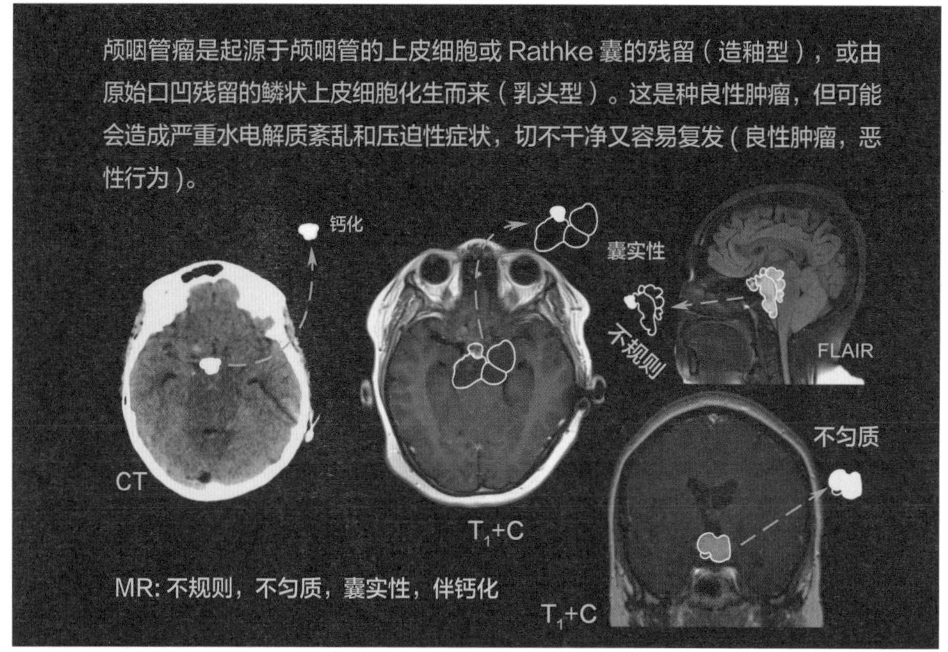
颅咽管瘤是起源于颅咽管的上皮细胞或 Rathke 囊的残留（造釉型），或由原始口凹残留的鳞状上皮细胞化生而来（乳头型）。这是种良性肿瘤，但可能会造成严重水电解质紊乱和压迫性症状，切不干净又容易复发（良性肿瘤，恶性行为）。
钙化
囊实性
不规则
FLAIR
CT
不匀质
T_1+C
MR: 不规则，不匀质，囊实性，伴钙化
T_1+C

图7-27 神经垂体（垂体后叶）功能

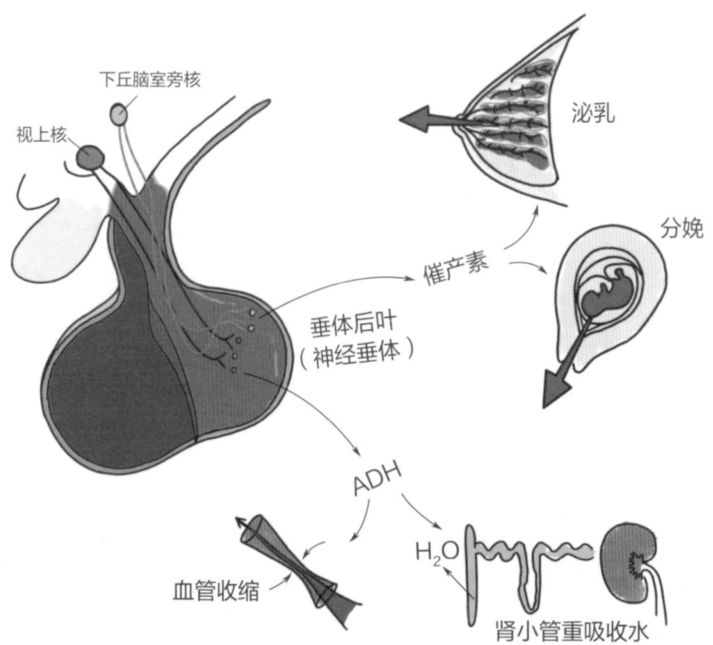
下丘脑室旁核
视上核
泌乳
分娩
催产素
垂体后叶
（神经垂体）
ADH
H_2O
血管收缩
肾小管重吸收水

图7-28 抗利尿激素异常的临床表现

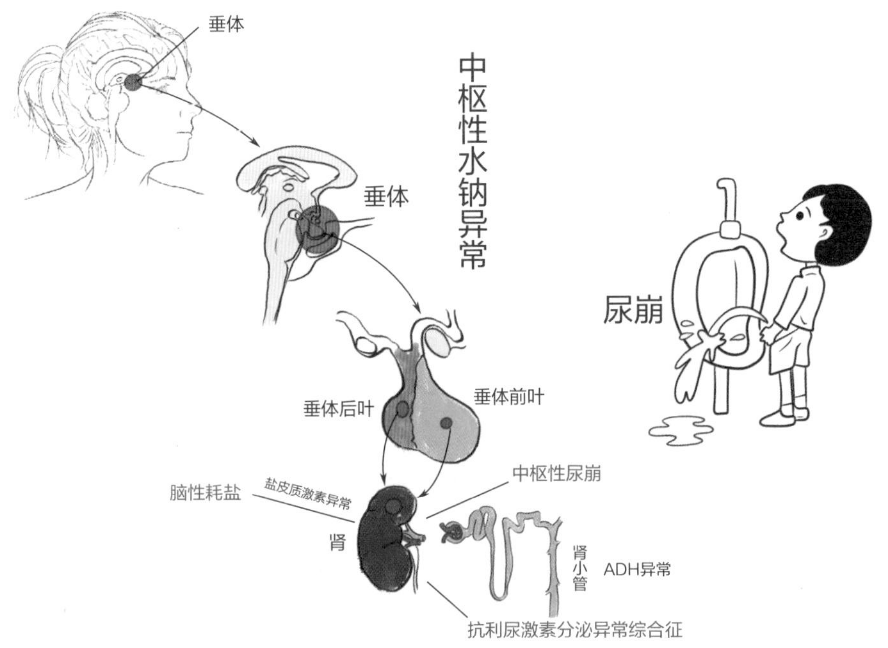
垂体
中枢性水钠异常
垂体
尿崩
垂体后叶
垂体前叶
中枢性尿崩
脑性耗盐
盐皮质激素异常
肾
肾小管
ADH异常
抗利尿激素分泌异常综合征

图7-29 垂体柄的位置及构成

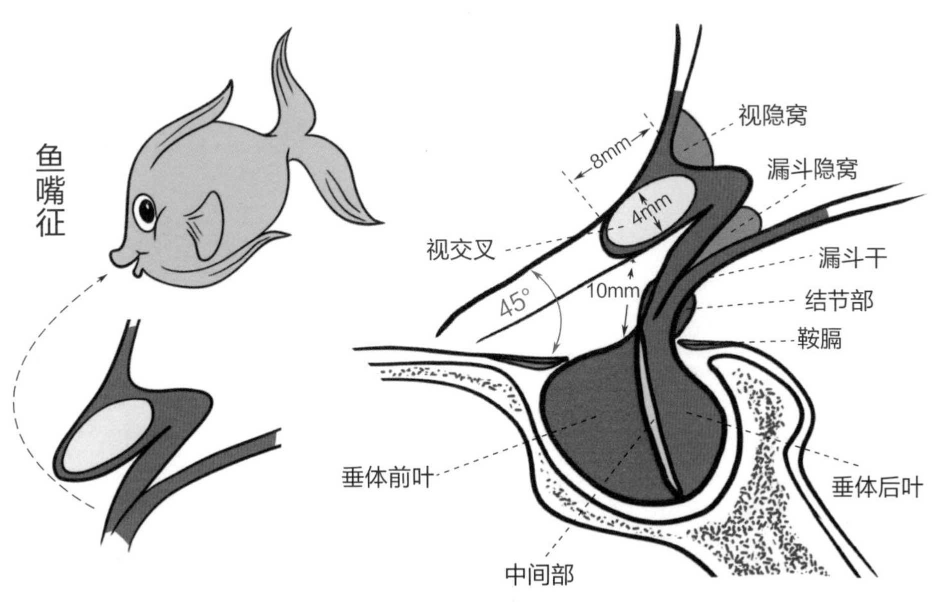
鱼嘴征
视隐窝
8mm
漏斗隐窝
4mm
视交叉
漏斗干
45°
10mm
结节部
鞍膈
垂体前叶
垂体后叶
中间部

图7-30 鞍膈与垂体柄的位置关系

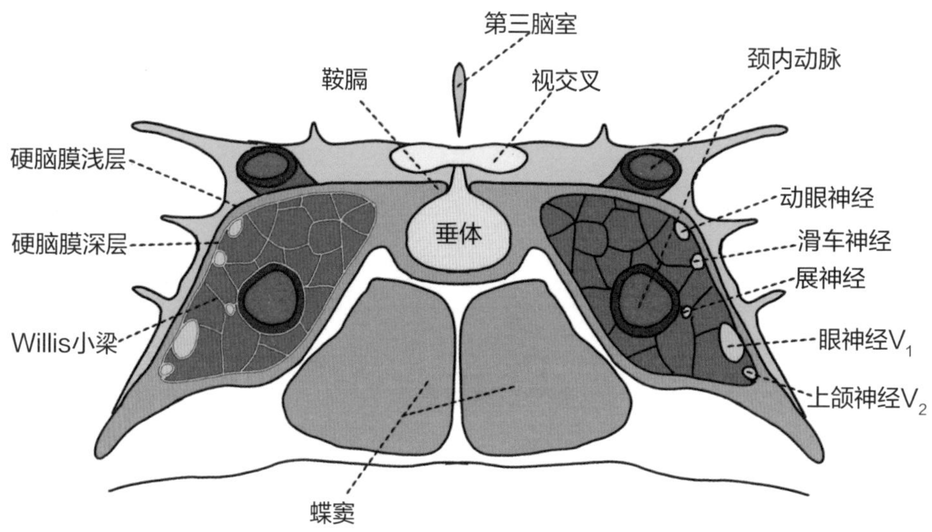
第三脑室
鞍膈
视交叉
颈内动脉
硬脑膜浅层
动眼神经
硬脑膜深层
垂体
滑车神经
展神经
Willis小梁
眼神经V_1
上颌神经V_2
蝶窦

三、松果体

松果体位于胼胝体压部和中脑上丘之间，是一个扁锥形的淡红色小体；长5 ~ 19mm，宽5 ~ 9mm，高1.5 ~ 4mm，重约0.2g，约“一粒米”大小（图7-31）。松果体、缰核、缰三角、丘脑髓纹和后连合，称为上丘脑（图7-32）。松果体距Galen静脉前端约6mm，距小脑幕切迹后缘约9mm；具有分泌褪黑素、形成生物钟、抑制性早熟等作用。其分泌的激素主要有褪黑素和肽类激素（图7-33）。

（1）褪黑素　光照充足时，褪黑素分泌减少；环境较暗时，褪黑素分泌增多，而其分泌变化可向身体传达时间信号，形成生物钟。同时，褪黑素还会影响情绪（图7-34）。

（2）肽类激素　松果体可合成肽类激素，而这会影响性激素的分泌，还可抑制性早熟（图7-35）。

随着年龄的增加，松果体的功能逐渐退化，在10 ~ 14岁以后，由于腺细胞逐渐减少，结缔组织与神经胶质增生，出现钙质凝结块，即所谓的脑砂。脑砂由钙、镁的碳酸盐形式和磷酸盐形式组成，这时称之为松果体钙化，是生理性钙化。如松果体钙化 > 12mm、明显偏离中线、发生在10岁以下的儿童，多是病理性钙化，需进一步诊治（图7-36）。

随着机体的生长发育，松果体逐渐由抑制性征作用，转化为主导昼夜节律作用，并以分泌褪黑素为主要特征。松果体中实质细胞和间质细胞共存，易发生瘤变，而此处的肿瘤对于射线不敏感，治疗以手术为主。

图7-31 松果体在脑中的位置及大小

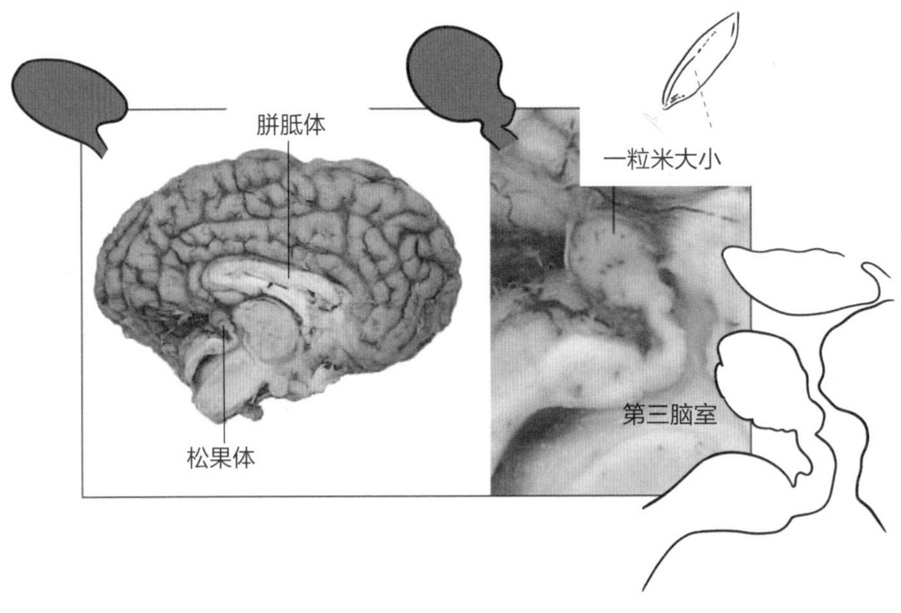
胼胝体
一粒米大小
第三脑室
松果体

图7-32 上丘脑概念及位置

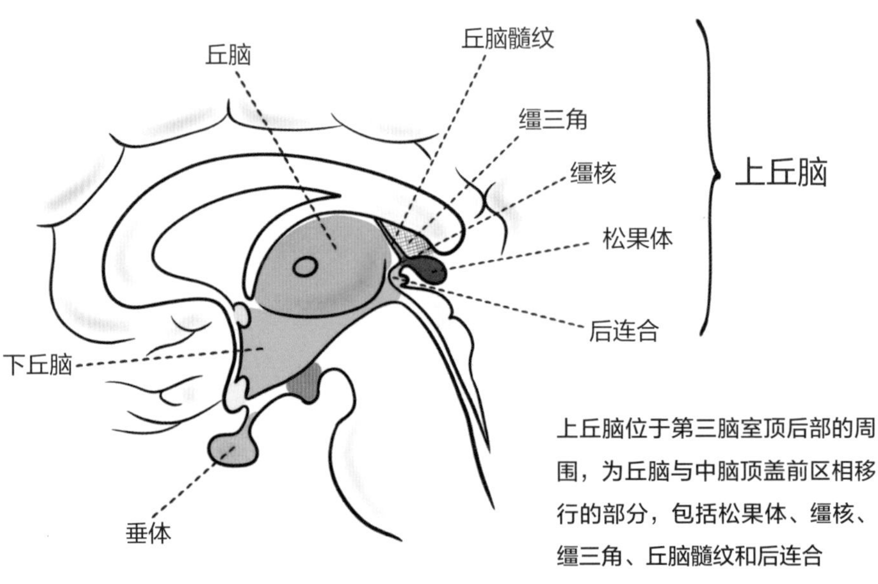
丘脑
丘脑髓纹
缰三角
缰核
上丘脑
松果体
后连合
下丘脑
垂体

上丘脑位于第三脑室顶后部的周围，为丘脑与中脑顶盖前区相移行的部分，包括松果体、缰核、缰三角、丘脑髓纹和后连合

图7-33 **松果体的基础神经生理**

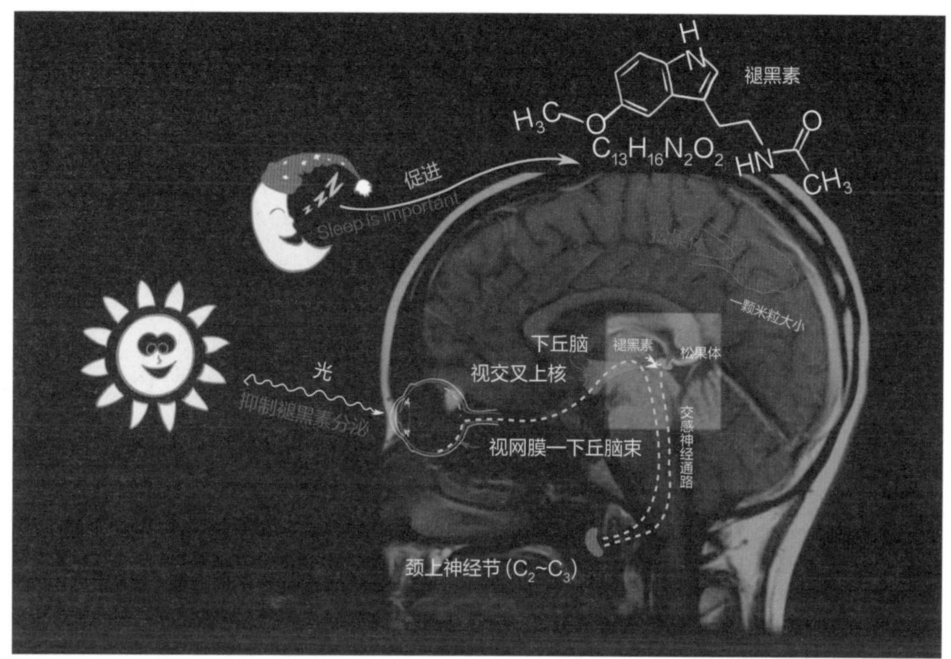

褪黑素
$C_{13}H_{16}N_2O_2$
促进
Sleep is important
一颗米粒大小
下丘脑
褪黑素
松果体
视交叉上核
光
抑制褪黑素分泌
交感神经通路
视网膜—下丘脑束
颈上神经节 (C_2~C_3)

图7-34 **褪黑素有助于缓解焦虑情绪**

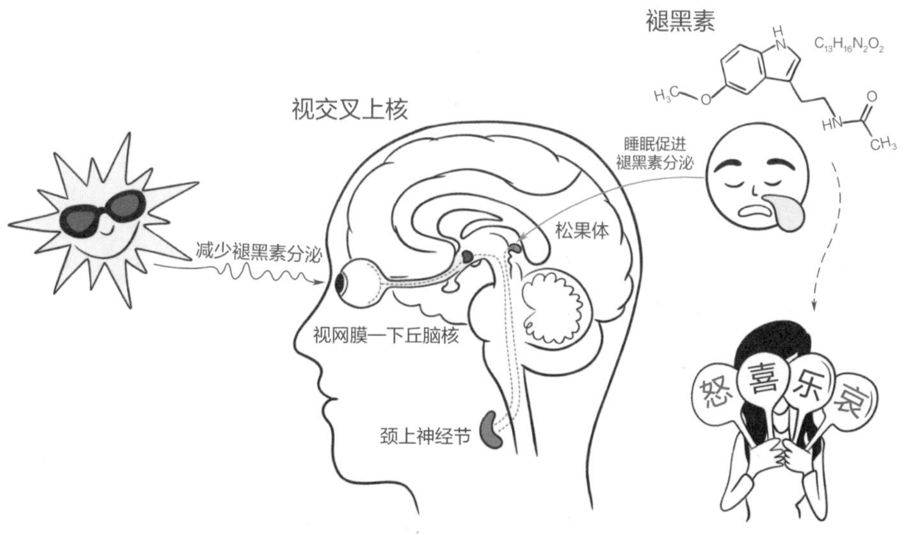

褪黑素
$C_{13}H_{16}N_2O_2$
视交叉上核
睡眠促进
褪黑素分泌
松果体
减少褪黑素分泌
视网膜—下丘脑核
颈上神经节
怒
喜
乐
哀

图7-35 松果体肿瘤导致的性早熟表现

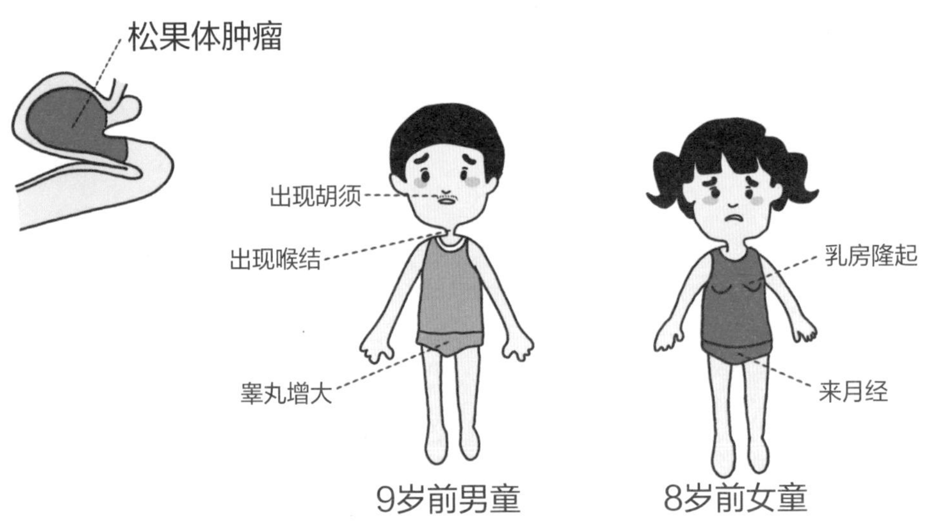
松果体肿瘤
出现胡须
出现喉结
睾丸增大
乳房隆起
来月经
9岁前男童
8岁前女童

图7-36 松果体的常见改变或病变

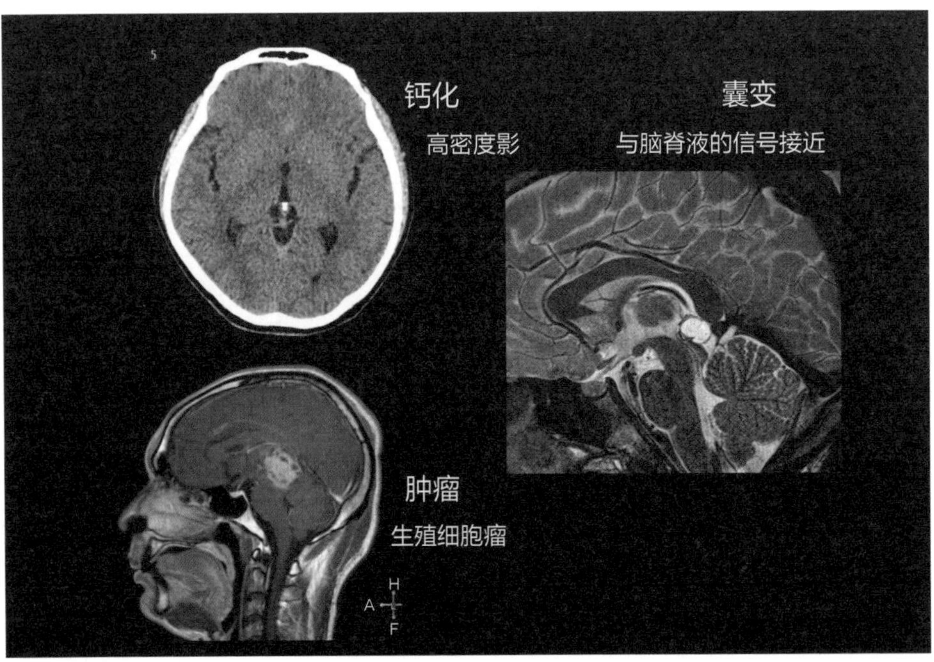
钙化
高密度影
囊变
与脑脊液的信号接近
肿瘤
生殖细胞瘤
H
A
F

第 8 章 脑重要结构的体表投影与对应点

一、颅部的骨性标志

熟知头部的骨性标志对应的颅内结构，尤其是重要的功能区，对于术中避免或减少损伤有重要的临床意义（图8-1）。头部以眶上缘、颧弓上缘、外耳门上缘至乳突的连线为界，分为后上方的颅部和前下方的面部。

（1）眉弓　为眶上缘上方约1.5cm的弓形隆起（图8-2），眉毛生长处；眉弓对应额叶下缘。

（2）眉间　双侧眉弓之间的中点（图8-3）。

（3）额结节　额骨外面最突出处，眉弓上方约3cm处，左、右一般不对称（图8-4）；对应额中回。

（4）颧弓　面部的一骨性结构，呈弓形，由颧骨颞突和颞骨颧突联合构成（图8-2、图8-3）。颧弓上缘平颞叶前端的下缘，颧弓下缘与下颌切迹之间的半月形中点，为咬肌神经封闭及上、下颌神经阻滞麻醉的进针点。

（5）翼点　有多种定位方法，如外眦水平后方约3cm或颧弓上缘中点上方约3.8cm处；翼点是额骨、顶骨、蝶骨、颞骨四骨汇合处，多数呈“H”形，少数呈“N”形（图8-5）。翼点内面有脑膜中动脉前支经过，此处遭受打击时，骨折碎片可伤及此动脉，导致急性硬膜外血肿。

（6）星点　枕骨、顶骨、颞骨三骨在乳突根后上方的交汇点（图8-6），相当于外耳门上缘与枕外隆凸连线上方1.5cm、外耳道中心点后约3.5cm处。星点适对横窦转折为乙状窦处，但实际上大多数人与此并不相对应（图8-7）。

（7）乳突　耳垂后方的肥厚骨突起，有多个肌肉附着。乳突后部的内面为乙状窦沟，容纳乙状窦（图8-6）。

（8）枕外隆凸　也叫枕外粗隆，是枕骨外面较为明显的突起（有的人明显，有的人不太明显），是项韧带附着处，内面与窦汇相对，是临床上常用的体表标志之一（图8-8）。枕外隆凸下方有枕骨导血管，颅内压增高时此导血管常扩张。

（9）上项线　是由枕外隆凸向两侧延伸的弓形骨峰，是枕额肌枕腹和斜方肌的起点，其深面为横窦（图8-8）。

（10）前囟点　又称额顶点，在中线上自鼻根向后13cm处，为冠状缝与矢状缝汇合处，故又称冠矢点。新生儿前囱位于此点，前囟张力增高是颅内压增高的体征（图8-3）。

（11）人字点　又称顶枕点，枕外隆凸上方约6cm处，为矢状缝和人字缝的交点处，新生儿后囱位于此点（图8-3）。

图8-1 头皮表面常用位点及意义

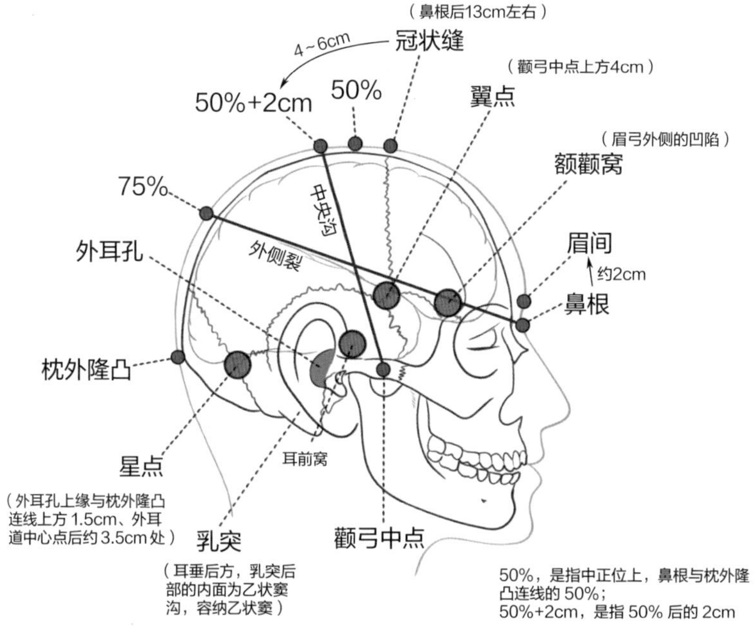
（鼻根后13cm左右）
4~6cm
冠状缝
（颧弓中点上方4cm）
50%+2cm
50%
翼点
（眉弓外侧的凹陷）
额颧窝
75%
中央沟
外耳孔
外侧裂
眉间
约2cm
鼻根
枕外隆凸
星点
耳前窝
（外耳孔上缘与枕外隆凸连线上方 1.5cm、外耳道中心点后约 3.5cm 处）
乳突
颧弓中点
（耳垂后方，乳突后部的内面为乙状窦沟，容纳乙状窦）
50%，是指中正位上，鼻根与枕外隆凸连线的 50%；
50%+2cm，是指 50% 后的 2cm

图8-2 常用头颅骨性标志位点

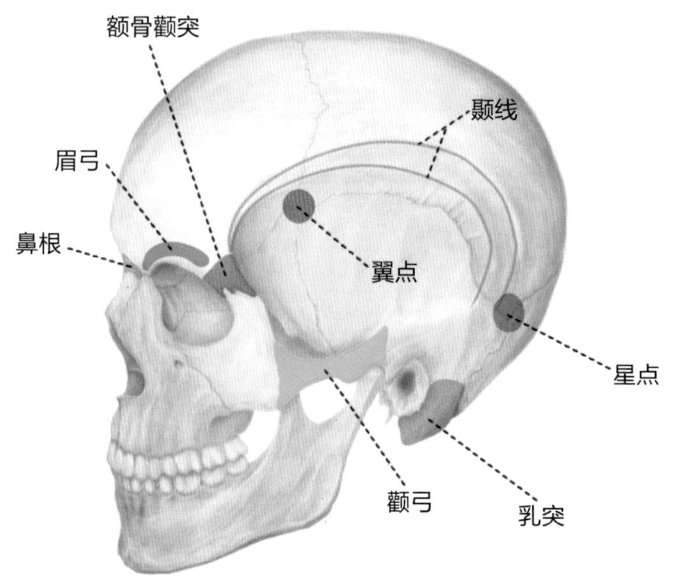
额骨颧突
颞线
眉弓
鼻根
翼点
星点
颧弓
乳突

图8-3 **前囟点与人字点**

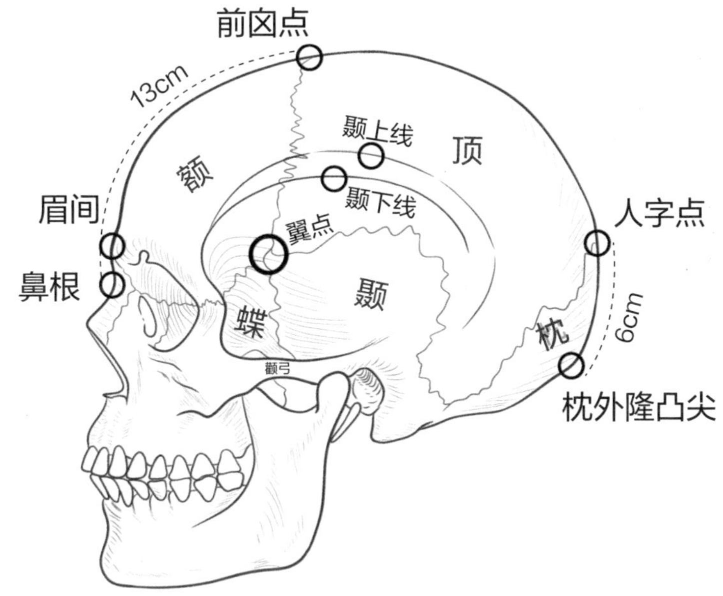
前囟点
13cm
颞上线
顶
额
颞下线
眉间
翼点
人字点
鼻根
颞
蝶
6cm
枕
颧弓
枕外隆凸尖

图8-4 **眼鼻相关的标志位点**

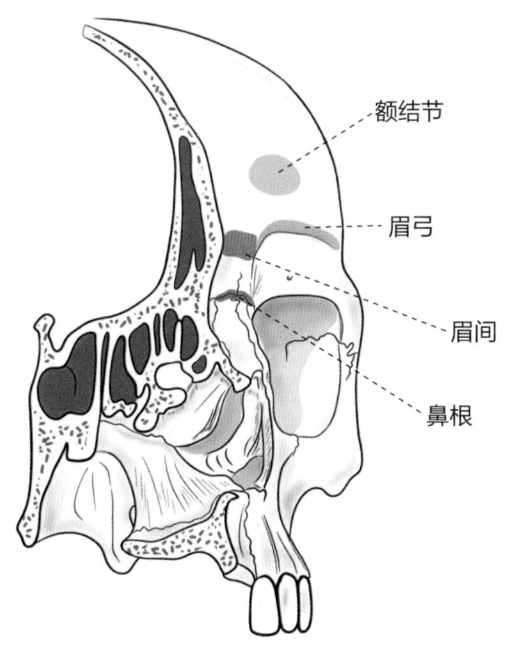
额结节
眉弓
眉间
鼻根

图8-5 **翼点的位置及意义**

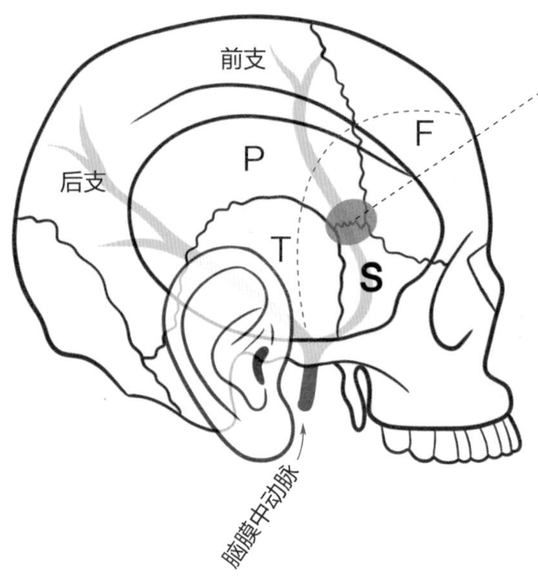

前支
后支
P
F
T
S
脑膜中动脉

翼点

- 外眦水平后方约 3.8cm 或颧弓上缘中点上方约 3.8cm 处
- 是颅骨在颞区的薄弱处
- 内有脑膜中动脉前支走行
- 翼点入路就是包含翼点的入路

F—额骨
S—蝶骨
T—颞骨
P—顶骨

图8-6 **星点的位置及意义**

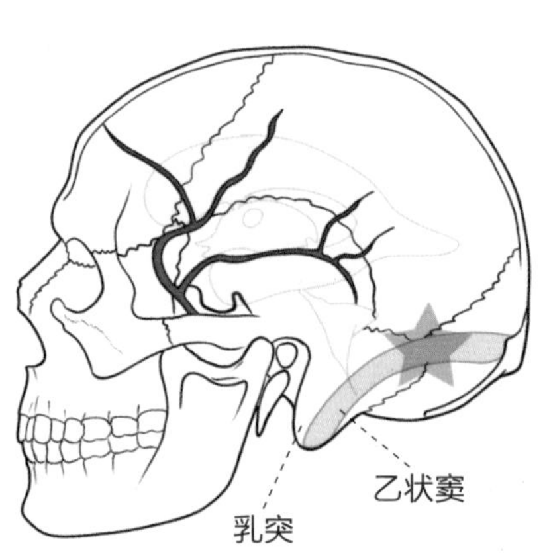

乙状窦
乳突

位于人字缝、枕乳缝和顶乳缝的交点处。星点与颅内侧横窦乙状窦膝的位置有密切关系。横窦乙状窦膝的位置对颅后窝手术十分重要，它决定手术入路的选择和手术视野的大小

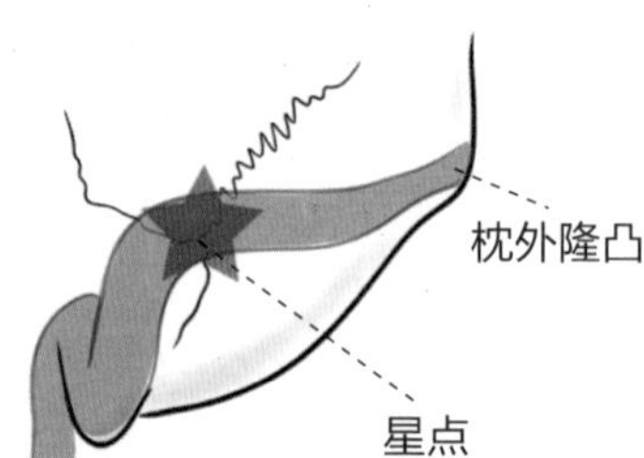

枕外隆凸
星点

图8-7 星点、枕外隆凸和外耳孔的位置关系

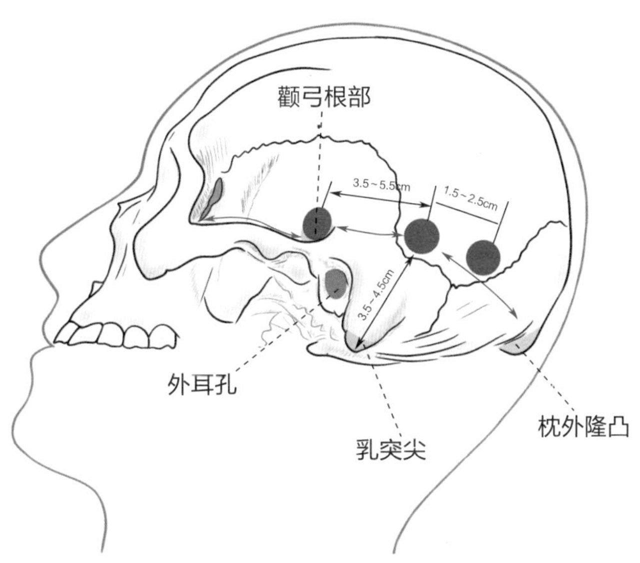
颧弓根部
3.5～5.5cm
1.5～2.5cm
3.5～4.5cm
外耳孔
乳突尖
枕外隆凸

图8-8 枕外隆凸、上项线和横窦-乙状窦

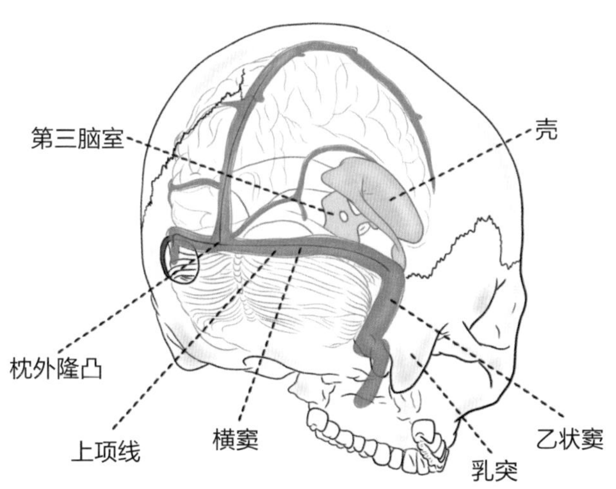
第三脑室
壳
枕外隆凸
上项线
横窦
乙状窦
乳突

二、手术应用性定位

1. 中央沟和外侧裂

中央沟和外侧裂“画线”，是神经外科医生的必备技能，二者有多种定位方法。常用的方法：鼻根至枕外隆凸的连线，在颧弓上缘中点上方约2横指（即翼点），从翼点至该连线50%后2cm处的连线，为中央沟的投影线；从翼点至该连线75%处，为外侧裂的投影线（图8-9）；此外，外侧裂前下点在侧脑室体表投影下1cm，外侧裂后上点在外耳道上约3cm（图8-10）。

2. 侧脑室额角、三角区和枕角

脑室穿刺或置管外引流，是经颅骨钻孔行脑室穿刺后或在开路手术时将引流管置于侧脑室内，将脑脊液外引流的神经外科常用手术（图8-11）。主要应用于脑室内出血、脑积水（尤其是急性梗阻性脑积水）、枕骨大孔疝等神经外科急症。

（1）额角　穿刺点位于冠状缝前和中线旁各2.5cm处，穿刺方向为垂直于双侧外耳道的假想连线，深度不超过5cm。该点位于矢状窦旁，中央前回前，避开了脑的主要功能区。优点：额角较大，易穿中；无脉络丛，便于持续外引流。但该处皮质血管较多，额角移位时易导致出血或穿刺困难（图8-12）。

（2）三角区　采用侧入法，穿刺点位于外耳孔上方和后方各4cm处，左右均可，垂直进入，深度不超过4 ~ 5cm（图8-13）。

（3）枕角　枕外隆凸上方5 ~ 6cm，中线旁开3cm；穿刺方向与矢状面平行，深度不超过5 ~ 6cm。此处皮质血管少，但可能会损伤脉络丛导致出血；脑室持续外引流时，引流管易被压而致不通畅，切口也易受压（图8-13）。

3. 脑室外引流后的处理点

（1）高度　引流装置应抬高10 ~ 15cm，使颅内压维持在正常范围。

（2）通畅性　引流是否通畅的判定：水柱是否有上下波动。

（3）时间　引流持续时间一般为1周左右，建议不超过15天。

（4）拔管　拔引流管前，应先试夹管1 ~ 2天，其间观察患者的适应性；拔管后，如出现脑脊液漏要积极处理（如缝合引流口）。

4. 脑功能区定位

脑的功能区划分是相对的，各区之间可互相移行，各区之间的界限不是截然分开的。此外，在脑的功能区中，有的是出生时即存在的，如运动、感觉、视觉、听觉皮质区等即属于此类；有的是出生后，在劳动、生活及与社会和自然的广泛联系中于优势半球内逐渐形成的，如语言中枢和运用中枢（负责穿衣服、辨认物体等的中枢）属于此类（图8-14）。

5. 经水平脑回的手术入路标志

脑沟、脑回和体表骨性标志之间的关系对于手术入路设计很重要。大脑侧面有两个水平体表标志（颞上线和鳞状缝）和两个垂直的体表标志（冠状缝和人字缝）。颞上线和鳞状线有助于神经外科医生定位水平方向的脑沟、脑回，冠状缝和人字缝有助于定位垂直方向的脑沟、脑回（图8-15）。

图8-9 简单侧裂和中央沟定位法

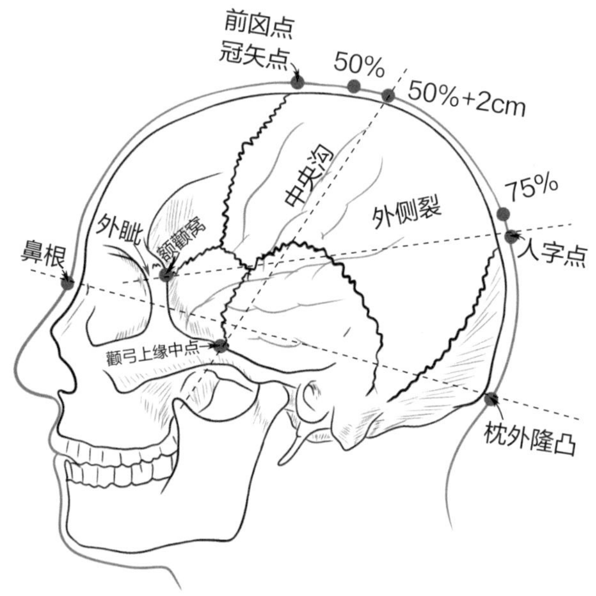
前囟点
冠矢点
50%
50%+2cm
中央沟
外侧裂
75%
人字点
外眦
额颧窝
鼻根
颧弓上缘中点
枕外隆凸

图8-10 脑室系统的体表投影

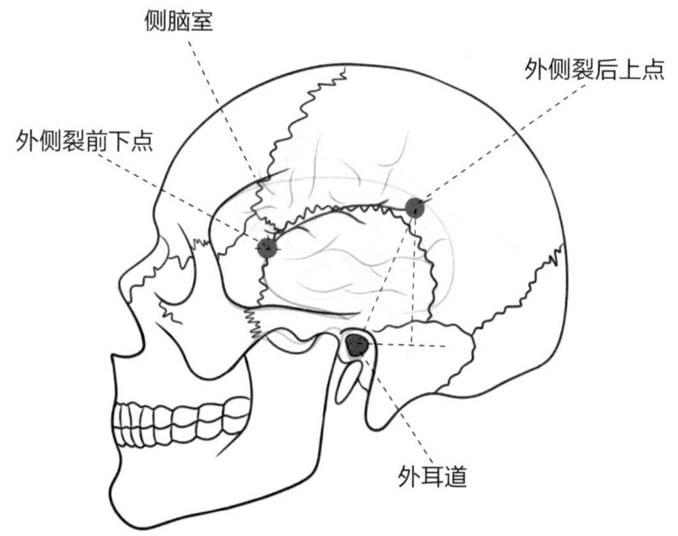
侧脑室
外侧裂后上点
外侧裂前下点
外耳道

图8-11 侧脑室额角穿刺外引流术

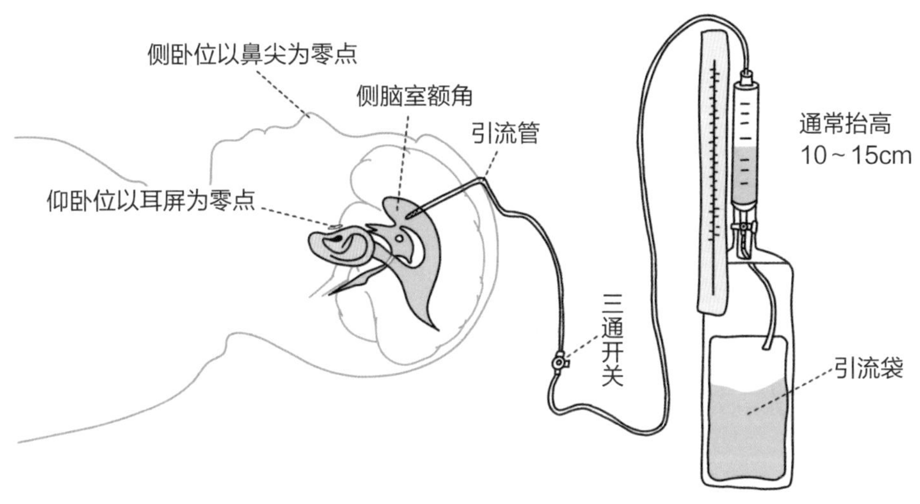
侧卧位以鼻尖为零点
侧脑室额角
引流管
仰卧位以耳屏为零点
通常抬高
10～15cm
三通开关
引流袋

图8-12 侧脑室额角穿刺术

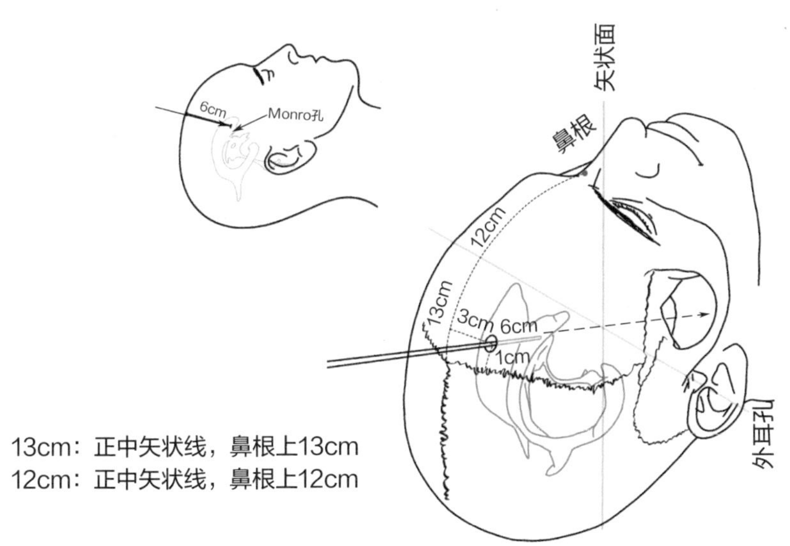
6cm
Monro孔
矢状面
鼻根
12cm
13cm
3cm
6cm
1cm
外耳孔
13cm：正中矢状线，鼻根上13cm
12cm：正中矢状线，鼻根上12cm

图8-13 侧脑室穿刺术

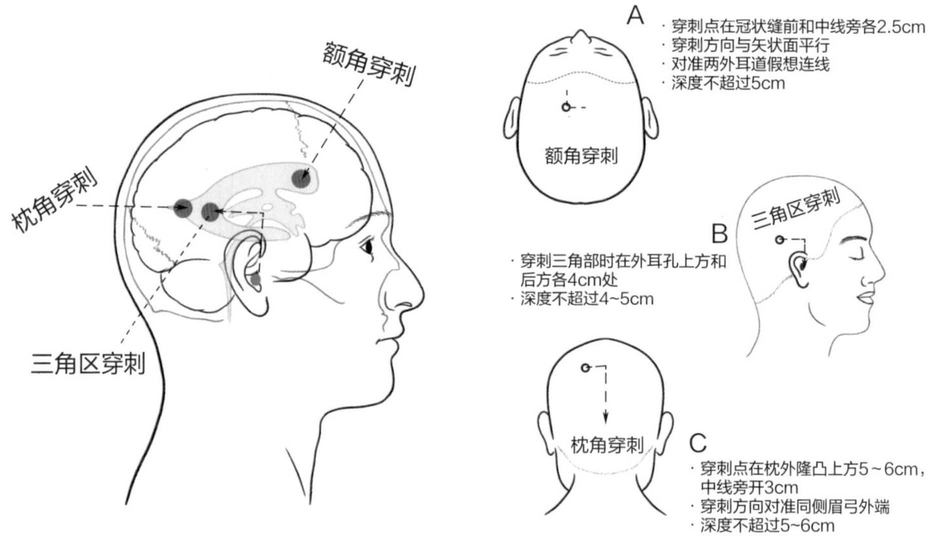
额角穿刺
枕角穿刺
三角区穿刺
A
· 穿刺点在冠状缝前和中线旁各2.5cm
· 穿刺方向与矢状面平行
· 对准两外耳道假想连线
· 深度不超过5cm
额角穿刺
B
三角区穿刺
· 穿刺三角部时在外耳孔上方和后方各4cm处
· 深度不超过4~5cm
枕角穿刺
C
· 穿刺点在枕外隆凸上方5~6cm，中线旁开3cm
· 穿刺方向对准同侧眉弓外端
· 深度不超过5~6cm

图8-14 脑功能区的体表定位

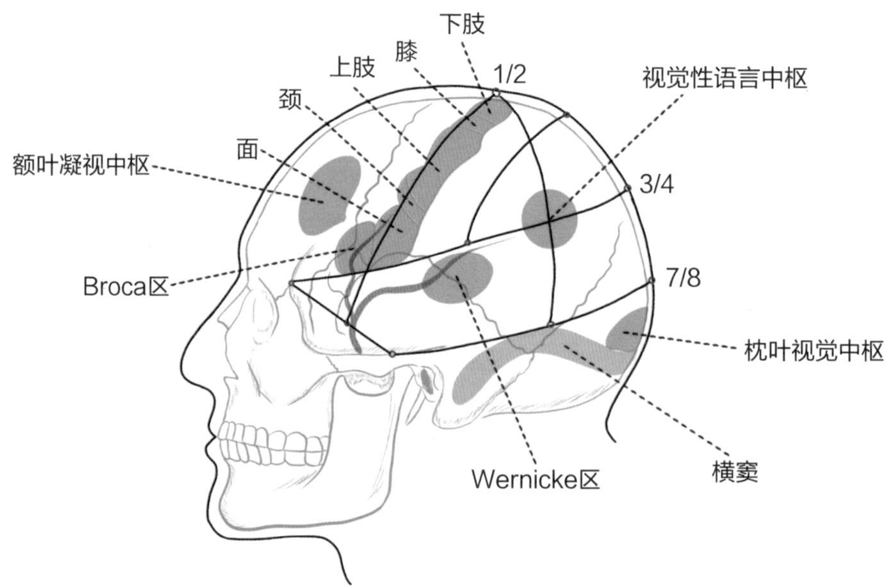
下肢
膝
上肢
1/2
视觉性语言中枢
颈
面
额叶凝视中枢
3/4
Broca区
7/8
枕叶视觉中枢
Wernicke区
横窦

图8-15 **经水平脑回的手术入路标志**

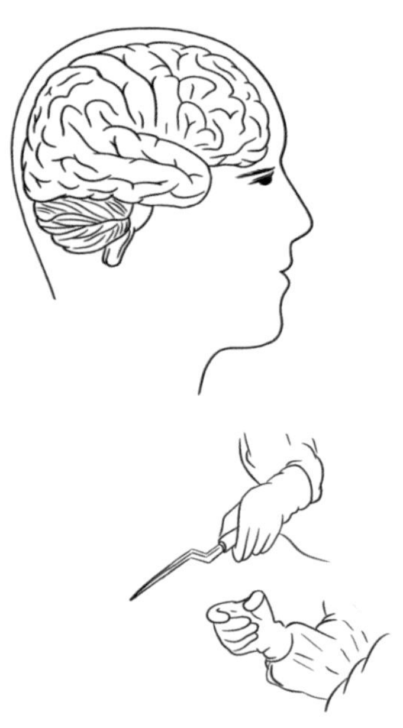

额上回　中线与额等距线之间
额中回　额等距线与颞上线之间
额下回　颞上线与鳞状缝之间
顶上叶　中线（矢状缝）与颞上线之间
顶下叶　颞上线与鳞状缝之间
颞上回　紧靠鳞状缝之下
颞中回　脑回中线与颞等距线相水平
颞下回　紧靠颧弓之下

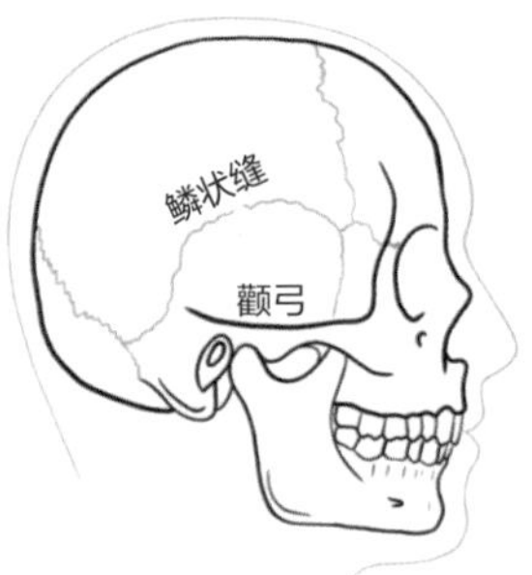
鳞状缝
颧弓

NEUROLOGIST'S HAND DRAWN CLINICAL BRAIN BOOK

神经科医生的手绘临床脑书

第 9 章 神经外科两大经典术式精解

一、开颅手术的通用技能

（1）画瓣　皮瓣的设计，基于病变位置，需避开功能区、距离最短，并兼顾美容。临床上，常用的病变定位法有Rhoton定位法（图9-1）、Poirier定位法（图9-2）、Kronlein定位法（图9-3）和Taylor-Haughton定位法（图9-4）等。

（2）切皮（图9-5）。

（3）皮瓣或皮肌瓣“三针”固定法（图9-6）。

（4）钻孔（图9-7）。

（5）铣刀使用（图9-8）。

（6）骨瓣游离（图9-9）。

（7）硬脑膜悬吊（图9-10、图9-11）。

（8）吸引器使用（图9-12、图9-13）。

（9）颅骨“蛋壳化”技术（图9-14）。

（10）“双极”电凝使用（图9-15）。

图9-1 **Rhoton定位法**

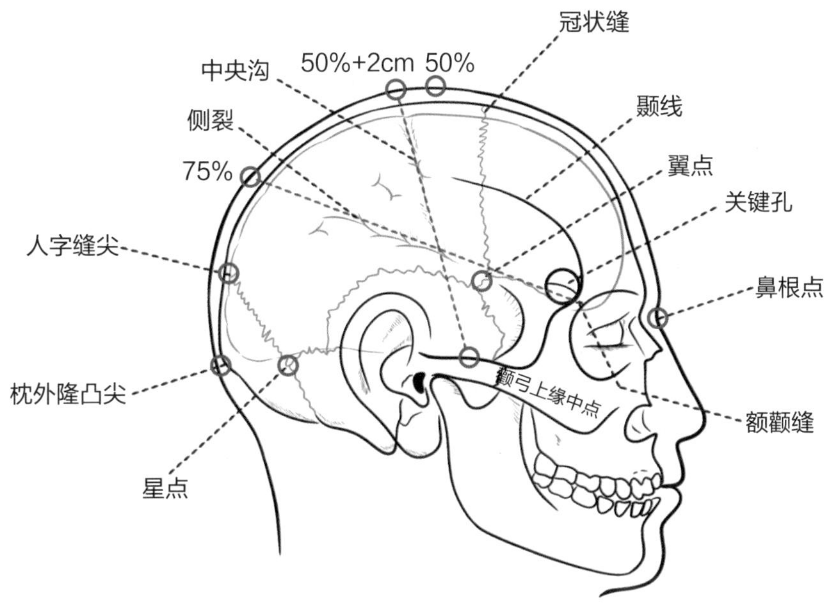
冠状缝
中央沟
50%+2cm
50%
颞线
侧裂
翼点
75%
关键孔
人字缝尖
鼻根点
枕外隆凸尖
颧弓上缘中点
额颧缝
星点

图9-2 **Poirier定位法**

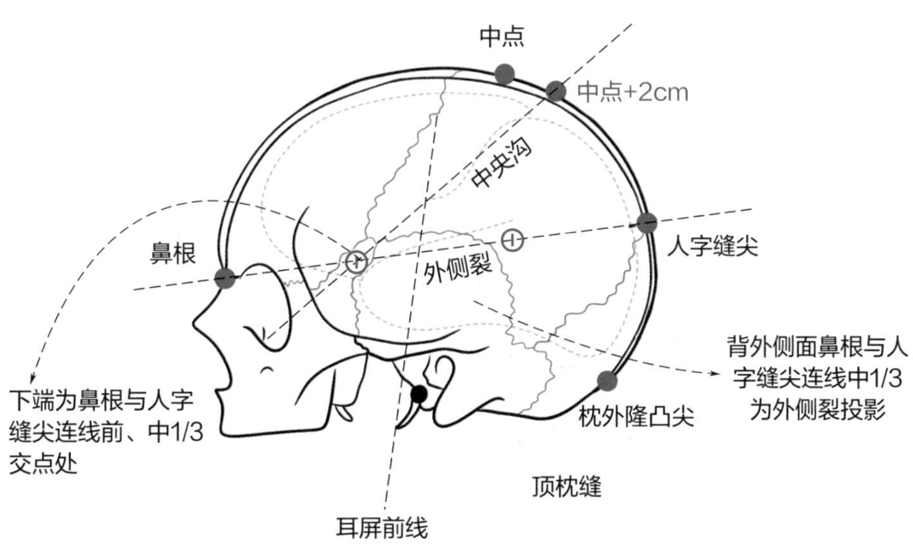
中点
中点+2cm
中央沟
鼻根
人字缝尖
外侧裂
背外侧面鼻根与人
字缝尖连线中1/3
为外侧裂投影
下端为鼻根与人字
缝尖连线前、中1/3
交点处
枕外隆凸尖
顶枕缝
耳屏前线

图9-3 **Kronlein定位法**

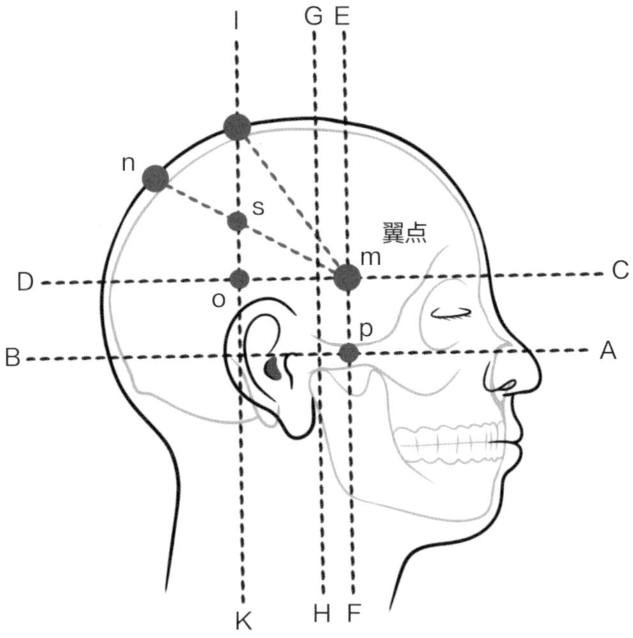

I
G
E
n
s
翼点
m
D
C
o
p
B
A
K
H
F

图9-4 **Taylor-Haughton定位法**

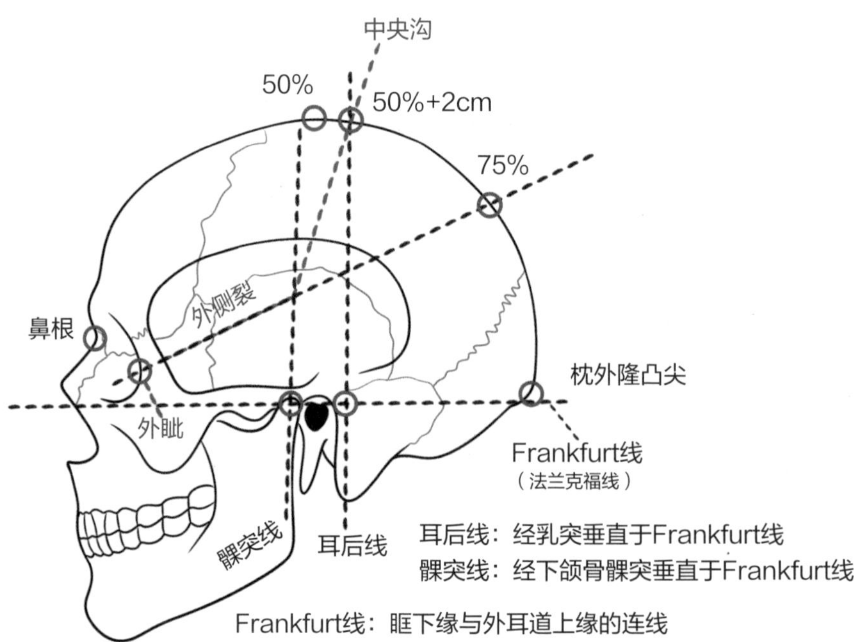

中央沟
50%
50%+2cm
75%
外侧裂
鼻根
外眦
枕外隆凸尖
Frankfurt线
（法兰克福线）
髁突线
耳后线
耳后线：经乳突垂直于Frankfurt线
髁突线：经下颌骨髁突垂直于Frankfurt线
Frankfurt线：眶下缘与外耳道上缘的连线

图9-5 **头皮切开技巧**

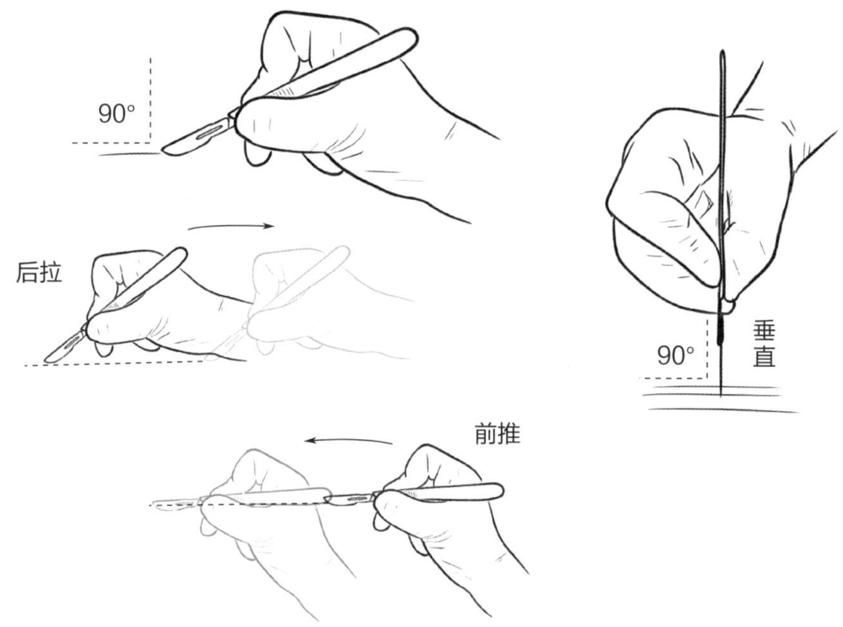
90°
后拉
90°
垂直
前推

图9-6 **“三针”固定法**

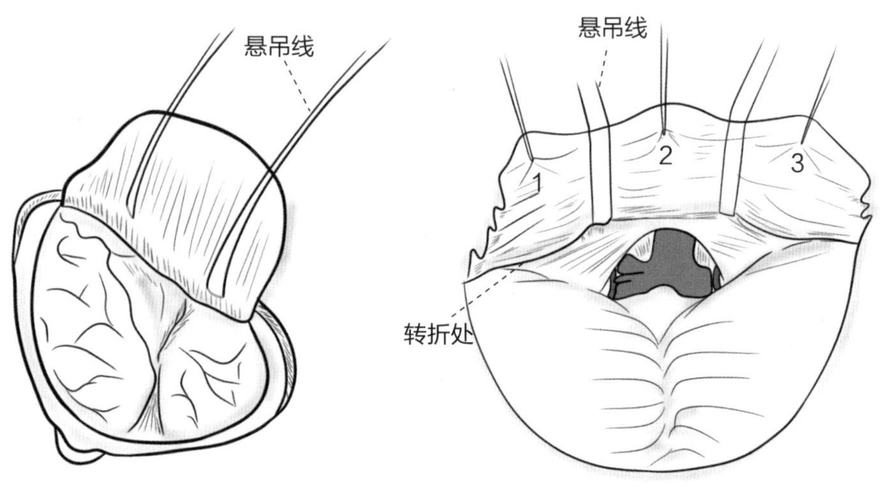
悬吊线
悬吊线
1
2
3
转折处

图9-7 磨钻行颅骨钻孔的方法

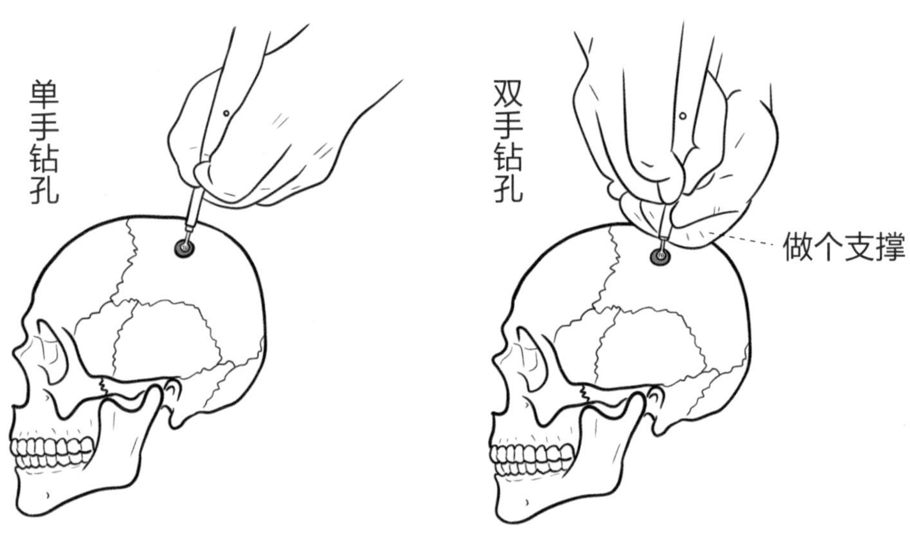

单手钻孔
双手钻孔
做个支撑

图9-8 铣刀的使用技巧

先给足动力再铣

摇摆速度要慢

原地 180° 掉头出铣刀

回形针式转向，多多练习

减少铣破硬脑膜的方法

- 少孔：骨面平、年轻、硬脑膜与颅骨粘连不明显

硬脑膜与颅骨粘连明显（减少硬脑膜被铣破的机会和铣破的范围）

- 多孔：骨面不平、年龄大

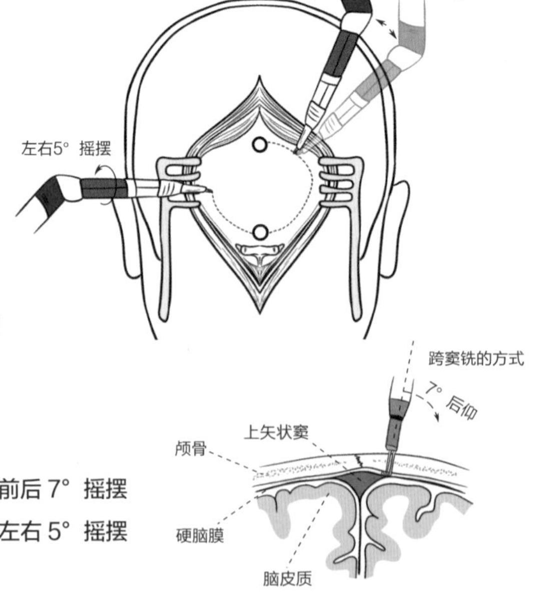

铣刀
前后7° 摇摆
左右5° 摇摆
跨窦铣的方式
7° 后仰
上矢状窦
颅骨
硬脑膜
脑皮质

铣刀在前进途中受阻 前后 7° 摇摆 左右 5° 摇摆

图9-9 骨瓣游离时的铣刀切割线

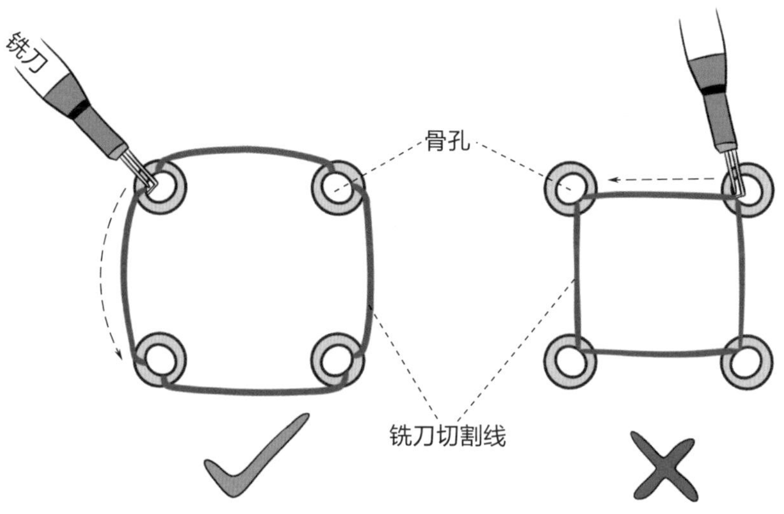
铣刀
骨孔
铣刀切割线

图9-10 开颅硬脑膜悬吊示意图

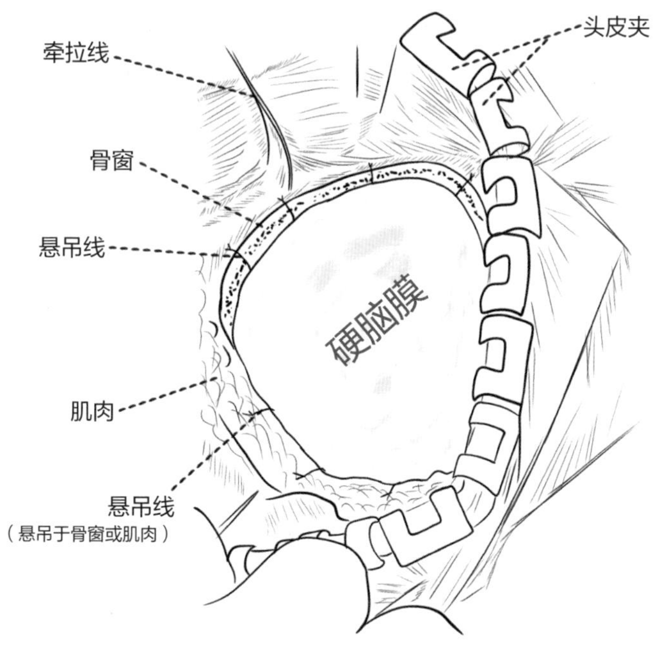
牵拉线
头皮夹
骨窗
悬吊线
硬脑膜
肌肉
悬吊线
（悬吊于骨窗或肌肉）

图9-11 **骨瓣还纳时的悬吊线**

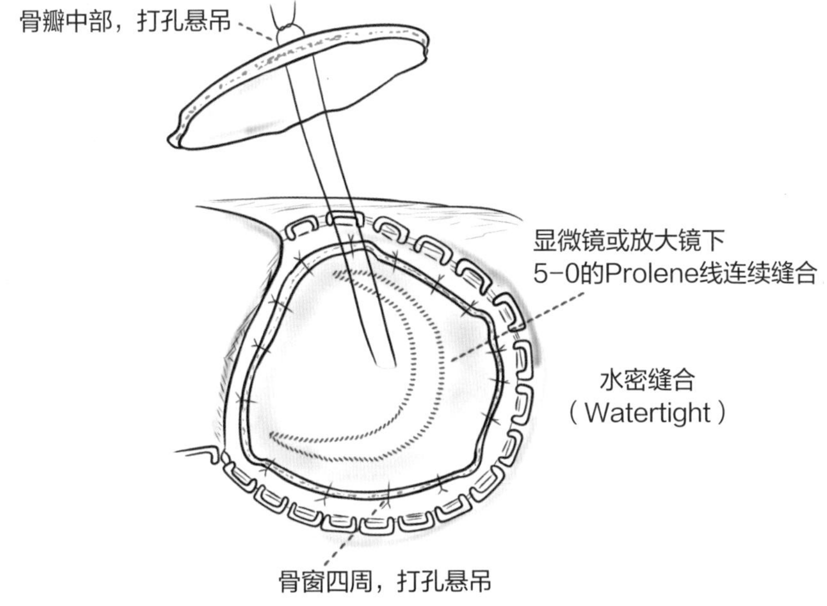
骨瓣中部，打孔悬吊
显微镜或放大镜下
5-0的Prolene线连续缝合
水密缝合
（Watertight）
骨窗四周，打孔悬吊

图9-12 **吸引器的使用技巧**

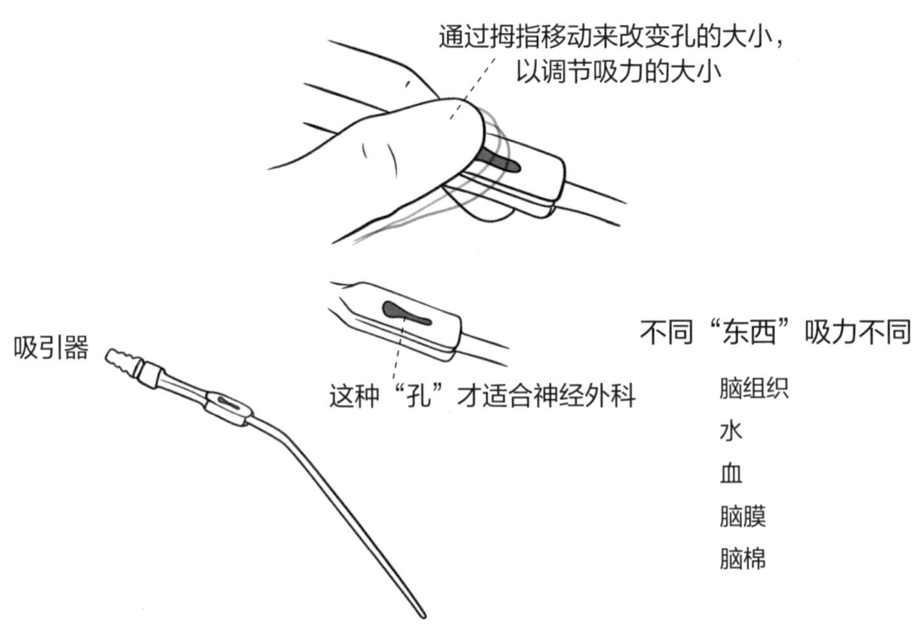
通过拇指移动来改变孔的大小，
以调节吸力的大小
吸引器
这种“孔”才适合神经外科
不同“东西”吸力不同
脑组织
水
血
脑膜
脑棉

图9-13 吸引器的“快扫”技巧

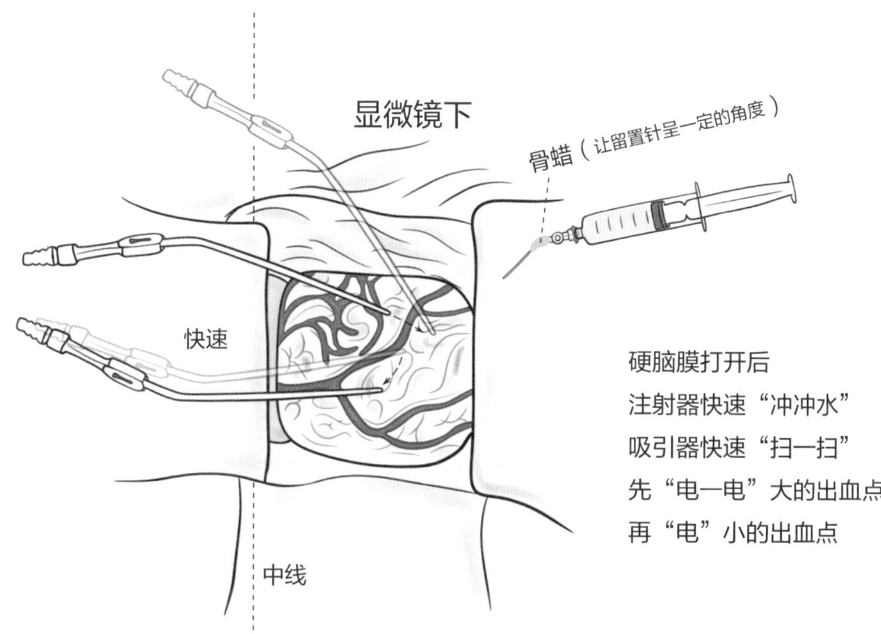
显微镜下
骨蜡（让留置针呈一定的角度）
快速
硬脑膜打开后
注射器快速“冲冲水”
吸引器快速“扫一扫”
先“电一电”大的出血点
再“电”小的出血点
中线

图9-14 “蛋壳化”技术：磨除蝶骨嵴

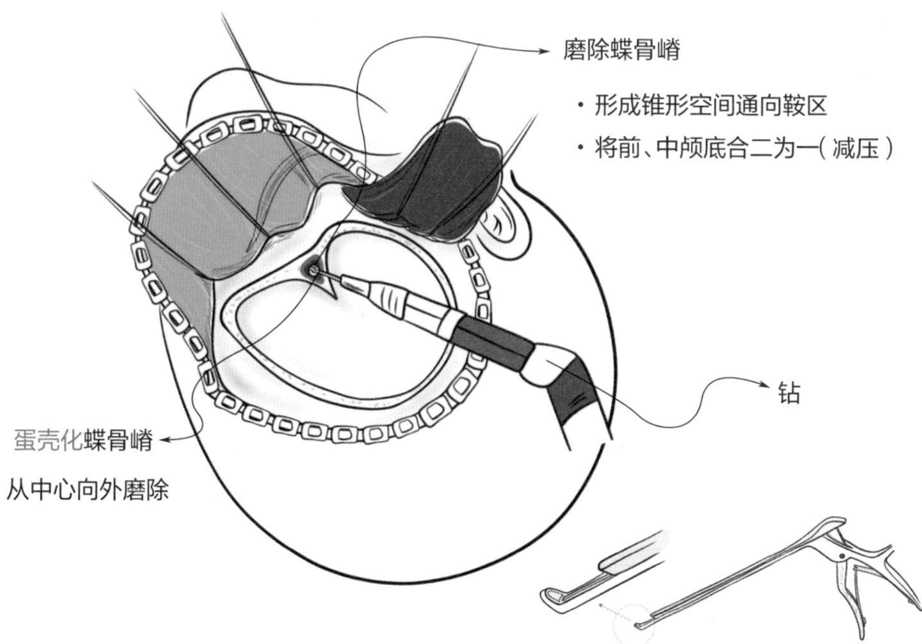
磨除蝶骨嵴
• 形成锥形空间通向鞍区
• 将前、中颅底合二为一（减压）
钻
蛋壳化蝶骨嵴
从中心向外磨除

图9-15 **“双极”电凝使用技巧**

硬脑膜表面血管的电凝技巧：

垂直——点状凝

倾斜——线状凝

逆“血流动”方向止血（自上到下）

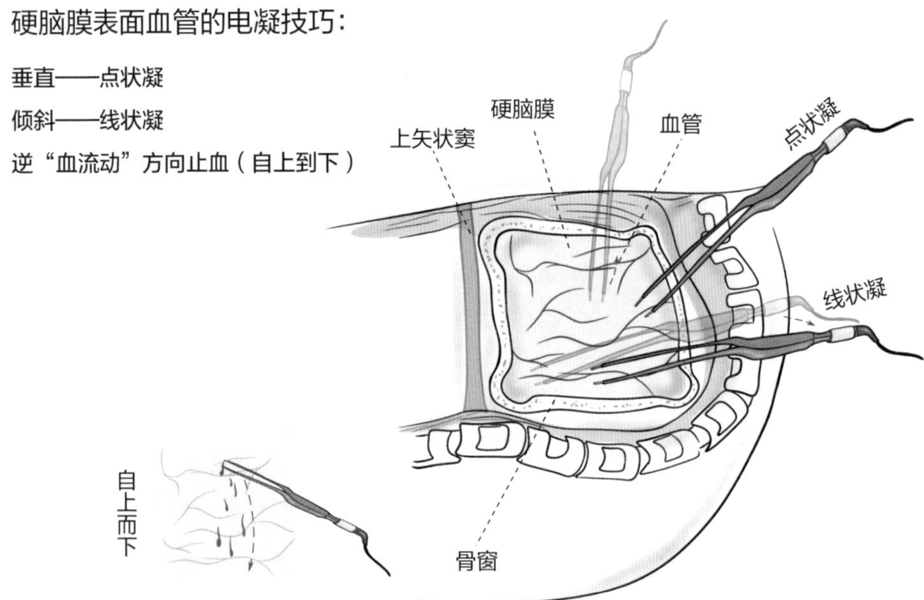
硬脑膜
血管
上矢状窦
点状凝
线状凝
自上而下
骨窗

二、翼点入路的标准与改良

翼点入路，就是经过“翼点”的手术入路，也称额颞入路，是幕上手术入路的“主力军”。翼点入路具有简易、灵活、高效和易普及的特点。基于“以骨头换空间”的理念，经各种改良后，翼点入路已成为了一种颅底入路，是处理前、中颅底病变的常用手术入路。

翼点入路的要点解析如下。

1. 头位

越近中线和前方的病变，头旋转的角度越小。颈部伸展使头顶呈下垂状，利用重力使脑叶与颅底、脑叶之间分离（图9-16）。

2.“三个一”和关键孔

颞部软组织解剖的“三个一”：一根血管——颞浅动脉；一根神经——面神经颞支；一块肌肉——颞肌（图9-17）。关键孔，位于额颧窝（眼外眦外侧的凹陷）。

切口始于颧弓上缘或上1cm、耳屏前方1cm处，切口起初在发际内垂直于颞线向上直行，随后根据病变大小，弧形止于瞳孔中线、内眦线、中线或对侧（图9-18）。切口的起点、终点和关键孔连线的角度大于120°，以便于暴露关键孔（图9-19）。颞浅动脉和面神经颞支分别位于切口后方和前方，标准的皮瓣翻起时，要保护面神经颞支，如提升脂肪垫切开技巧（图9-20），选择较大切口行头皮和颞肌（皮肌瓣）一起翻起（如同去骨瓣减压术，见图9-21），既可以避免面神经颞支的暴露，又可减少手术操作步骤（图9-22）。

3. 翼点定位和蝶骨嵴磨除

（1）翼点定位　翼点（图9-23），位于颧弓上缘（颧弓有一定的宽度，如果只写颧弓中点，则不准确）中点上3.5 ~ 4cm处，颅骨暴露后，直接找“H”缝（图9-24）。

（2）蝶骨嵴磨除　蝶骨嵴，就是蝶骨小翼，向内延伸为前床突（图9-25）。对于蝶骨嵴的磨除程度，眶脑膜动脉是一个标志点（图9-26），以“骨头换空间”，蝶骨嵴磨除得越多（以及眶顶壁及眶上骨质磨平），脑组织牵拉的程度越小。蝶骨嵴磨除，是在硬膜外完成的。

4. 硬脑膜的切开

切开硬脑膜时，既要考虑暴露程度，又要考虑到缝合的便利性。显微镜下，弧形切开硬脑膜，翻向原蝶骨嵴处，固定于皮瓣上（类似三针法）。

5. 外侧裂分离

大脑中浅静脉，也称为侧裂静脉、外侧裂静脉、侧裂浅静脉，是大脑表面三大引流系统之一，通常回流到的蝶顶窦（图9-27、图9-28）。外侧裂的分离，就是要分离大脑中浅静脉，可通过切断额侧的浅静脉进行（图9-29）；分离时采用由深到浅、从后到前的策略，总结为“水分离”技术（图9-30）。

6. 鞍区四个解剖间隙

显微镜下，解剖侧裂池和颈内动脉池，缓慢放出脑脊液；利用重力作用使额叶、颞叶分离，必要时在颈内动脉内侧深部进入基底池，松解额叶、颞叶与颅底的蛛网膜联系，从而显露四个解剖间隙（图9-31）。

（1）双侧视神经间间隙（间隙1）（图9-32）；

（2）视神经与颈内动脉间隙（间隙2）；

（3）颈内动脉与动眼神经间隙（间隙3）（图9-33）；

（4）切开终板后获得的间隙（间隙4）。

7. 基于邻近结构和病变内部结构的导向切除

术中再阅片，依据神经、血管的比邻确定病变切除的方向和程度（图9-34、图9-35）；病变内切除时，依据病变内部的表现，如囊性变、钙化、坏死、出血等，来确定切除的方向和程度。

8. 止血和冲洗

显微镜下，仔细止血：“压一压，止一止，冲一冲”；冲洗到冲洗液清凉，减少医源性蛛网膜下腔出血，减少术后患者的不适。

9. 硬脑膜的“水密”缝合

利针滑线，无张力地缝合硬脑膜；显微镜下，使用5-0的Prolene线；裸眼下，使用4-0的Prolene线；硬脑膜悬吊时进行骨窗四周悬吊和骨瓣中央悬吊。对于“水密”（Watertight）缝合，在幕上开颅，硬脑膜缝合时不强求进行水密缝合（幕下开颅术，则必须进行水密缝合）（图9-36）。水密缝合可以减少皮下积液，减少感染，但在留置硬膜外或颅骨外引流管时，不利于瘤腔内残血的引流。

10. 皮下缝合

可用皮下可吸收线缝合，避免日后“线结”外露；个人喜欢用皮肤钉钉合皮肤，既快又美观（前提是皮下缝合得好）。

图9-16 翼点入路头不同旋转角度视野范围

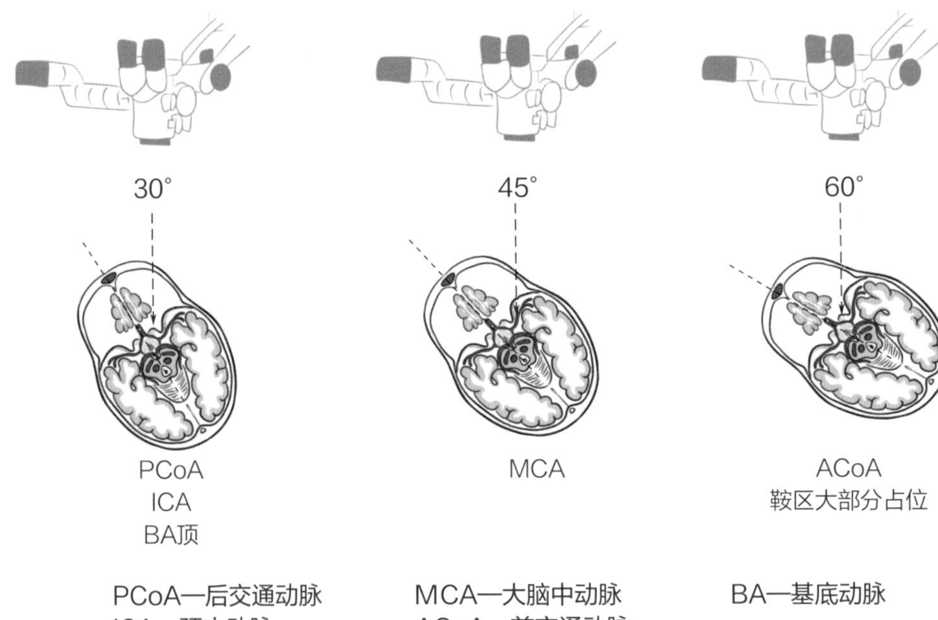

30°
45°
60°
PCoA
ICA
BA顶
MCA
ACoA
鞍区大部分占位

PCoA—后交通动脉　　MCA—大脑中动脉　　BA—基底动脉
ICA—颈内动脉　　ACoA—前交通动脉

图9-17 翼点入路切口处的“三个一”

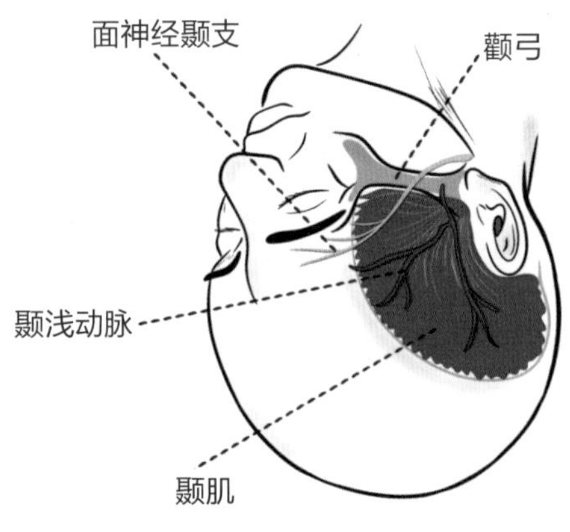

面神经颞支
颧弓
颞浅动脉
颞肌

- 切口起于颧弓上缘或上1cm、耳屏前1cm处，避开颞浅动脉主干，垂直于颧弓，向上达颞线附近，再弧形转向内前
- 切口下端不要超过颧弓水平，以免损伤面神经主干（颧弓下缘下方1cm）

图9-18 翼点入路的切口线

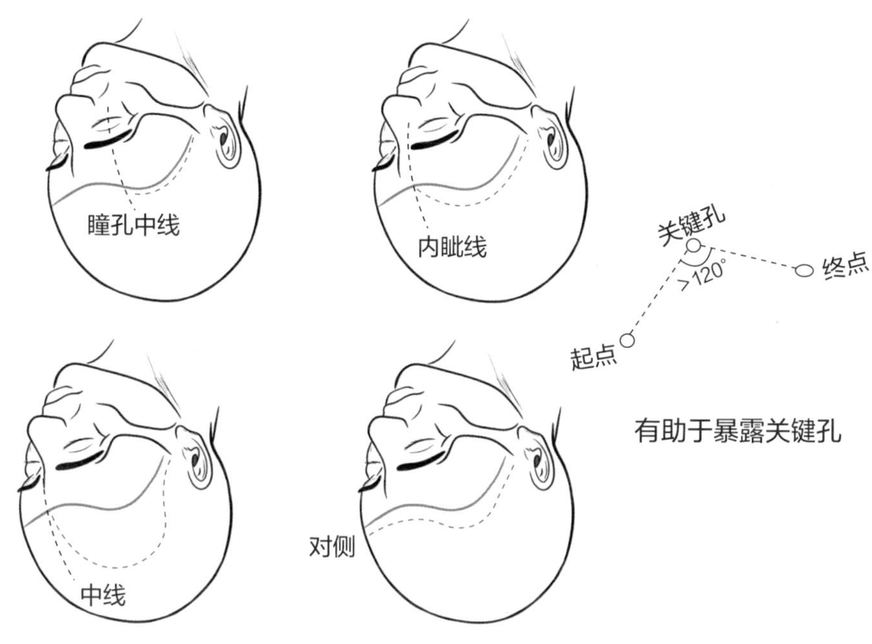
瞳孔中线
内眦线
关键孔
>120°
终点
起点
有助于暴露关键孔
中线
对侧

图9-19 两线一钝角

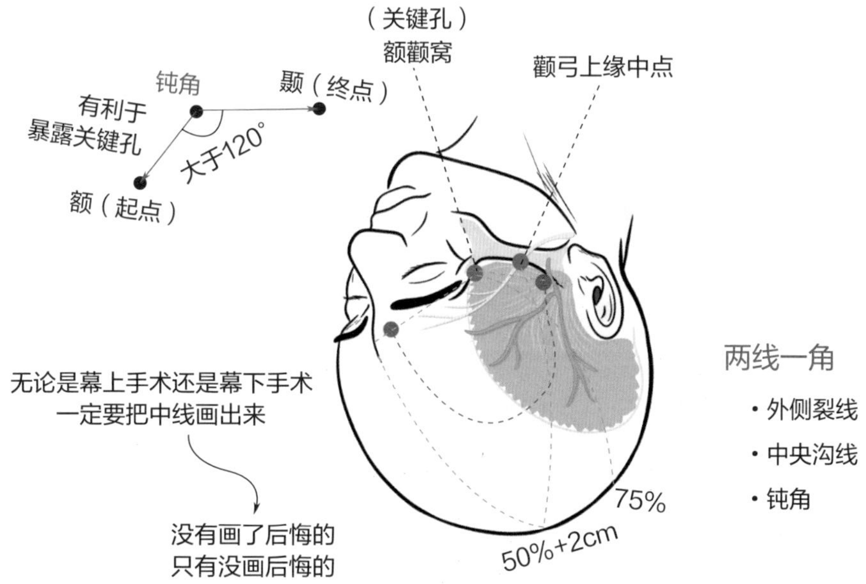
（关键孔）
额颧窝
颧弓上缘中点
钝角
颞（终点）
有利于
暴露关键孔
大于120°
额（起点）
无论是幕上手术还是幕下手术
一定要把中线画出来
没有画了后悔的
只有没画后悔的
75%
50%+2cm
两线一角
• 外侧裂线
• 中央沟线
• 钝角

图9-20 脂肪垫切开技巧

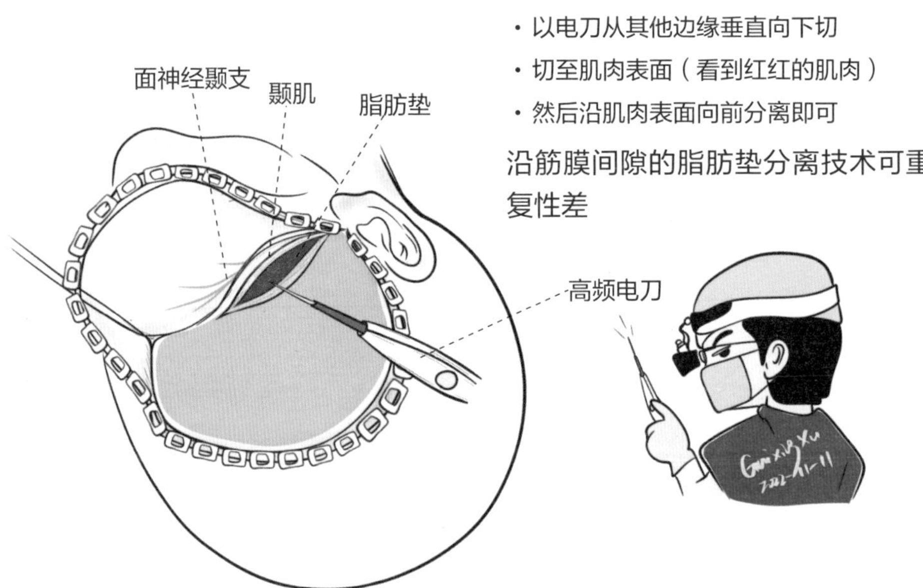
面神经颞支
颞肌
脂肪垫
高频电刀

- 脂肪垫位于耳屏前上方，呈黄色
- 以电刀从其他边缘垂直向下切
- 切至肌肉表面（看到红红的肌肉）
- 然后沿肌肉表面向前分离即可

沿筋膜间隙的脂肪垫分离技术可重复性差

图9-21 去骨瓣减压术的皮肌瓣

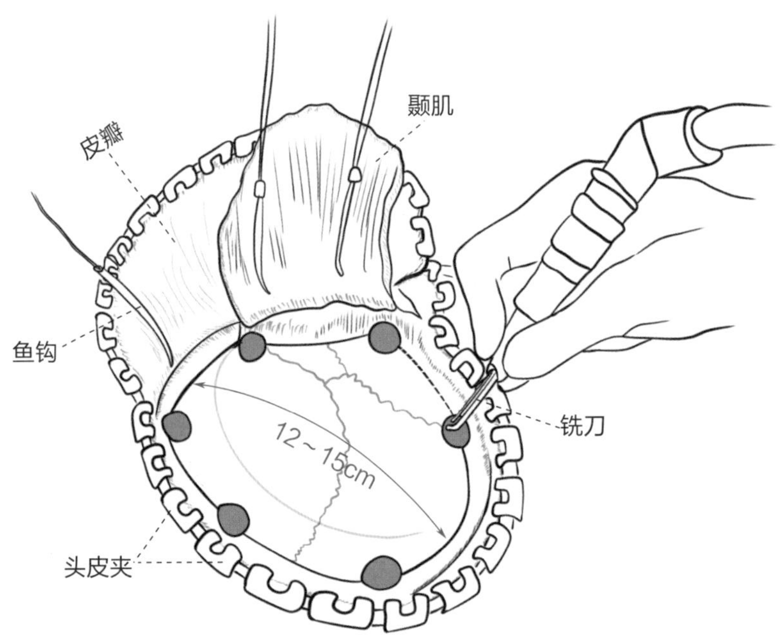
皮瓣
颞肌
鱼钩
铣刀
12～15cm
头皮夹

图9-22 颞肌的切开方法

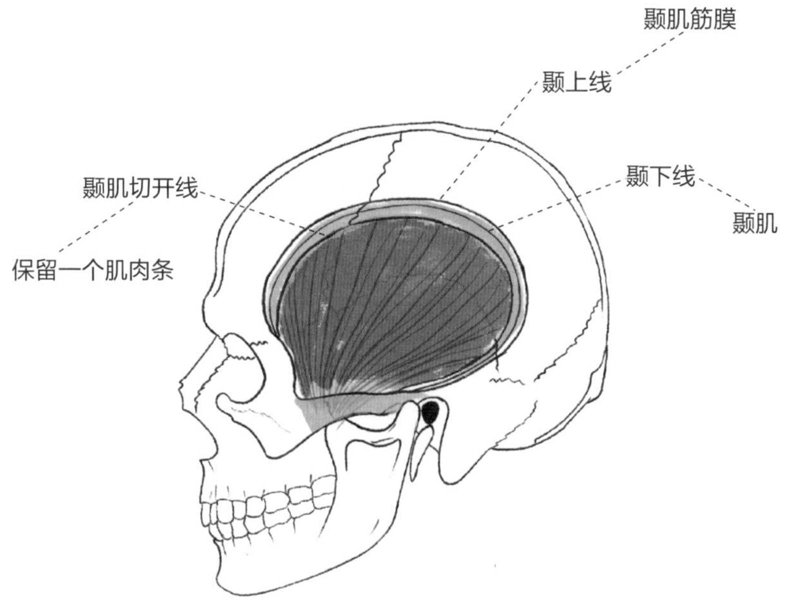
颞肌筋膜
颞上线
颞肌切开线
颞下线
颞肌
保留一个肌肉条

图9-23 翼点名称的由来

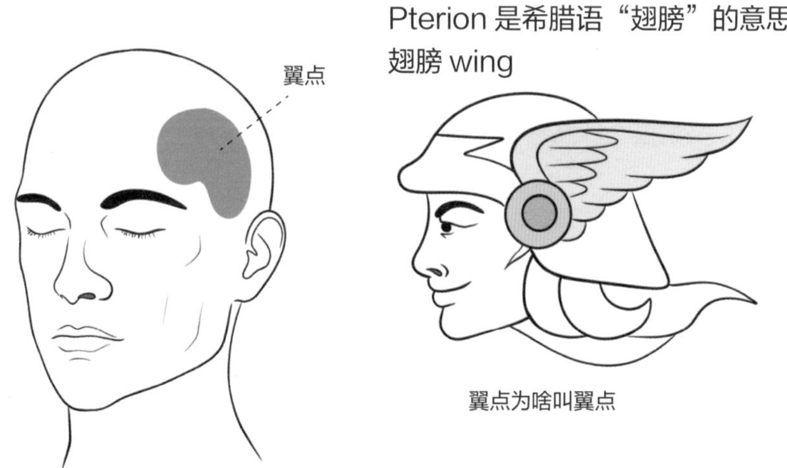
翼点
Pterion 是希腊语“翅膀”的意思
翅膀 wing
翼点为啥叫翼点

翼点：是额骨、顶骨、颞骨、蝶骨大翼和颞骨鳞部相交所形成的“H”形骨缝，位于颞窝内，颧弓上缘中点上方两横指(或3.8cm)处。此处骨质菲薄，内有脑膜中动脉前支通过，此处受暴力打击易骨折，骨折易损伤血管形成硬膜外血肿

图9-24 翼点为啥叫翼点

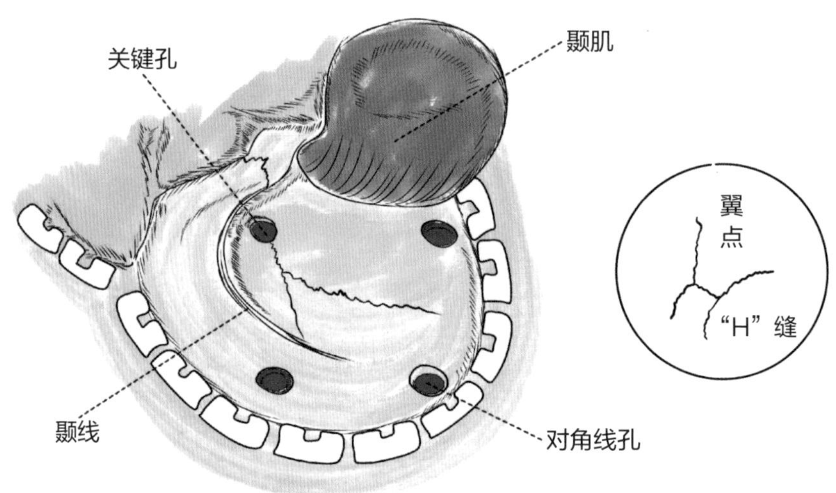
关键孔
颞肌
翼
点
"H"缝
颞线
对角线孔

对于年龄大的患者，硬脑膜与颅骨内表面粘连，多打几个孔，可以减少或避免硬脑膜被"铣"开

图9-25 蝶骨嵴及其磨除示意图

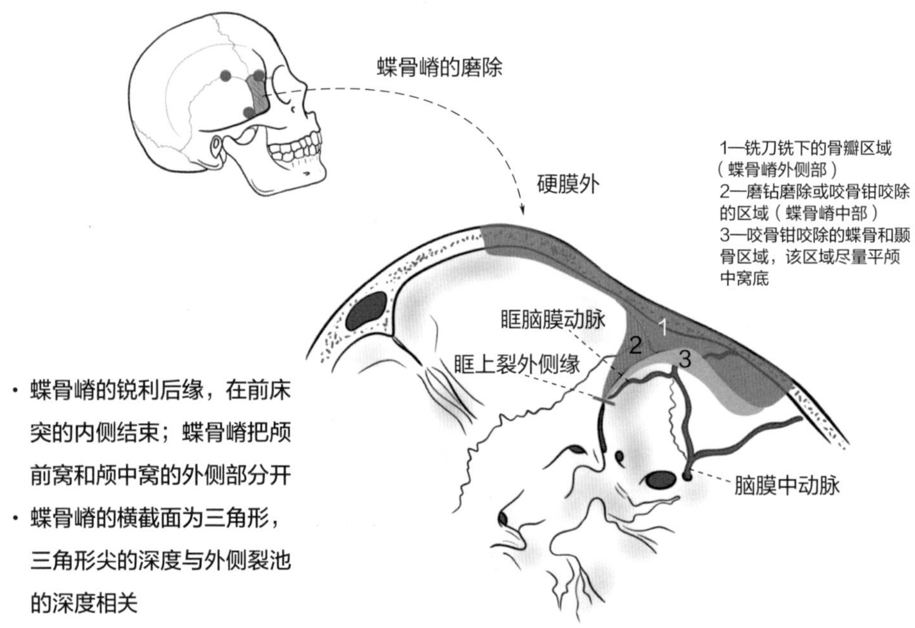
蝶骨嵴的磨除
硬膜外
1—铣刀铣下的骨瓣区域（蝶骨嵴外侧部）
2—磨钻磨除或咬骨钳咬除的区域（蝶骨嵴中部）
3—咬骨钳咬除的蝶骨和颞骨区域，该区域尽量平颅中窝底
眶脑膜动脉
1
2
3
眶上裂外侧缘
脑膜中动脉

- 蝶骨嵴的锐利后缘，在前床突的内侧结束；蝶骨嵴把颅前窝和颅中窝的外侧部分开
- 蝶骨嵴的横截面为三角形，三角形尖的深度与外侧裂池的深度相关

图9-26 蝶骨嵴磨除的标志：眶脑膜动脉

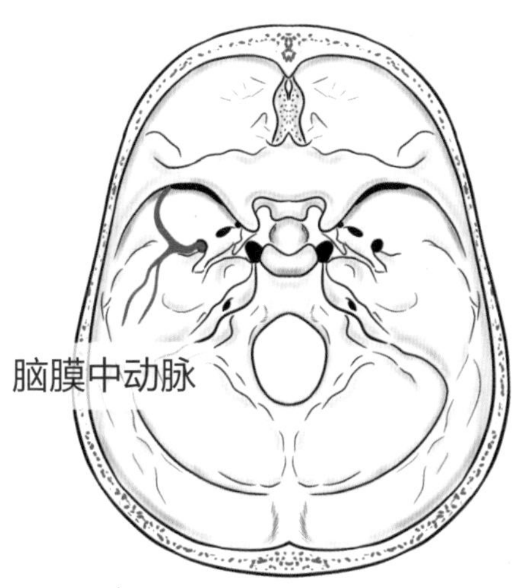

脑膜中动脉

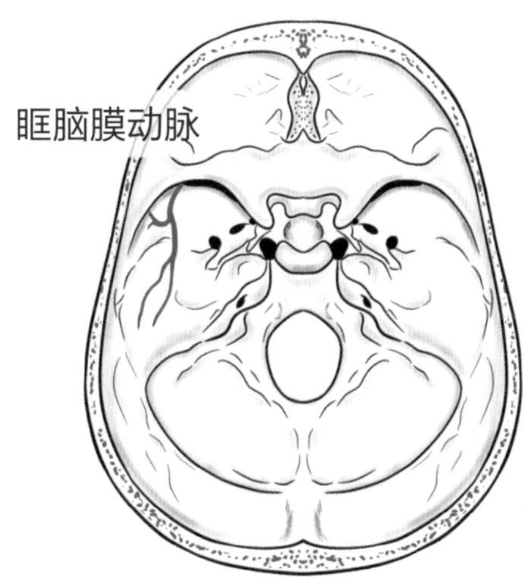

眶脑膜动脉

图9-27 经外侧裂池进入脑的深部

在大脑里开刀，神经外科医生尽量通过天然的脑裂达到脑的深部。

外侧裂分离技术，是翼点开颅的必备操作，是神经外科医生的基本功。

外侧裂的分型要搞清楚，分离外侧裂是必要的，不仅仅是剪开那层蛛网膜，而是要完全撑开外侧裂

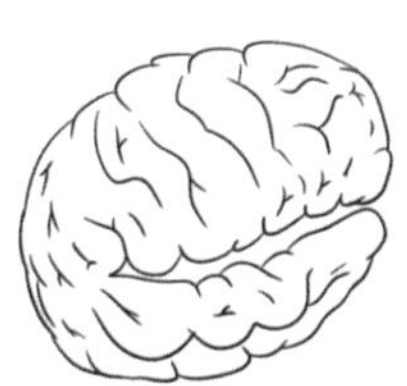

大脑中浅静脉缺如

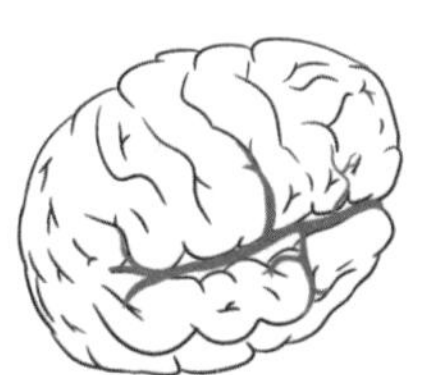

单行的大脑中浅静脉

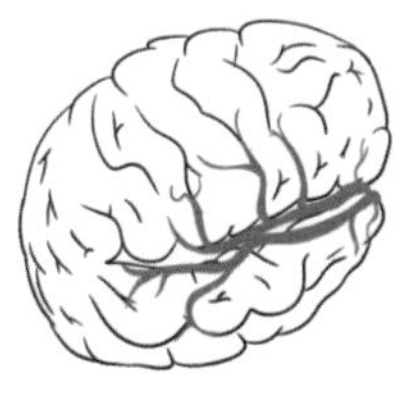

并行的大脑中浅静脉

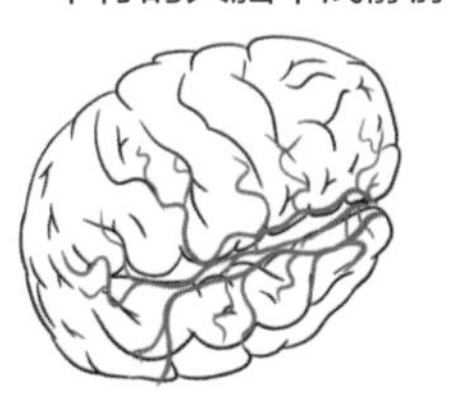

复杂的大脑中浅静脉网

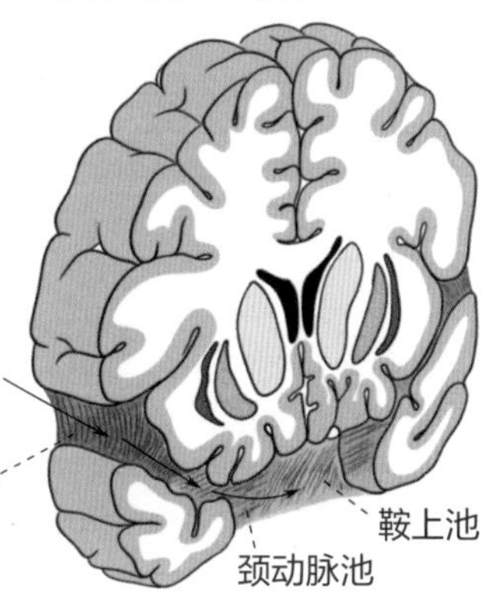

外侧裂池
鞍上池
颈动脉池

图9-28 外侧裂由浅到深的解剖

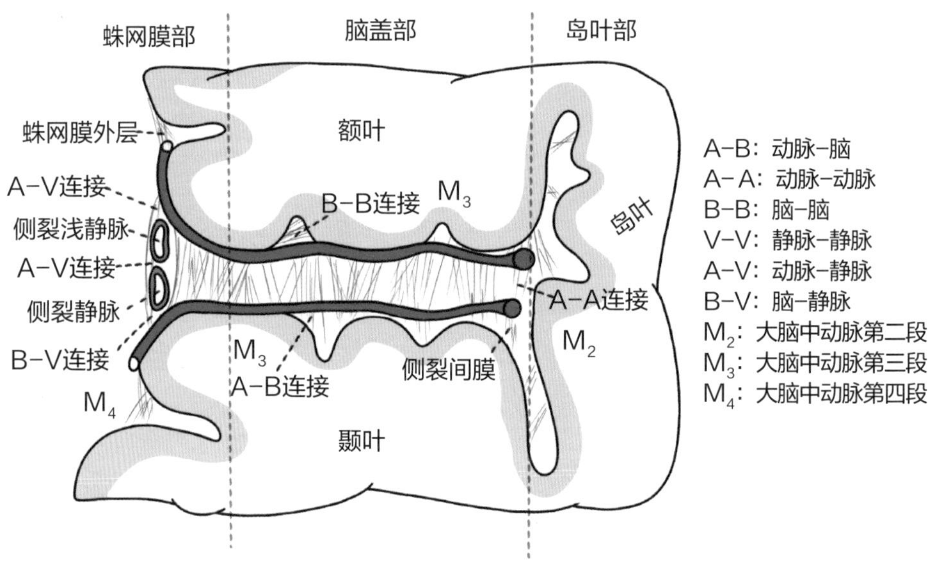
蛛网膜部
脑盖部
岛叶部
额叶
蛛网膜外层
A-V连接
侧裂浅静脉
A-V连接
侧裂静脉
B-V连接
M_4
B-B连接
M_3
岛叶
A-A连接
M_2
M_3
A-B连接
侧裂间膜
颞叶
A-B：动脉-脑
A-A：动脉-动脉
B-B：脑-脑
V-V：静脉-静脉
A-V：动脉-静脉
B-V：脑-静脉
M_2：大脑中动脉第二段
M_3：大脑中动脉第三段
M_4：大脑中动脉第四段

图9-29 通过切断额侧的浅静脉打开外侧裂

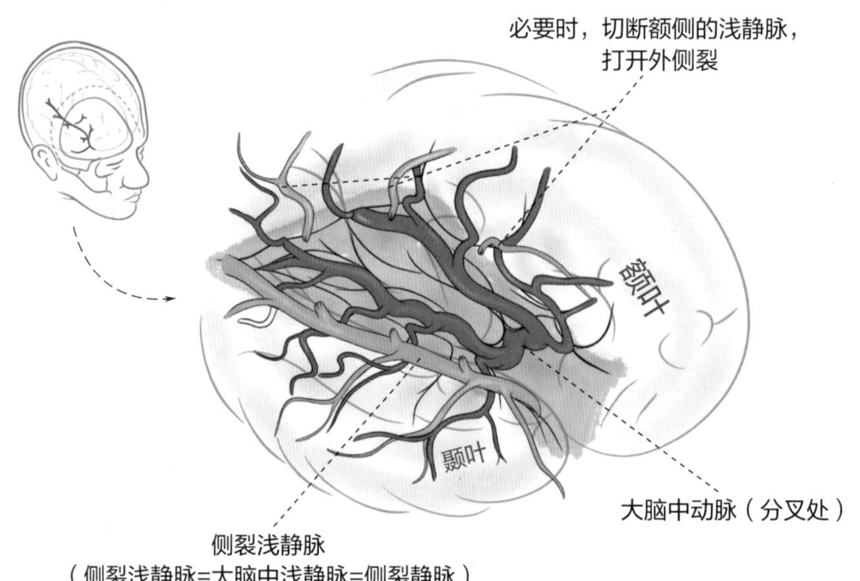
必要时，切断额侧的浅静脉，
打开外侧裂
额叶
颞叶
大脑中动脉（分叉处）
侧裂浅静脉
（侧裂浅静脉=大脑中浅静脉=侧裂静脉）

图9-30 **外侧裂的分离技术：水分离**

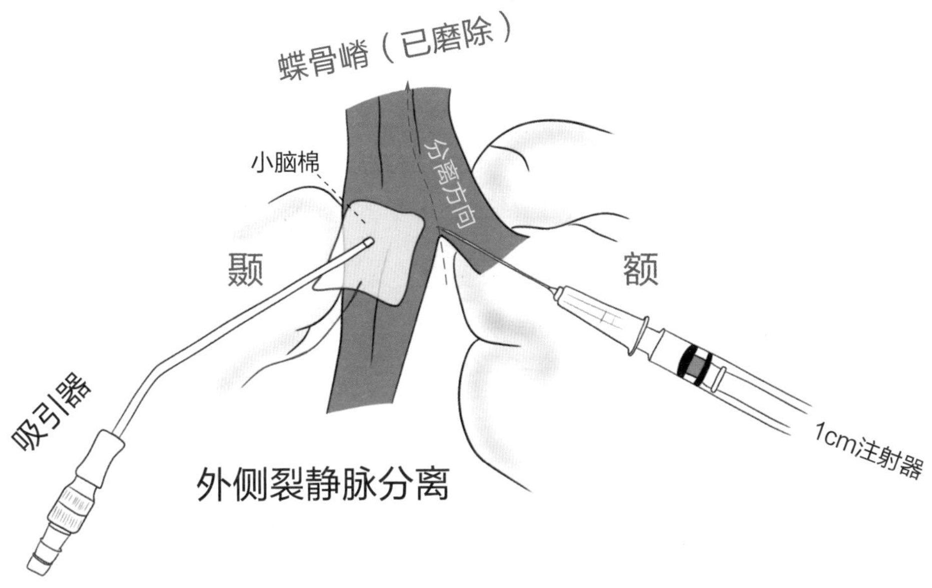

蝶骨嵴（已磨除）
小脑棉
分离方向
颞
额
吸引器
1cm注射器
外侧裂静脉分离

图9-31 **鞍区的四个解剖间隙**

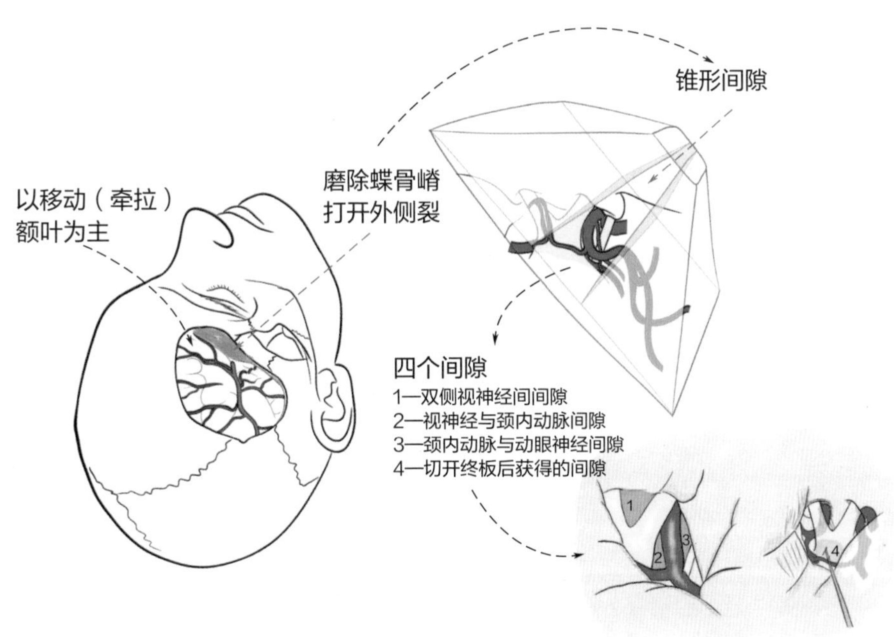

锥形间隙
磨除蝶骨嵴
打开外侧裂
以移动（牵拉）
额叶为主
四个间隙
1—双侧视神经间间隙
2—视神经与颈内动脉间隙
3—颈内动脉与动眼神经间隙
4—切开终板后获得的间隙
1
2
3
4

图9-32 经右外侧裂展示的鞍区相关结构

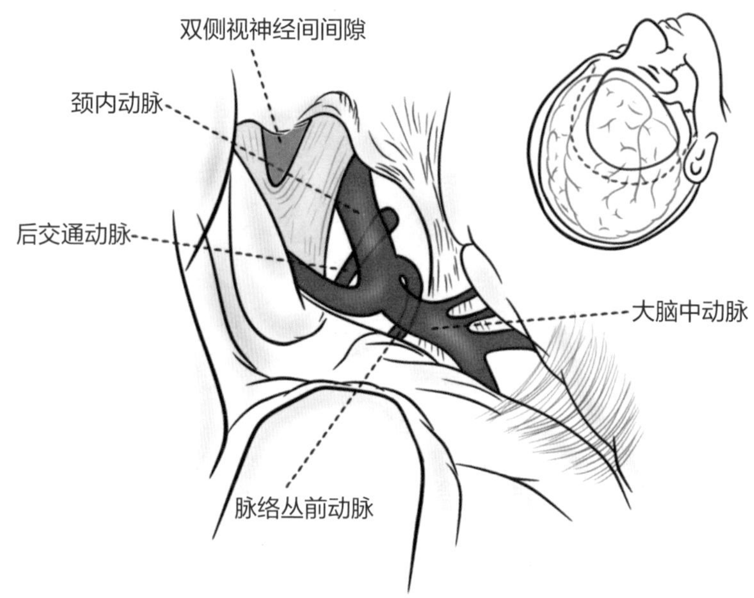
双侧视神经间间隙
颈内动脉
后交通动脉
大脑中动脉
脉络丛前动脉

图9-33 经右外侧裂展示的鞍区血管和神经

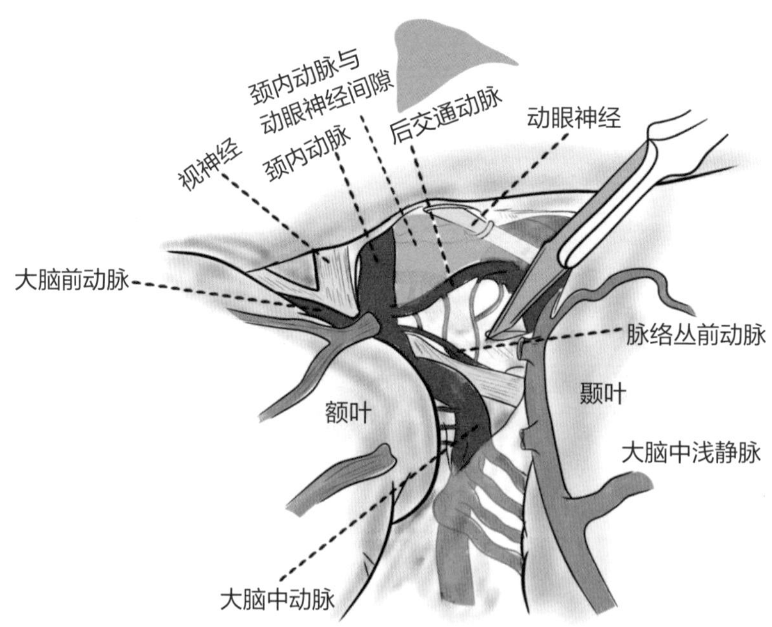
颈内动脉与
动眼神经间隙
后交通动脉
动眼神经
视神经
颈内动脉
大脑前动脉
脉络丛前动脉
额叶
颞叶
大脑中浅静脉
大脑中动脉

图9-34 颅内病变与脑动脉的关系

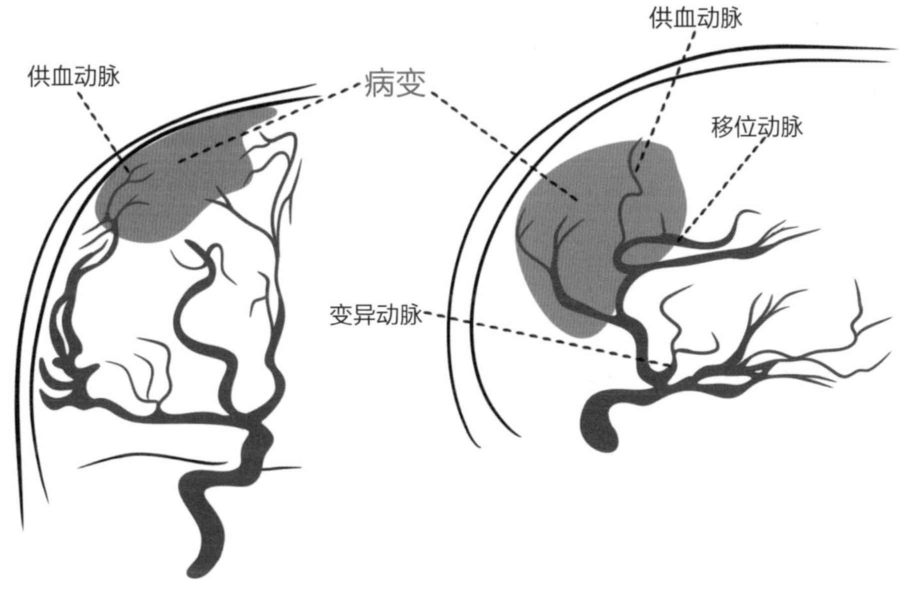

供血动脉
病变
供血动脉
移位动脉
变异动脉

图9-35 颅内病变与颅内静脉引流的关系

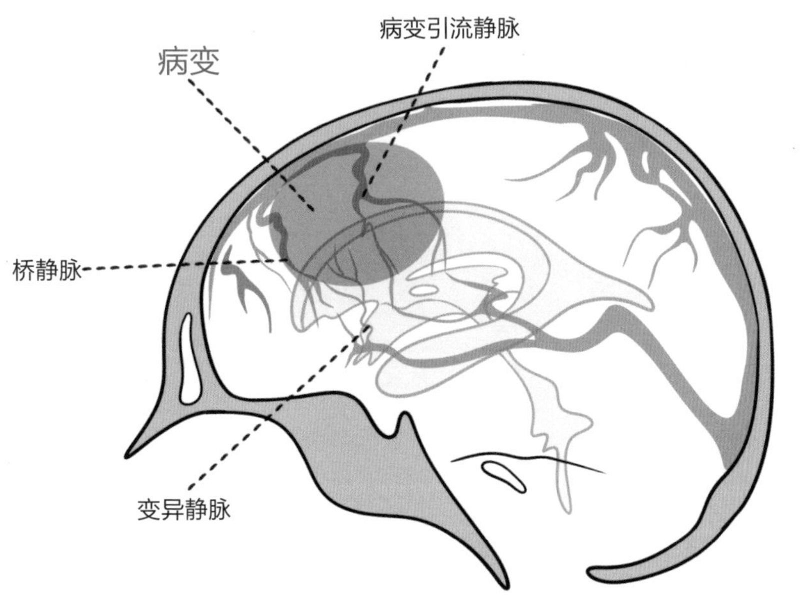

病变引流静脉
病变
桥静脉
变异静脉

图9-36 硬脑膜缝合方法

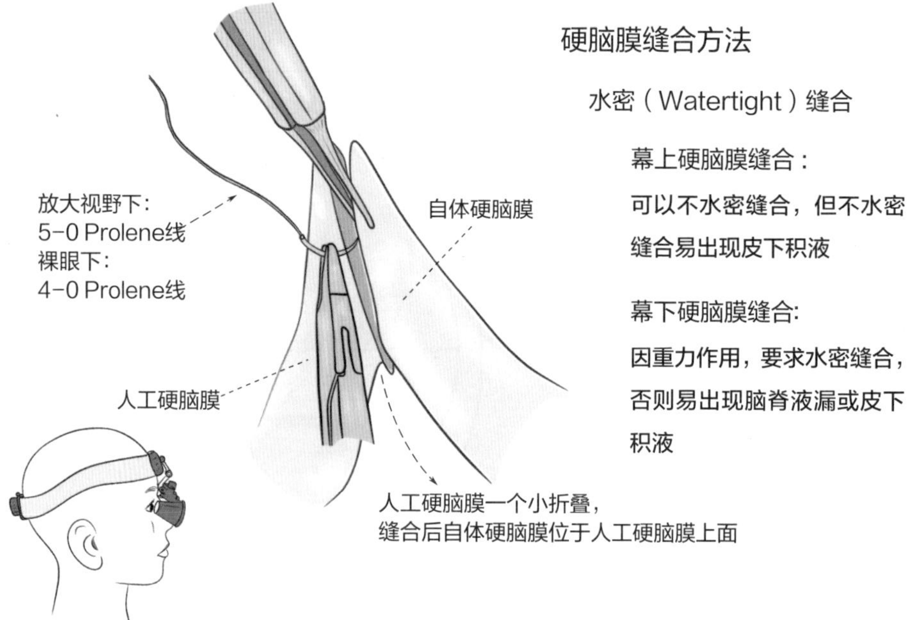
放大视野下：
5-0 Prolene线
裸眼下：
4-0 Prolene线
自体硬脑膜
人工硬脑膜
人工硬脑膜一个小折叠，
缝合后自体硬脑膜位于人工硬脑膜上面

硬脑膜缝合方法

水密（Watertight）缝合

幕上硬脑膜缝合：

可以不水密缝合，但不水密缝合易出现皮下积液

幕下硬脑膜缝合:

因重力作用，要求水密缝合，否则易出现脑脊液漏或皮下积液

三、乙状窦后入路的标准与扩大

标准乙状窦后入路是后颅底病变的常用入路，尤其是CPA区（桥小脑角区）病变；此入路提供了一条从小脑幕、三叉神经到颈静脉球及其相关颅神经（IX、X和XI）的通路。扩大的乙状窦后入路，如横窦-乙状窦去骨骼化、选择性部分乳突切除至乙状窦后入路，提供了额外的通路，用于向岩斜区连接部侵袭的病变，或与桥小脑角和小脑延髓池紧密相连的病变（图9-37、图9-38）。

乙状窦后入路的要点解析

桥小脑角区，同样可以定义为一个向前内侧倾斜的锥形腔隙；其顶点延伸到后床突，底部正对颞骨和枕骨鳞部内侧面，上界达到鞍后区域，此处包含动眼神经和小脑幕，滑车神经也由此穿过。其下界靠近枕骨大孔，包含椎动脉和面神经。前、后界分别由岩骨后表面和脑干及小脑的岩面构成。大部分重要结构，如小脑上动脉、小脑下前动脉、小脑下后动脉和第3 ~ 7对脑神经位于该锥形腔隙的内1/3。

1. 星点、横窦与乙状窦定位

术前定位，须明确颞骨、枕骨的解剖标志，如颧弓、外耳道、乳突、乳突切迹，以及对星点和枕外隆凸的精确定位（图9-39）。导静脉的出现以及硬脑膜平面、质地和表面纹路的变化有助于静脉窦的准确定位。

2. 切口设计

进入CPA不同的区域，其解剖结构和视角不同，乙状窦后开颅的切口形状、骨瓣的位置和大小需相应调整（图9-40）。如以脑桥小脑角中部为手术区域，开颅位置应位于横窦下乙状窦中段。如选择以上部或下部神经血管复合体作为手术靶点，开颅的骨窗位置应分别位于乙状窦的上端和下端，其前界靠近乙状窦。骨窗直径1 ~ 2cm，开颅的位置确定好后，切口长度3 ~ 5cm。

3. 切皮

分离到枕动脉（图9-41）从枕骨动脉沟发出时，要特别注意，因为导静脉通常也在乳突区。当出现导静脉时，表明已接近乙状窦，应快速而准确地局部止血。

4. 识别乙状窦和横窦

在星点处，常可见到一条小槽，位于横窦下缘、横窦过渡到乙状窦处后方。新近研究显示，基于肌肉附着处来定位横窦和乙状窦更准确（图9-42）。在星点下方的枕乳缝上钻一个孔。在靠近静脉窦附近，推荐使用高速磨钻行开窗术。

5. 暴露乙状窦和横窦

使用高速磨钻磨除颅骨，直至暴露乙状窦的后缘。该手术入路的一个重要操作是用精细椎板咬骨钳咬除骨窗的内缘，可避免硬脑膜受损。

6. 牵拉

方形切开颅骨后，呈弧形剪开硬脑膜，基底朝向乙状窦。游离的硬脑膜瓣用两条缝线向外侧固定，其余的硬脑膜缘可不牵拉。植入脑压板，可显露CPA区及手术区域。

7. 硬膜内操作

（1）打开硬脑膜后，可看到小脑表面一条粗大的浅表静脉从枕下进入小脑幕。

（2）牵开小脑，沿着岩上窦走行方向，就可进入小脑幕和岩骨后表面之间的夹角（图9-43）。

（3）剪开蛛网膜释放脑脊液后，小脑半球在重力作用下自然回缩，从而暴露岩静脉和三叉神经。

（4）上部改良型乙状窦后入路，可很好地暴露上神经血管复合体。进一步打开CPA区上部的蛛网膜后，岩静脉、三叉神经、面神经和听神经之间的关系就一目了然了（图9-44）。其中一条粗大的小脑上动脉紧邻三叉神经，岩静脉和三叉神经之间的深部是动眼神经。注意双干型小脑上动脉和后交通动脉。

（5）调高显微镜放大倍数，可见位于动眼神经后方的后交通动脉。自三叉神经向枕骨大孔方向依次分离，可暴露面神经和听神经（图9-45、图9-46），还可以看到小脑绒球小结叶。

（6）显微镜聚焦到CPA前区深部，可见基底动脉和舌咽神经（此时注意脑桥前外侧面的静脉）。

（7）进一步向下方分离，进入颈静脉孔区（图9-47、图9-48），可见位于面神经和听神经之间的小脑下前动脉袢（图9-49、图9-50）；第四脑室脉络丛紧邻迷走神经。

（8）分离CPA区下部可见副神经和起源于椎动脉的小脑下后动脉。沿着枕骨大孔前分离，可见到双侧椎动脉交汇点（图9-51）。

8. 硬脑膜、颅骨和切口的关闭

（1）硬脑膜缝合　硬脑膜内操作完成后，用生理盐水冲洗后，连续无张力缝合硬脑膜（使用人工材料），最后一针时，向硬膜内注水排气（不然会出现“火山口”征，见图9-52），然后收紧最后一针。硬脑膜缝合要达到“水密”。

（2）颅骨和切口的关闭　可将明胶海绵置于硬脑膜外，颅骨缺损用骨水泥或PEEK材料修复。再用可吸收线连续缝合肌肉和皮下层，皮肤钉钉合皮肤，在肌肉层内留置负压引流管或不留置引流管。

图9-37 基于乙状窦的手术入路

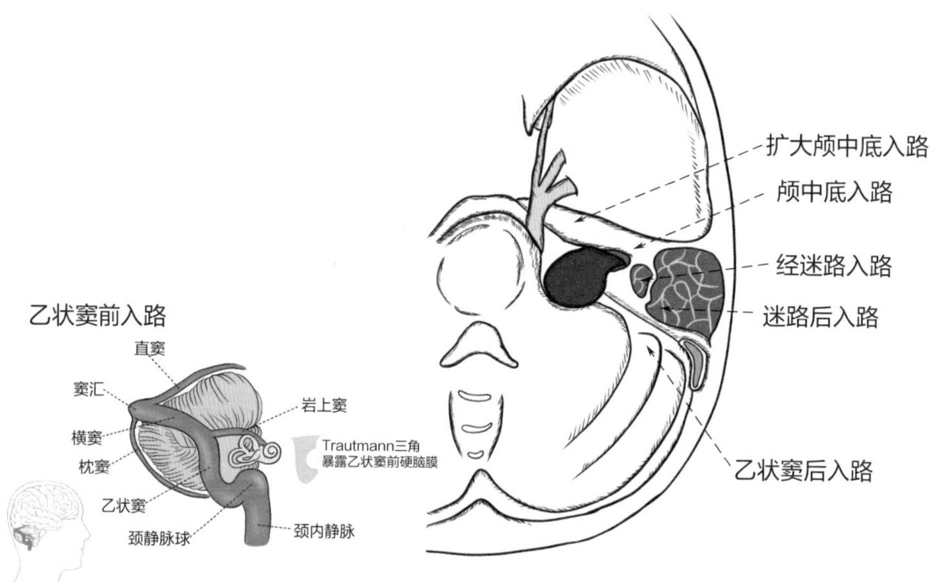
扩大颅中底入路
颅中底入路
经迷路入路
迷路后入路
乙状窦后入路
乙状窦前入路
直窦
窦汇
横窦
枕窦
乙状窦
颈静脉球
岩上窦
Trautmann三角
暴露乙状窦前硬脑膜
颈内静脉

图9-38 乙状窦后入路的体位及切口线

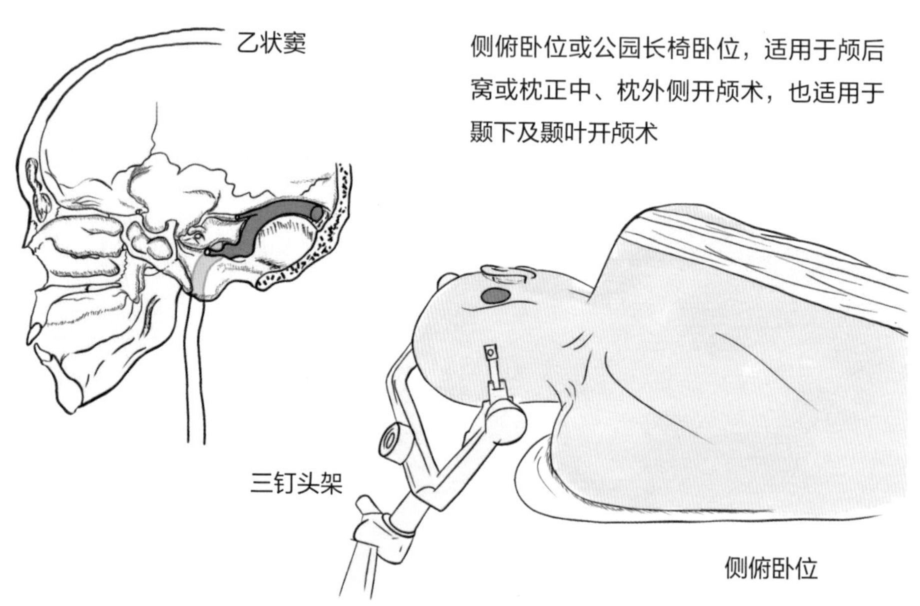
乙状窦
侧俯卧位或公园长椅卧位，适用于颅后窝或枕正中、枕外侧开颅术，也适用于颞下及颞叶开颅术
三钉头架
侧俯卧位

图9-39 星点的定位

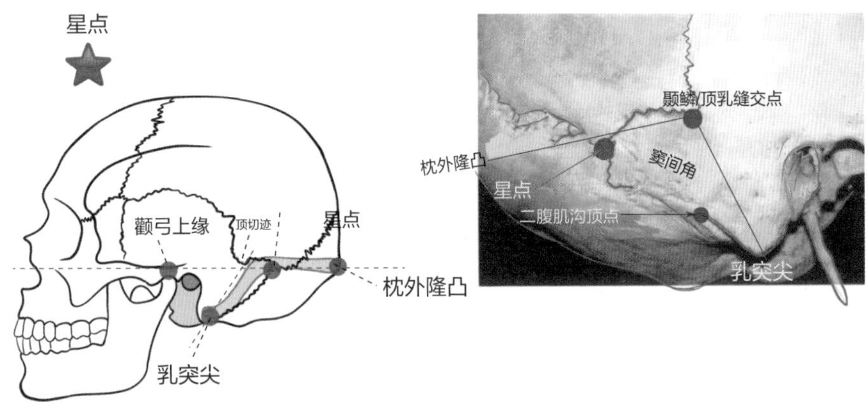

星点
颧弓上缘
顶切迹
星点
枕外隆凸
乳突尖
颞鳞/顶乳缝交点
枕外隆凸
窦间角
星点
二腹肌沟顶点
乳突尖

国内不少文献报道均把星点作为横窦、乙状窦交界的标志，而 Martinez 发现只有 27.8% 的星点位于两者交界处。

星点，并不是确定横窦、乙状窦交界处的标志，而且 60% 的尸头标本上不易找到这个标志。颧弓上缘和枕外隆凸连线是横窦在颅骨表面的投影。乳突尖至顶切迹（颞鳞和顶乳缝交点为顶切迹）的连线为乙状窦的颅外标志线，而乳突根部深面即为乙状窦膝部

图9-40 乙状窦后入路的标准与扩大

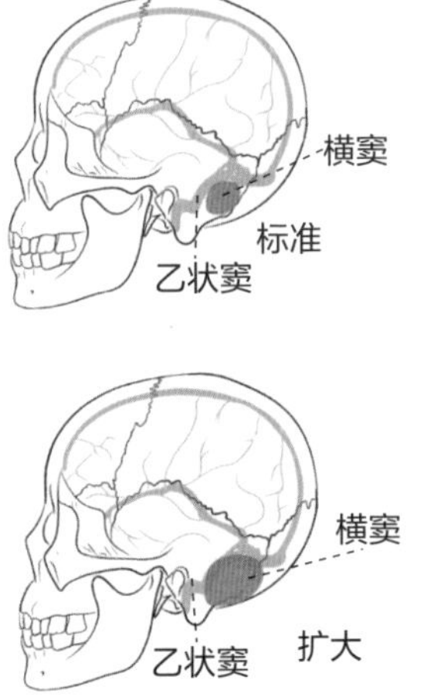

横窦
标准
乙状窦
横窦
乙状窦
扩大

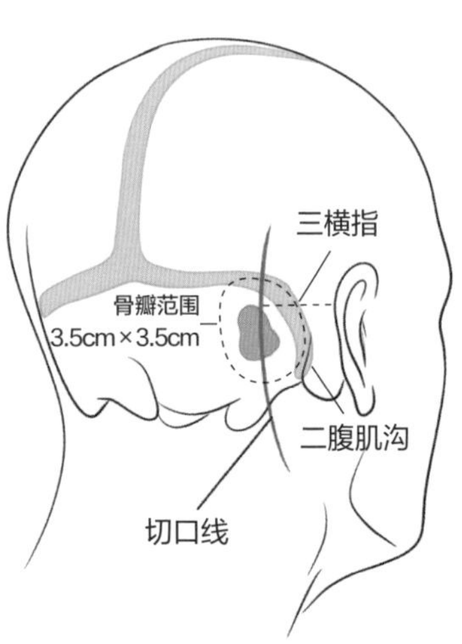

三横指
骨瓣范围
3.5cm×3.5cm
二腹肌沟
切口线

切口设计：首先标记“二腹肌沟”，
沿发迹内侧约 1cm 标记 6 ~ 8cm 直切口，
二腹肌沟标记点水平为切口中点，
切口上缘位于星点上界

图9-41 枕动脉与二腹肌的位置关系

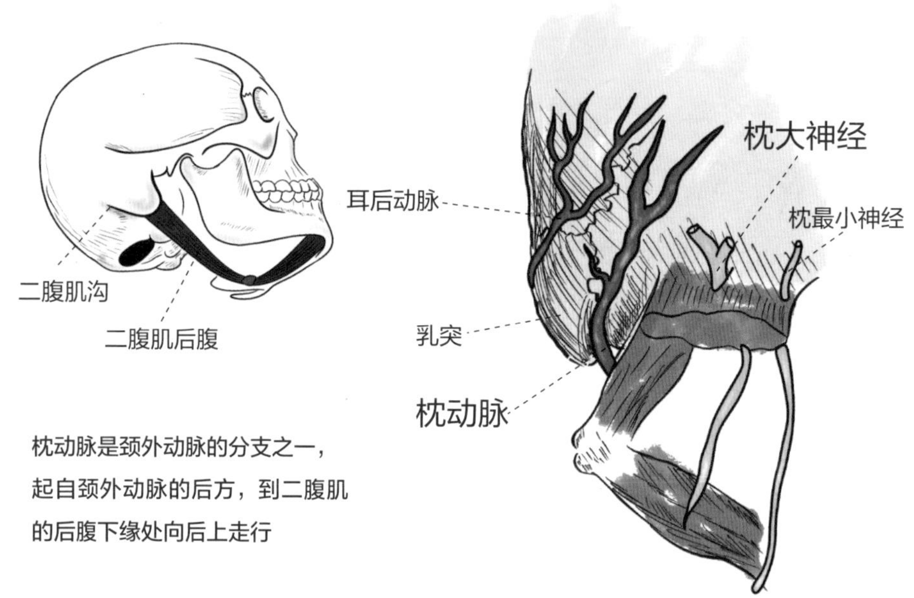

二腹肌沟
二腹肌后腹
耳后动脉
乳突
枕动脉
枕大神经
枕最小神经

枕动脉是颈外动脉的分支之一，起自颈外动脉的后方，到二腹肌的后腹下缘处向后上走行

图9-42 基于肌肉附着点定位横窦

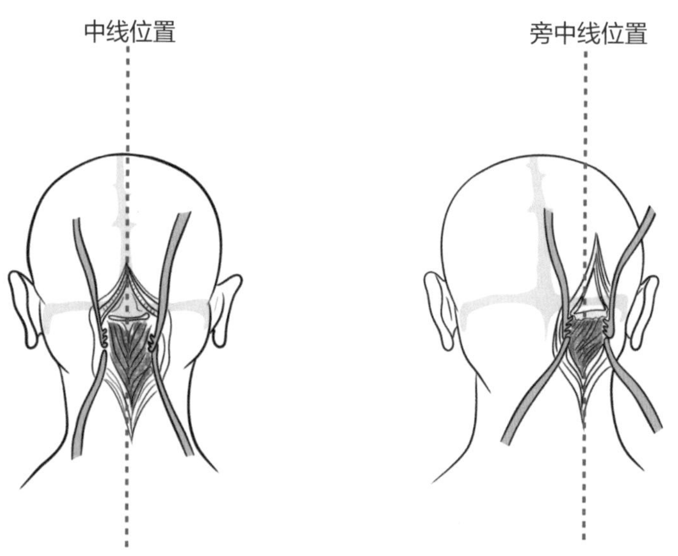

中线位置
旁中线位置

切皮前，标记肌肉附着线的位置；中线部位，肌肉附着线在窦汇的缘；旁中线位置，肌肉附着线位于横窦的下缘

图9-43 乙状窦的走行与引流

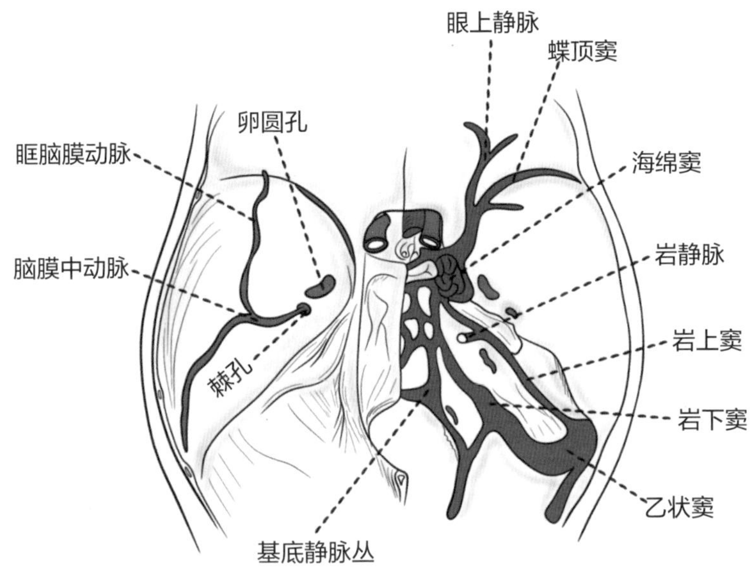

眼上静脉
蝶顶窦
卵圆孔
眶脑膜动脉
海绵窦
脑膜中动脉
岩静脉
棘孔
岩上窦
岩下窦
乙状窦
基底静脉丛

图9-44 桥小脑角区的解剖

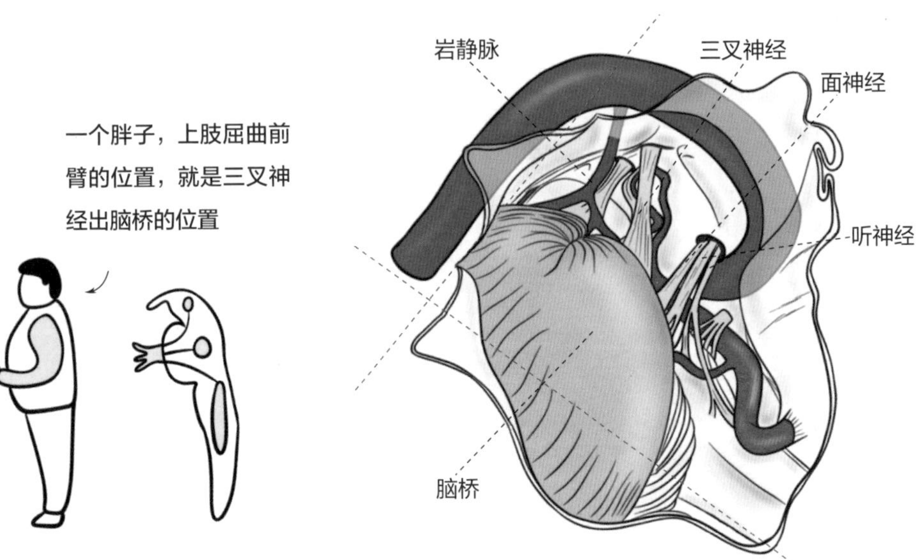

岩静脉
三叉神经
面神经
一个胖子，上肢屈曲前臂的位置，就是三叉神经出脑桥的位置
听神经
脑桥

图9-45 桥小脑角区术中解剖

岩静脉多位于三叉神经根上外侧，少数位于三叉神经根腹侧或正上方，与三叉神经关系密切

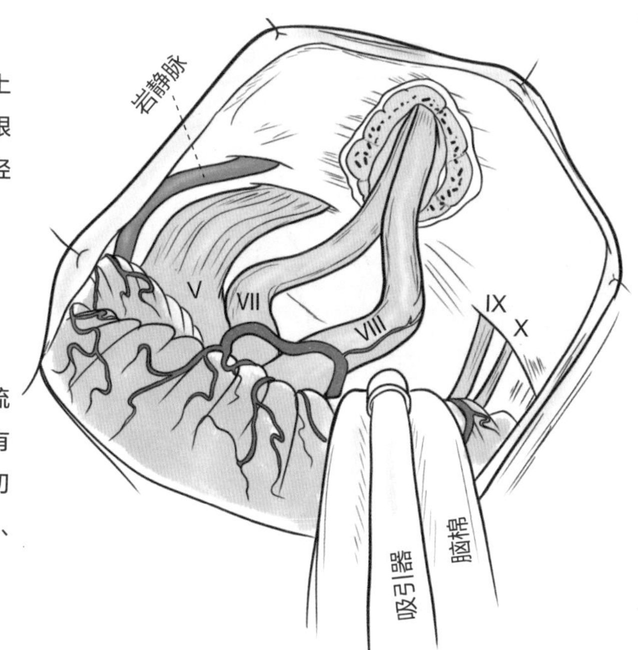

岩静脉
V
VII
VIII
IX
X
吸引器
脑棉

岩静脉作为颅后窝重要引流静脉，对小脑与脑干血流有重要引流作用，岩静脉被切断可能引起小脑及脑干出血、水肿与梗死等严重后果

图9-46 内听道内面神经、听神经走行及位置关系

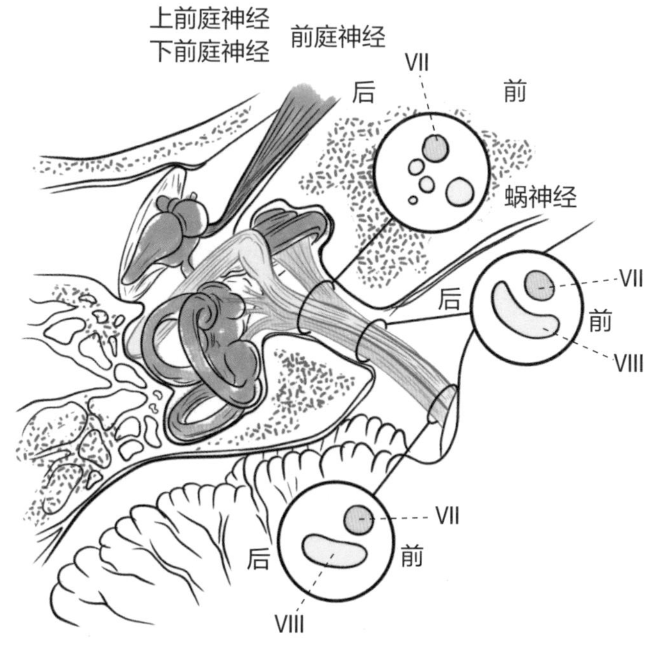

上前庭神经
下前庭神经
前庭神经
VII
后
前
蜗神经
VII
后
前
VIII
VII
后
前
VIII

图9-47 内耳门与颈静脉孔处的穿行神经

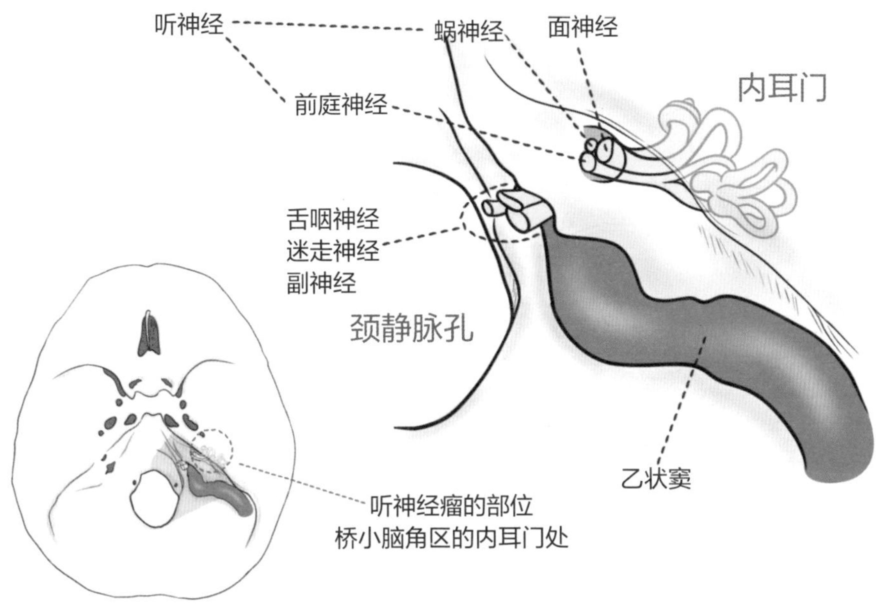
听神经
蜗神经
面神经
内耳门
前庭神经
舌咽神经
迷走神经
副神经
颈静脉孔
乙状窦
听神经瘤的部位
桥小脑角区的内耳门处

图9-48 矢状位：颈静脉孔处的穿行结构

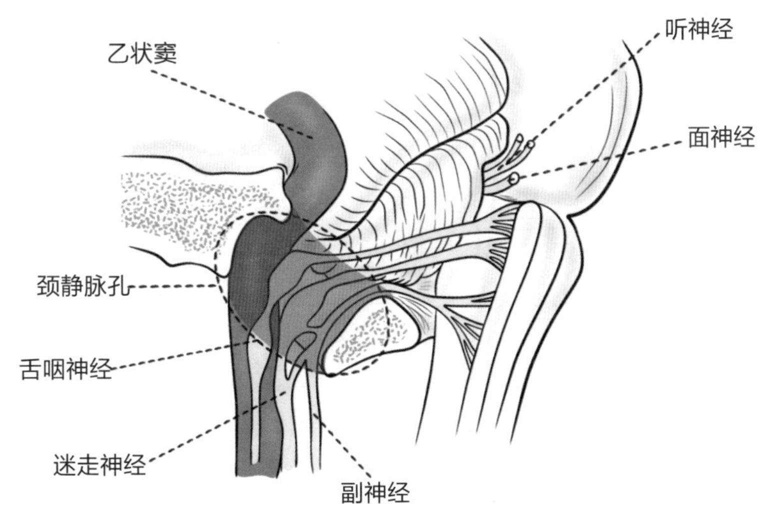
乙状窦
听神经
面神经
颈静脉孔
舌咽神经
迷走神经
副神经

图9-49 水平位：桥小脑角区的解剖结构

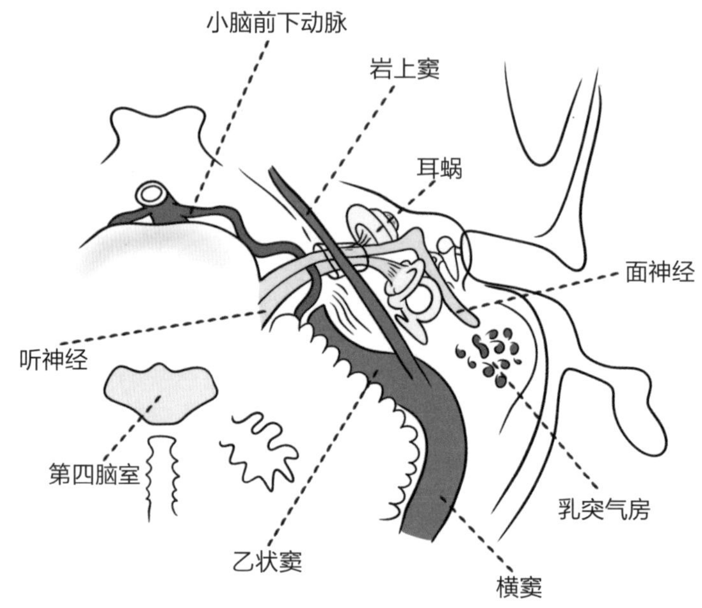
小脑前下动脉
岩上窦
耳蜗
面神经
听神经
第四脑室
乳突气房
乙状窦
横窦

图9-50 立体矢状位：十二对颅神经的穿行位点

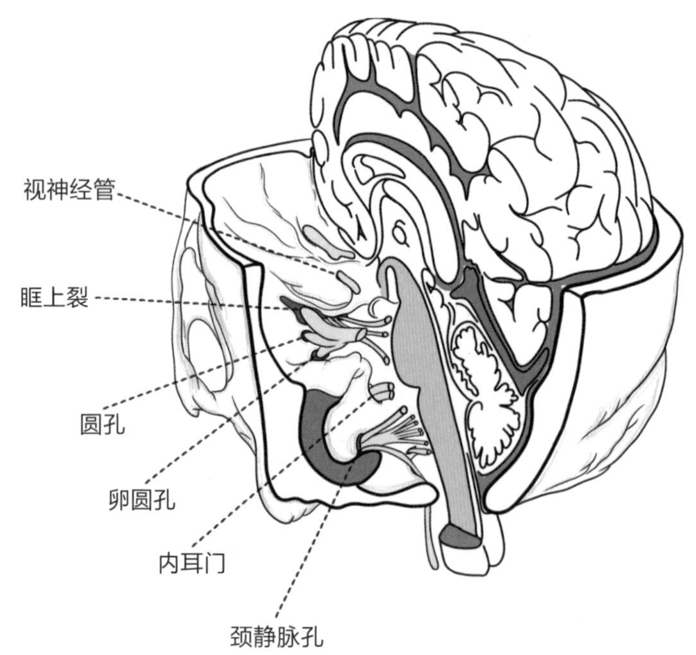
视神经管
眶上裂
圆孔
卵圆孔
内耳门
颈静脉孔

图9-51 桥小脑角区自上而下的解剖结构

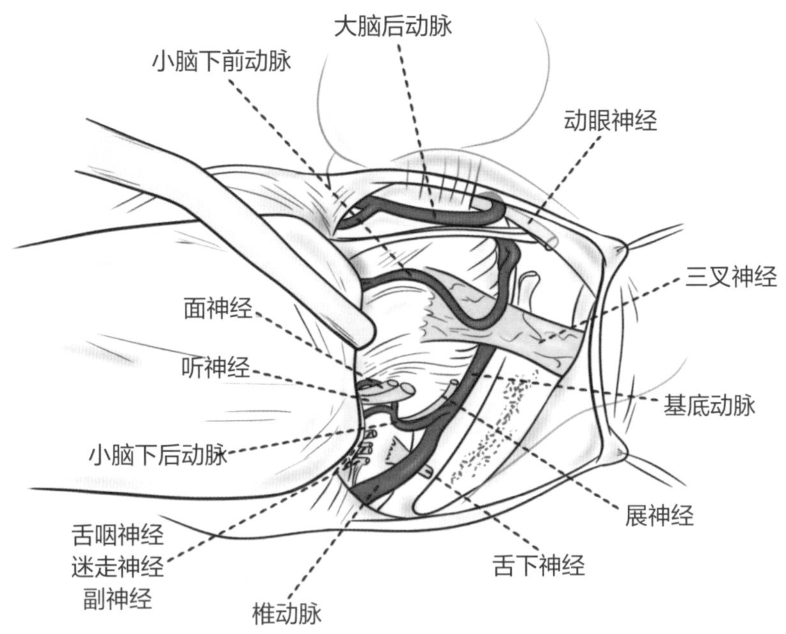
大脑后动脉
小脑下前动脉
动眼神经
三叉神经
面神经
听神经
基底动脉
小脑下后动脉
展神经
舌咽神经
迷走神经
副神经
舌下神经
椎动脉

图9-52 硬脑膜完全缝合前的“打水”可以减少颅内积气

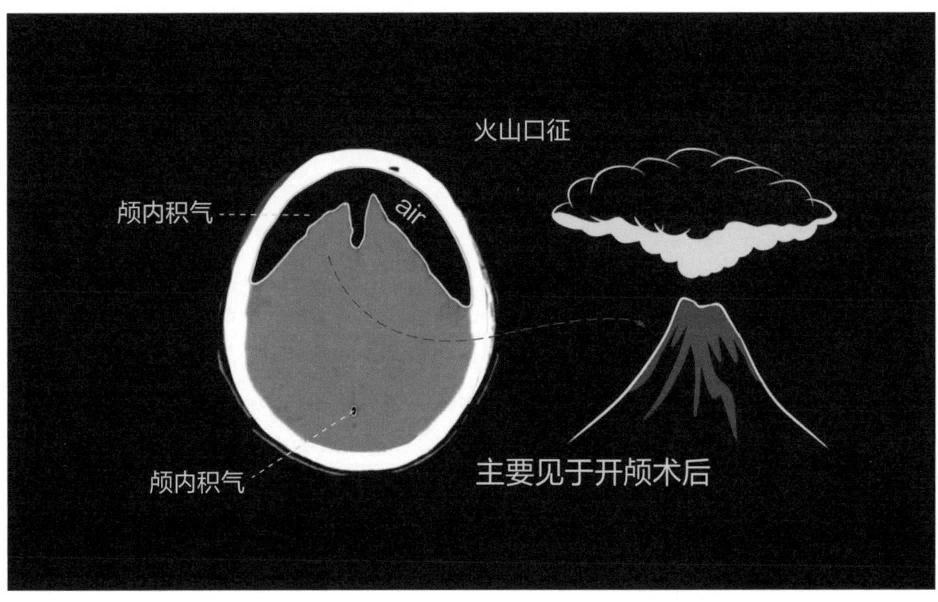
火山口征
颅内积气
air
颅内积气
主要见于开颅术后